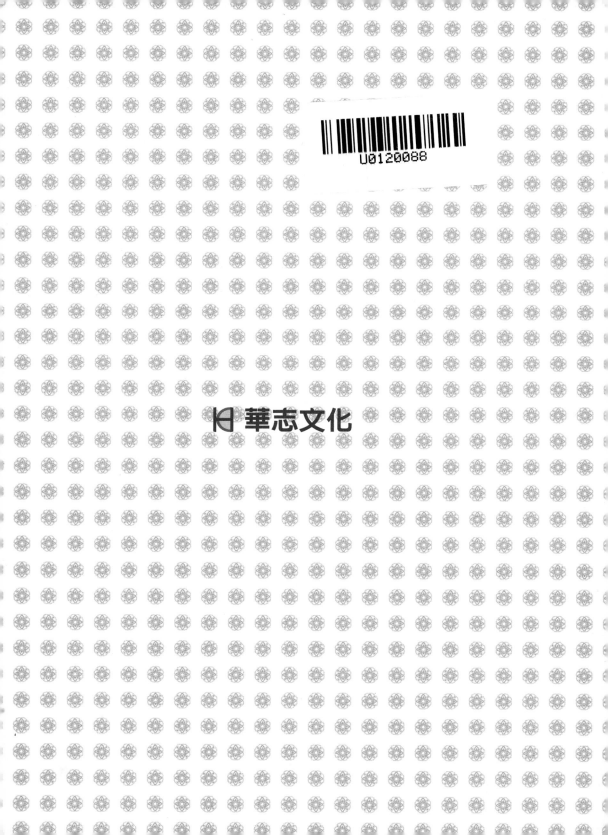

U0120088

華志文化

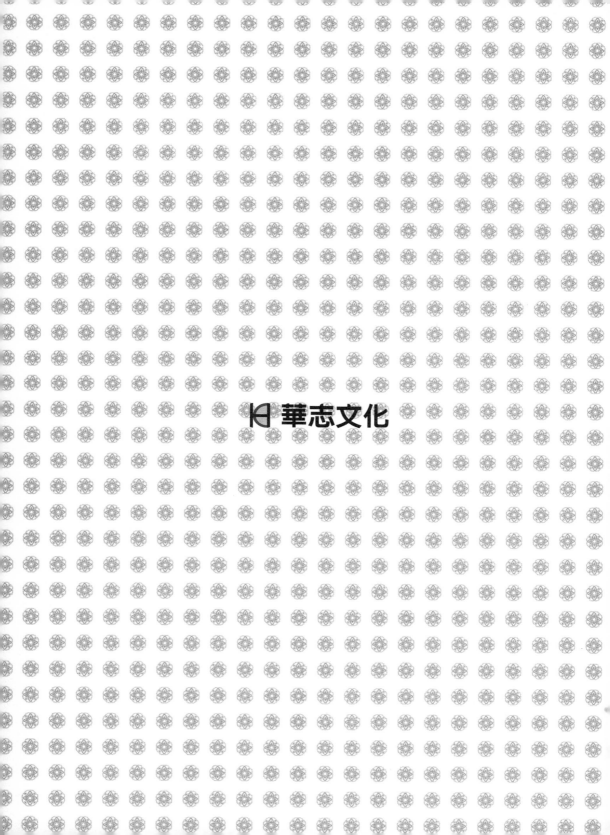

華志文化

疼痛革命

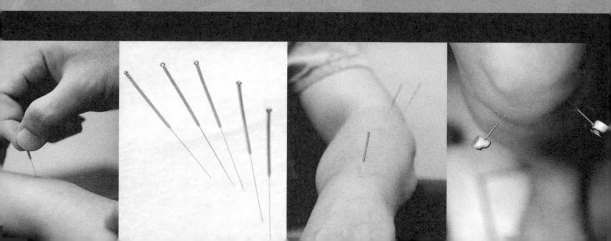

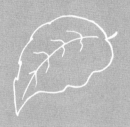

序一

　　針灸醫學是中國醫學的一個重要分支，它起源久遠且傳播甚廣，古代治病的原則是：一針二灸三用藥，「針」法列為首要，可見針灸所佔有的地位。

　　臨床上常遇到許多多年無法治癒的痠痛病患，他們長年飽受病痛之苦，無論用推拿、指壓，或是傳統的針灸對病情的改善都不甚明顯，正當苦惱之際在報上看到宋醫師刊登針灸的招生廣告，內心欣喜萬分，真是踏破鐵鞋無覓處，得來全不費工夫，就在這樣因緣下和宋老師結下了師生之緣。

　　上課時老師將「宋氏對應針法的痠痛治療驗證」中的每一種病症皆一一的詳加說明，並當場扎針加深學員的印象及體會。由於上課的學員並非全部是中醫師，所以教學的困難度相當高，但老師還是非常認真的傾囊相授，希望將自己所學全部教給學生，除針灸外，老師在內科的鑽研也頗為精湛，他還是鼻科及痔科的行家呢！有這麼一位學養豐富的老師，身為他的學生真是與有榮焉。

　　繼「宋氏對應針法的痠痛治療驗證」一書出版之後，老師更不遺餘力的精研及突破所遭遇的瓶頸，因此這段時日又有許多新的發現和體會，他決定將自己的臨床心得集結成「痠痛革命──宋氏對應針法」一書，提供給有心的人士參考，這是老師畢生的心血結晶，此次承蒙老師厚愛能夠為老師的新書寫序，是我前世修來的福，學生才粗學淺文筆不佳，深怕有負老師之託，但所言皆出自於肺腑，期盼新書的出版能獲得中醫界的掌聲與肯定。

　　宋氏對應針法是一種取穴簡單，用針又少，不必死記經絡且不以痛處為腧的針灸療法，臨床上在短時間內即能見到顯著的療效，有效率可達80%～90%：尤其是痛點在針正經正穴無效或痛點不在經脈時，用此法治療可說是百發百中效如桴鼓。

　　在「宋氏對應針法的痠痛治療驗證」中本人對肱骨外上髁炎（俗

稱網球肘）有一個深切的體驗，記得有一位小兒麻痺的患者，因下肢行動不便長期用手拄著枴杖，所以肘關節常發炎疼痛，此次前來看診順便提起他的痛處，於是我想老師上課講的針同側的二間、三間穴，針後再按患者痛點，頓時疼痛減輕了一大半，患者直呼好神奇！好神奇！另一則也是臨床常見的腳踝扭傷，在治療後雖然痛點已經不痛了但總還有種怪怪的感覺，無疑地那是腳踝扭傷的後遺症，老師曾說此時針對側的小節穴（位於大拇指橈側，向上方推至掌指關前方凹陷的赤白肉際，為大魚際的中央）最好不過，於是改針小節穴再請患者起身走動，那種怪怪的感覺居然消失了，老師曾言如仍稍感不適再加一針五虎穴即可立起沉痾。

因礙於篇幅無法一一舉例說明，書上的每一個案例每一張圖片都是老師精心的傑作，我在此強力的推薦「痠痛革命──宋氏對應針法」，相信這本書絕對值得您作為臨床的參考，更值得您永久珍藏。

中醫師　黃秀凌

序二

常言道：「聽君一席話，勝讀萬卷書」，是指雖然閱讀了很多書籍，但仍然抓不到重點而有所迷惑，如能得到專家的一番指教，則將馬上心領神悟而茅塞頓開。

我在數年前從加拿大返國，有幸拜讀「宋氏對應針法的痠痛治療驗證」一書內容發表了許多對應針法的臨床實例，還附照片詳細予以說明，讓人易看易學易懂，甚至還可以現學現賣。此作不但可以當執業針灸醫師的工具書，即使一般人看了也有幫助，若遇到痠痛時，按圖索驥，在不痛處的對應位置下針，或做適當的按摩捏壓，也可以馬上緩解痛苦。

讀完此書後，我心中的很多盲點突被打開，運針技術也精進很快，以前的難題，大多能迎刃而解，內心覺得與此書有相見恨晚之遺憾。數

度越洋電話請益作者宋君諸多問題皆能獲得滿意的答案，繼而有緣與宋君相識相交，我們變成亦師亦友。宋君為人不卑不亢，處事亦從容而不迫，是位謙恭儒雅和藹可親的君子。對應針法的精髓，乃至一些其他有關醫療方面之心得，皆不吝諄諄告誡於後學者，高超的行事風格，讓人敬佩不已。

　　欣聞宋氏對應針法續集即將付梓出版，本人有幸先拜讀原稿，雖然敘述範圍不離對應針法的內容，但其中精髓則更為綿密，宋君把前書所以可以運用對應之原理詳加解說，並將常用之對應穴做一定名之外，還增添了不少作者臨床的新發現，以及更高難度的臨床實例，並將成功的實例做一更深入地探討，期使讀者不但能知其然，而更知其所以然，有識者更能舉一反三。

　　宋君行醫三十年，活人無數，於用藥之同時亦常思針術之突破，歷經無數次的艱辛鑽研及臨床實驗，終於發現諸多的人體奧祕可用「對應針法」來破解，為加惠眾多不幸罹患痠痛的人們，宋君責無旁貸於繁重工作之餘，特犧牲小我，花費不少精神去收集有效及特殊的對應針法案例，整理成冊，將珍貴的心得不藏己私，而默默奉獻給愛好此道的人士，其做法真是功德無量。此書必是目前中醫界，專題引論「對應針法」最為完備的著作。

　　「對應針法」應用於痠痛症，最能得心應手。宋君遵從古法而不泥，跳脫了以痛為腧「阿是穴」的狹義範疇。曾在宋君之診所，聽過多位患者異口同聲的說：「宋醫師啊！我在別家診所看了很久都沒好，怎麼你隨便下幾針就有效！」內行的人都知，那不是隨便下幾針，而是生物「全息定律」人體奧祕的另一種發現與詮釋，是除了十二正經穴、頭皮針、耳針、董氏奇穴等之外的另一項新發現。

　　預祝此書能順利出版，期待宋君的這本新的針灸臨床書能被喜愛針灸的人士發現採用，讓這本新領悟的對應針法能發揚光大，進而成為二十一世紀針灸的主流，名揚海外，去加惠於更多的人士。

　　感謝宋君常關心本人海外之針灸事業，並常能隨時提供支援，讓我無後顧之憂而能勇敢向前邁進，感激他不嫌學生才疏學淺人卑言微，邀

本人提筆為新書作序，我不但恭敬亦樂而從命為之作序。

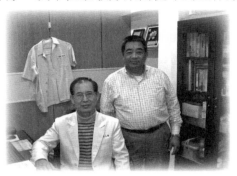

學生　王益成
於加拿大AB省卡加利

序三

　　承蒙恩師，關懷厚愛，允之為序，驀然回首，一年寒暑，稍縱即逝。回憶昔時，隨侍跟診，吾師針灸，自嘆弗如，立起沉痾，不勝枚舉。獨樹一幟，不離經法，隨心所欲，針下病除，行醫濟世，當仁不讓。承先啟後，不遺餘力，得窺堂奧，三生有幸。何謂「對應」，自然而已，無對而對，無所不對，驗之臨床，履試不爽。若問心法，仁心仁術，若問針法，取法自然。針道無他，唯勤是岸，若問醫道，體恤疾苦，視病猶親，所學為何？知命造命，完成使命，吾師深感，世風日下，人心不古，遂啟深願，拋磚引玉，貢獻所學，薪火相傳，無使間斷。後學識淺，正經董氏，宋氏對應，鼎足為三。若諸學人，行有餘力，博通三門，懸壺濟世，左右逢源，如虎添翼，指日可待。吾師叮嚀，言猶在耳，尊師重道，己立立人，己達達人，己所不欲，勿施於人。末願吾師，身體康泰，日益精進，永留杏林。

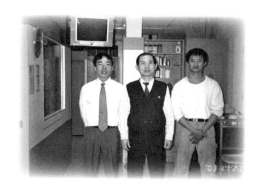

後學：劉丁郎筆

對應針法　境乎針藏　如隨相正

如心應眼　安無現莫　處所瑞談　世代相傳

❧ 序四 ❧

　　在現今忙碌的工商社會中，由於文明的快速進步，大家普遍吃得好，熬夜晚睡，已成為流行的趨勢了，但是，文明的進步卻帶來緊張的生活，除了工作壓力大之外，又缺乏運動，文明疾病於是增加，因此，在實際的中醫臨床當中，碰到因肌肉軟組織所造成的痠痛症即佔了非常大的比例，這些軟組織損傷所造成的痠痛症有些往往在經過傳統的推拿復健及十二正經的針灸治療，甚至西醫的治療後，療效仍是有限，或是症狀反反覆覆，時好時壞。為了找尋更佳的治療方法，在偶然的機緣裡，我有幸拜讀宋老師的大作《宋氏對應針法的痠痛治療驗證》一書，試用於臨床獲益良多，真如書中所言，其中對於治療痠痛的針法實令我驚歎不已！許多過去療效不彰的痠痛疑難雜症都能獲得突破性的療效，但更令人高興的是其所寫的「對應針法」居然取穴簡單、易學、易懂，迥然不同於傳統針法，它也不是阿是，故不以痛處為腧，僅以健側相對等部位去對應患側即能立即發生療效的針法，用針甚少，但功效卻大，在治療痠痛上常可補傳統正經針灸的不足。

　　傳統有關針灸的書籍，都是文字及少許圖案的敘述，文義艱深難懂，而宋師的書卻有許多不同之處，除了文字的詳述易讓人瞭解之外，

更有實體治療成功的病例照片以為佐證，這是我前所未見的針灸書籍，這些照片中所顯示的針法內容又都是宋師個人精心的創見與巧思以及不斷研究經驗的累積，照片中的針法甚多是我所親眼目睹，其中療效誠令人驚嘆不已。

今宋老師仁心仁術，於臨證之餘還不斷研究創新，結合今人的新思維勇於突破傳統，不斷有新的發現，為了把這一套新的針法發揚光大，特在新書中給予合理的敘述，並將常用且有效之穴位給予命名，還舉出許許多多的大量實例，更不吝於將他的獨特經驗與大家分享，這種無私與大我的精神很令人感佩與尊敬！欣聞宋老師新書即將付梓出版，特邀我作序，我何其有幸，僅以虔誠之心恭書數言把臨床心得與體會與大家分享，期盼新書之出能帶給針灸界一股迴響。

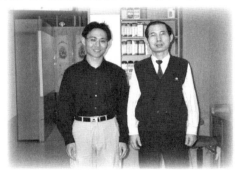

中醫師　賴勝建於板橋

✿序五✿

對一個職業中醫師而言，針灸無異是一項治病的利器，但在坊間健保中醫診所，肯花時間利用針灸技術照顧患者的醫者，實在相當稀少。其原因除醫師本身認知及素養外，一方面也是良好醫術傳承者難尋。

老實說，宋老師是我個人執業以來，認為針灸醫術堪稱爐火純青，能將針灸發揮到相當淋漓盡致的醫者；我有幸承蒙其門下，經常觀察其

針灸患者，幾乎都能在瞬間即達到所要求的成效；且觀察其所使用的穴位，都是最精簡、最扼要的，使用針法治病時絕不拖泥帶水。不禁讓我反省自己功力之不迨，宋老師不僅在傳統中醫針灸尋經取穴上造詣甚深，除能在瞬間取得最佳療效之外，還能在臨證之餘，發現「對應針法」之奧妙應用在治療疾病上，大大提昇患者疾病的治癒率，誠屬寶貴，尤其敬佩的是能在忙理偷閒寫其新書，提出理論印證其所提之對應於臨床，並定下穴名，在二十一世紀的現代更是難得，其對應針法之思維雖緣自於內經，但內經「左病取之右，上病取之下」等之條文，仍離不開正經正穴，僅僅提出離開正經正穴時，應取之於絡，並未言病入於絡時之對應法則，其所作描述相當模糊，也缺乏大規模醫案以資佐證，歷代針灸家對於對應的法則的取用亦僅限於片紙隻字，今見宋老師，經長期針灸臨床實踐，確實療效證明對應針法能助正經正穴不足，常能在正經不足以取效時發揮臨門一腳之功夫，為新世紀以來，難得之針灸醫家。今將其新領悟之針法用理論說明用實際照片解釋，證明對應針法之實用就可見其苦心之不凡了。

　　今聞宋老師不吝其私，願將對應針法醫案成書公佈，其帶給中醫針灸界之迴響定能期待，有幸先拜讀大作誠屬榮幸，承蒙門下定當以恭敬謙卑之心學習，並把所學造福患者病家，才不枉費宋老師一番苦心。

中醫師　陳恆修

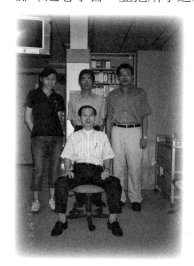

痠。痛。革。命。

　　我國的醫學一向博大精深，針灸一門，從古演變至今，最早的有十四正經的體針系統，以及耳針，後來發展成頭皮針、眼針、面針、手針、腳針、臍針、腕踝針、豎橫針、莽針、微針，以及結合針與刀的小針刀等多種，如果再加上作者所歸納演繹出來的「對應針法」，那麼針灸的內容可就更加豐富了。

　　「對應針法」早在內經裡就有片段性的描述，不過其描述詞彙都散見於各個篇章，並非專章論述，內容原則不離「以左治右，以右治左」，「交經繆刺，左有病而右畔取」，「病在上，取之下，病在下，取之上」、「高者抑之，下者舉之」以及「前病後治」、「後病前治」等等的敘述，並沒有任何一個篇章做過完整的描述，但是根據這些原則性的記載，就足以發展演繹成有系統的「對應針法」了，這個對應針法應用在治療痠痛方面常能效如桴鼓，尤其具有針下立起沉痾的功效。這個針法的最高指導原則是；能不在痛處下針而能立即治好病痛，只取病位而不取穴位的方法，若再配合其他針法及傷科手法之長處以彌補本針法之不足，則對應針法就可以變得更完美無缺。

　　當初為什麼會想到用「對應針法」？這是從台灣的中醫界醫療生態說起，因近二十幾年來，台灣的中醫診所若要屹立不搖於中醫界，必定要以治療傷科痠痛起家似乎才能生存，這除了老百姓對中醫的觀念還徘徊在中醫只會推拿的死胡同裡，不知道中醫可以治很多病所致，另外老百姓因五勞的關係容易罹患傷科扭挫傷及其後遺症也是事實，他們常因長時間的工作引發肌腱或韌帶的勞傷或努傷，致使肌腱及韌帶的長期勞損而併發各種痠痛症，諸如頸項強硬、肩周圍炎、腰背痠痛、手臂無力、手腳麻木、膝腳無力等，另外的原因是患此症的民眾必須連續治療不可間斷，這樣方能產生療效，天天上門的結果門診量自然就會增加，申請的健保給付當然也就跟著增加，這是生意人開聯合診所只為錢的心理，把整個市場打亂。還有一種重要的原因是醫師診治這種疾病可以不

必花上太多的腦筋，大都交給傷科師傅處理，傷科患者多了自可帶動內科人數的增加，這種現象證之於事實，也確實是如此，因此民眾的觀念裡普遍認為中醫只會推拿，不知道中醫一樣可以看內科的疾病，這是很令人遺憾的事。在外受顧期間或自行開業，經常碰到各類的傷科痠痛患者，自然就在所難免。有一次，我碰到一個大拇指本節（掌骨指關節）骨膜發炎痠痛的患者，屢治不癒，來就診時，我靈機一動，向他解說既然敷藥甚久未效，可否願意試試針灸？他表示願意，剛開始時，我僅扎阿是，仍以痛為輸，因為之前，我對「對應」尚沒有什麼概念，更談不上瞭解，僅僅聽說「左有病，右畔取」這個道理，未曾試過，當這位患者連續扎幾次的阿是之後，病情只是稍微減輕，因針的傷口會痛，要求不要再給予針灸，因此，我靈機一動不如扎對側試試，看看「左有病則右畔取」的道理是不是真的，不料對側一扎，原痛點的疼痛隨即消失，這給了我很大的啟示，原來人體左右存有對應的原理，這事我一直掛在心裡，後來在學習頭皮針之後，知道足跟痛可以扎大陵，風池穴病可以扎申脈，這樣的針法啟示了我初步「對應」概念，直到有一次在偶然的機緣裡看到花蓮徐醫師正在扎一個手腕正中扭傷的患者，他把針扎在對側腳的解谿以為對應，居然馬上獲得緩解，這才使我恍然大悟，原來內經所言的「左有病，右畔取」、「上病下取」的道理是存在的，這個經驗給了我很大的信心去嘗試，日後凡有機會便試，一點一滴的思求突破的結果，終於使我針灸取穴思維的範圍日益擴大，終而集合了臨床的經驗，將它演繹歸納，最後發展成為今日的對應針法。

談起「對應」，相信尚有很多愛好針灸的同道所不解，因為坊間少有這種針法傳授，亦少有系統的專書專門介紹，因而僅能一知半解，就算書中有此記載，也僅止於片段的描述而無針法的實錄，因而作者有鑑於此，特將臨床行之有效的對應針法，除了文字的敘述之外，再加上實際圖片的講解，融入自己領悟者，歸納為一個有系統的學術彙編成書，期能使讀者一望便知的境地，希望不久的將來，「對應針法」能融入針灸的領域，把針灸內容更為充實豐富，去造就更多的病家。

繼《宋氏對應針法在痠痛上的治療驗證》出版之後，由於在台灣的

中醫界及針灸界愛好者的反應良好，因此也為了加惠廣大愛好針灸的同好，特再出一本新領悟的對應針法專書，除了原有的內容再加以更詳細的描述之外，還增添了許多個人的新發現，將用之有效者載於其中，期使新書內容更為豐富，作為前書之續集，意在對針灸界能做出小小的貢獻，期盼這本書能在不久的將來造成另一股迴響，是則吾願已足！

　　在此順便一提，不管是什麼針法，都有它獨特的一面，也各有其盲點存在，不是每一種針法都適合任何一種瘦痛的病症的！針法跟用藥或傷科手法一樣，都有它的一定適應面，某些人用這種方法有效，某些人就不一定皆然，任何一種再好的針法都不能包括全部，只有截長補短才是上上之策，我的經驗認為要治好瘦痛病症，必須要有很多因素配合，固然醫師的詳細辨證之後再採取適當的治療手段相當重要，但沒有病人的癒後保養與預防也是枉然。如果醫師的治療態度欠缺謹慎，而病人的反應又懶於配合，那麼再次患瘦痛症的機率可能增高，有的人問我「瘦痛會不會根治？」我的答案是，有的好治有的不好治，但是，如果不是難症，絕大部分的瘦痛若能在醫師的悉心治療下，再加上病人耐心的配合，治好應該不是什麼難事。

　　又有人說，對應針是純屬表演性質，針的時候有效，拔針後又是一樣！這句話不完全是對的，在我的眾多經驗裡，用對應針法完全治癒患者的瘦痛還不在少數，這就看當事者如何辨證，如何用針，如何採取適當的治療措施了。

　　這本書的完成非常辛苦，因正值健康不佳之際，雖常有突如其來的心得想要隨即記錄卻又心有餘而力不足，常讓神來之思慢慢消失於記憶之中，因此寫此續集常斷斷續續，箇中辛酸非外人所能道也，本書的完成還要感謝吾兒柏均從旁不厭其煩的替我打字以及內人在旁不斷的鼓勵，在此一併衷心的致謝。

中醫師 宋文靖

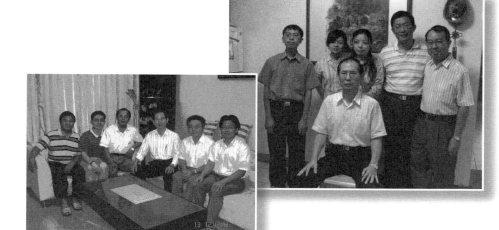

〔註〕：要向讀者說明的是；古書上有許多字是相通的，有時用古字，有時
又用通俗字，只要能明白其意就好，如：「衝」通「沖」，「谿」
通「溪」，「瘂」通「啞」，「腧」、「俞」、「輸」皆相通，又
「酸」與「痠」亦常通用，在形容痛的情況時大部分使用「酸」，
如：酸楚，講病痛時可用「痠」，如：痠痛，古書常用古字，但有時
亦用通俗字，現代的人都喜通用字，作者引用針書上的文章時，不改
變原文，解釋及應用時則隨俗用之。

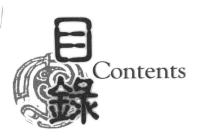
目錄 Contents

一、痠痛的剋星──對應針法

摘要

　　痠痛麻抽、肌肉僵硬無力症是臨床常見的疾病，本不易治療，筆者以對應針法配合頭皮針、體針，及其他針法、傷科手法等等常取得了不錯的療效。本法係依據內經交經繆刺的原理及應用人體全息律互相對應的奧妙而演繹出來的針法。

引言

　　痠痛症是臨床上經常碰到的難題，有很多人都有患痠痛症的經驗。若能把痠痛症治好，將必造福眾多的人群。

　　痠痛症所產生的因素不一，有的純粹是因為罹患了內科上的疾病而發生，譬如得風寒性的感冒，全身骨節酸楚，這要用祛風散寒、調和營衛的藥方能根除；太陽膀胱經感寒濕的侵襲，則要用羌活勝濕湯、葛根湯、九味羌活湯之類的藥方解其在表之寒濕；濕阻經絡讓經絡氣滯不舒的，還可用薏苡仁湯、舒經立安散等。痠痛症也有泰半的原因是工作勞傷，導致乳酸的堆積而產生痠痛的，也有因運動、跌仆、扭挫傷，治不得其法而產生的痠痛；因年紀漸大，生理上發生了退化，如骨質疏鬆、脊椎不正、退化性關節炎等等疾病，都會引起一系列的痠痛，因工作積勞成疾的勞傷也是造成痠痛的重要因素，營養不良、睡眠不足、毒素的堆積一樣會引起。總而言之，痠痛的原因不一而足。

　　內科疾病引起的痠痛，可按所屬病因治療，譬如感冒所引起的痠痛骨楚，可按證給予麻黃湯、桂枝湯、葛根湯、大青龍湯或荊防敗毒散，只要藥有對症，大都可藥到病除；氣血瘀滯經絡阻滯的毛病，可用疏經活血湯或按經絡的起向循經取穴針到即可病除；扭挫傷引起的肌肉、肌腱、骨膜、韌帶的發炎腫痛或痠痛，治療方法就更多了，有整復、推

拿、按摩、薰蒸、刮痧、拔罐、艾灸、放血、敷藥、整脊等……諸法，這些方法各有優點，但也有其盲點，總之都要各取所長，互補其短，只要能把疾病治好，就算達到了目的。

但是，疼痛的類別情狀與疾病的深淺程度不一，要真正在很短的時間內治好的確不易，臨床上吾人常碰到棘手的疼痛症，除屢治不癒之外，有時還真摸不著頭緒，不如從何下手？如脊椎正中央（包括胸椎、腰椎、薦椎、尾骶骨）的疼痛，令腰不能彎下、站直又很吃力的病症如何治呢？如手腕、腳踝內外扭挫傷的後遺症也令人疼痛，經常有人因此病而推拿、敷藥好幾個星期者；又如棘手的上下網球肘，不容易治療的手指骨膜炎，難纏的扳機指與足跟痛，令人頭大的肩周圍炎及退化性膝關節炎，還有頸項強硬、肩頸疼痛、腰痠背痛、包括膏肓痛、膝腿無力、三十腕、冰凍肩、腕垂形手……等都是常見的疼痛，另外坐骨神經痛、胸脇肋痛等也是不容易治療的。

碰到以上常見的疼痛症是常有的事，相信很多醫者都有以上的經驗。筆者行醫多年，對這些問題經常思考以求突破，歷經無數次的臨床實驗，並予以有系統的歸類，終而得到了以對應針法配合頭皮針及體針，加上脊椎的矯正、傷科手法、理筋療法等，可使治療疼痛麻症的治癒率增高，常有針下疼痛麻立止，有立起沉痾之效，至少有縮短療程、減緩症狀的功效，其功絕不可沒！

什麼叫做對應針法呢？

對應針法就是採取體位的對應，只取病「位」，而不取穴位的方法，它並無一定的經絡可循，它的最高指導原則是不以痛處為腧，而是在他處相對應的部位下針，而使原來疼痛的地方發生疼痛立止的方法。對應針法是根據內經所云而演變發揮出來的，（《內經》）云：「以左治右，以右治左」，「病在上、取之下，病在下，取之上」，「高者抑之、下者舉之」，《針經指南》云：「交經繆刺，左有病而右畔取」，譬如左外踝下扭傷，扎在右手尺下一、二線而疼痛立止，它最妙的地方

就是不在原痛處而在相對應的病位下針，而使原來疼痛的地方疼痛立止的絕妙方法，這種方法是應用人體全息律互相對應的奧祕而演繹出來的針法。

對應的方法有很多種，有等高對應、手足順對、手足逆對、手軀順對、身軀逆對、足軀順對、手足逆對、頭骶對應等諸法，但實際應用於臨床的並沒有太多，現在我把經常用到的對應針法寫之於後：

（一）肩周圍炎對應同側大腿相關位置，也可對應對側肩周相應部位。比起傳統的所謂肩三針效果好的多。

（二）腳踝內、外側的扭傷對應對側的手腕相關部位，同樣，手腕的扭傷也可對應對側的腳內、外踝。同理，手腕可以對應手腕，腳踝也可對應腳踝。這樣的對應比傳統的踝三針效果好。

（三）膝蓋正中及內外側的骨膜或韌帶發炎，對應對側的肘尖內外側相關部位。這種對應法也比膝五針好。

（四）膝蓋附近的痠痛令人能蹲而不能久站的病症，其反射點在對側上臂的肱二頭肌上，在反射點上扎針，症狀可立即得到舒緩。若純屬膝蓋痠痛無力，可用肩中穴或重子、重仙，效果不錯。

（五）大腿外側的痠痛對應對側的上臂外側（也可取陽陵泉或足臨泣），小腿的痠痛可對應對側的下臂相關部位，也可對應對側的小腿。

（六）足跟痛對應對側的掌根或大陵。只要對應點抓得正確，大抵都能立即取得效果，也可以足踵穴治療。若在陷谷下方的前腳掌痛，則扎在陷谷即可。

（七）手掌掌背對應對側的腳背，如腳背骰骨的痠痛可對應手背第五指上關節，其餘依此類推。

（八）正脊椎的痠痛，包括胸椎、腰椎、薦椎、尾骶骨的痠痛則對應百會至腦戶一段，若部位正確當可針下立起沉痾。

（九）扳機指對應對側的相應掌關節，也可對應對側的腳底相關部位。若為求方便則直接扎，以針輕碰到痛處為原則。

（十）上網球肘對應對側膝內曲泉上附近的地方，針要沿骨膜扎下。命名為網球肘穴。

（十一）下網球肘對應於同側手太陽小腸經的後谿或近陰谷的高爾夫球肘穴。

（十二）頸項肩背強硬可從百會往後呈45度角扎，左扎右，右扎左，針下症狀立即緩解。

其他無法對應的痠痛則可取頭皮針及體針的長處以補對應針法之不足，例如：

風池、肩井、環跳、風市的痠痛，可取陽陵泉一穴，針下可疼痛立減；因這幾個穴的痠痛都是足少陽膽經的路線，陽陵泉為膽經合穴，筋會陽陵泉，故針此一穴，沿此經絡的痠痛大都能針下立減，能治偏頭痛的理由亦然。

「腰背委中求」，沿著足太陽膀胱經的腰痠背痛，扎委中立效，除非該痠痛已變成陳年舊疾，譬如腰痛、膏肓痛、皮下已結成筋結者，則要加阿是以痛為腧，否則委中一穴泰半可解經絡的阻滯，如果要加強療效，可再加上對側的委中，以取同氣相求，或同側的承山作為倒馬針療效更好。委中治急性腰扭傷，效果好比腰腿點。

肩胛骨上方（崗上肌及崗下肌）及附近的痠痛，可扎後谿一穴，疼痛立解，後谿為手太陽小腸經的俞穴，扎此一穴，下網球肘引起的痠痛及手尾指、無名指的手麻皆可取得一定程度的療效，肩貞、臑俞、天宗、秉風、肩外俞、肩中俞，胸鎖乳突上的天窗、天容一樣，常可針下疼止痛消，因它們都是手太陽小腸經所經過的俞穴。

大腿內側的痠痛可扎三陰交或陰陵泉，如果大腿內收肌的發炎，要對應對側肱二頭肌與三角肌交接面的前側，也可用兩耳根與矢狀縫的交叉點橫扎，大小腿前側的痠痛可扎足三里，足三里也可對應手三里的痠痛。

手臂上舉引致腋下極泉的起方牽引疼痛，要遠處取穴神門方能當下立效。

雙手無力拿筷子或手麻或手腕往外翻轉無力找不出痛點者，可反扎囟會。

臀連大腿莫名其妙的痠痛，找不出痠痛點者，可扎對側的人字縫，

肩峰及巨骨的痠痛可扎三間，症狀立即緩解。

手麻的原因若不是頸椎的壓迫，而是肱橈肌受損時，則可扎對側手曲池附近的肱橈肌肌腱的起點及肌束，及大拇指屈指肌、食指掌骨根部，則手麻數次可消。若是頸椎壓迫所引起，則扎足運感區囟會及臂神經叢的出口；若仍未效，則內服藥必須考慮，黃耆一次要用到二兩，矯正頸椎或頸椎的復健有相當輔助的力量。腳麻亦然可扎足運感區（如因他種原因引起者，應先消除致病的原因），若為腰薦椎壓迫，應扎環跳秩邊，不效時再考慮復健拉開腰椎。

前頭痛可扎解谿或陷谷，偏頭痛扎陽陵泉或中渚，後頭痛則扎束骨後谿，或崑崙，巔頂痛扎太沖或陷谷透湧泉，睛明穴與眉稜骨痠痛扎崑崙特別有效，腳踝扭傷找不出痛點的尚可扎對側小節穴或五虎穴，如果碰到頑固而又久治不癒的痠痛，尚可加入放血療法或針灸埋線，一是袪其瘀血，二是長時間的刺激穴道，常有意想不到的效果，挫傷性的頭痛直接沿皮刺即可。如此一來，幾乎常見的痠痛麻症都大底包括，可稱得上是治療常見痠痛症的一個完全醫療體系。不過對應針法還是要在骨頭結構整復完全的條件下進行，才能真正發揮其所長。

對應針法是採用人體全息律的奧妙，加上頭皮針對知覺感傳障礙的敏感度，體針又有一定循行的經絡可尋，正適應了《內經》使用針刺的原則，「左有病，則右畔取」「上病下取」……不以痛處為腧的最高指導原則，互相配合運用。易記、易學、有效、實用，因此作者認為對此痠痛一症，此種針法實應大大的發揚並給予推廣。

二、有關古時候的相應諸穴

根據《中西針灸科學》349頁的有關相應諸穴的記載，稱：相應諸穴即指某穴與某穴之間，它們彼此有互相呼應的作用，尤其對救治暈針有奇效。此歌訣乃古人根據多人及多年之經驗，輯串而成，凡救暈針及

拔針不出，種種危險，可以此相應諸穴下針。這也許是對應針法最早源起，把它錄之於下：

承漿應風府	風池應合谷	迎香應上星
翳風應合谷	聽會應合谷	瘂門應人中
攢竹應太陽	太陰應合谷睛明	內迎香應合谷
人中應委中	腎俞應委中	髖骨應風市
足三里應膏肓	肩井應足三里	陽陵泉應支溝
崑崙應命門	崑崙應行間	申脈應合谷
太衝應崑崙	髖骨應曲池	肩井應支溝
尺澤應曲池	肩髃應髖骨	間使應百勞
關衝應支溝	中渚應人中	少衝應上星
後谿應百勞	神門應後谿	通里應心俞
百勞應肺俞	膏肓應足三里	風門應列缺
照海應崑崙	鳩尾應神門	中極應白環俞
天樞應脾俞		

臨床上還有一種相應部位取穴法，此乃根據左病取右，右病取左的繆刺法。即指選擇與患側損傷疼痛部位相對稱的健側部位治療，這有點類似對應原理的取法，但與作者領悟者並不相同。

此外又有上病取下，下病取上的治療原則，那就是選擇同名經脈的相應腧穴或相應部位取穴。

例：腕關節陽谿穴病痛可取踝關節處的解谿穴
腕關節陽池穴病痛可取踝關節處的丘墟穴
腕關節陽谷穴病痛可取踝關節處的崑崙穴
反之，踝關節丘墟穴病痛可取腕關節處的陽池穴
踝關節解谿穴病痛可取腕關節處的陽谿穴

另外：膝關節病痛取其相應部位肘關節的曲池、手三里，髖關節

病痛取其在肩關節的相應部位肩髎，足跟痛取其在腕關節的相應部位大陵。

以上是前人經驗傳承下來的相應諸穴，吾人亦可不妨參考應用。

三、古時相應諸穴釋義

　　利用「相應」的理論以達到袪病的效果，是早在黃帝內經中即已述及的，根據內經的記戴，認為正經有病時是可左刺右，或右刺左的，病在正經上的左右相應互刺法謂之「巨刺」，倘若病不在於經，不循常道而邪客於絡時，就要按「氣反」的原則行左病刺右，右病刺左的「繆刺」法，這種刺法是採取原則上的相應，並未言及確切的穴道，後經歷代的針灸家臨床實驗，發現身體上有許多穴道是可以相互呼應的，只要呼應成立，效果即能顯現，他們還發現這些穴道除了平時治病時可以拿來相應之外，更可以對於暈針產生奇效，因此，一代接著一代，他們把這些臨床用之有效的相應諸穴記錄下來，凡遇暈針或拔針不出時，便以此為參考，這些都是古人難得的經驗，作為後人的我們實應給予傳承，並給予發揚。

　　為了讓後人瞭解所以可以互相呼應的原因，特將所見把古人相應諸穴釋義如下：

　　　承漿應風府：承漿是任脈的最後一個穴道，位置在前，風府屬督脈在後直接入腦與任脈相連，部位在後髮際正中，相當於枕骨粗隆直下方凹陷處，一在前為陰，一在後為陽，任督陰陽相對，故可以互為平衡。

　　　風池應合谷：風池屬足少陽膽經，合谷屬手陽明大腸經，風池向對側眼睛而刺，大腸經合谷經人中行至迎香，兩穴皆有袪風治鼻疾之功，療效相同，常互相配穴以增強療效，故常相應之。

迎香應上星： 迎香為手陽明大腸經穴，上星屬督脈，上星可治鼻疾，功效與迎香類似，故可相互呼應。兩穴同用效果更佳。

翳風應合谷： 翳風屬手少陽三焦經，合谷屬手陽明大腸經，兩經皆上之於頭，頭面合谷收，兩經雖未直接相連，但根據六經相通的原理，該兩穴仍可相應。

聽會應合谷： 聽會屬足少陽膽經，與手陽明大腸經並未直接相連，但兩經皆上之於頭，且聽會在頭的側面，合谷屬大腸經行於頭的前面，在結構上一正一側可兩相呼應，又六經可以間接相通，故主治雖不盡相同，部位一在手，一在腳，仍可呼應之。

啞門應人中： 啞門屬督脈在頸一、二椎之間，人中亦屬督脈，但它們在部位上是一在頭後，一在面前，故可前後呼應，且人中本就為急救暈針的特效穴，故針啞門發生危險時，可用人中急救解之。

攢竹應太陽： 攢竹是足太陽膀胱經的第二個穴道，太陽穴屬經外奇穴，雖兩穴並無關連，但以部位而言，攢竹在眉毛前端位於頭的正面，太陽穴在眉毛的後斜下方，偏於側面，一正一側陰陽相對，可互為平衡。

太陰應合谷、睛明： 此處之太陰是指手足太陰經而言，手太陰肺經與手陽明大腸經相表裡，故手太陰肺經相應手陽明大腸經合谷乃必然，若手太陰肺經應睛明，則一為肺金，一為膀胱經，金生水，為母子相生關係，且肺與膀胱通，呼應可以成立。

內迎香應合谷： 合谷本為手陽明大腸經，大腸經最後一個穴道為迎香，內迎香與迎香只有內外之分，主治相同，合谷穴為大腸經之合穴，位置在大腸經起點不遠處，一穴為緊鄰經之尾端，病在遠端，可在近端取穴，合乎瀉絡遠針原則，故可相呼應之。

人中應委中： 人中屬督脈統率一身之陽，主治腰急性扭傷，委中屬
足太陽膀胱經，為督脈所統率，腰背委中求，主治亦
同，故呼應可以成立。

腎俞應委中： 腎俞在足太陽膀胱經上，委中亦然，腰背委中求，俞
主體重節痛，故腎俞之疾可取委中相應。又腎俞應委
中為背後方垂直對應力學的關係。

髖骨應風市： 髖骨在部位上，為膽經路線邊緣，有坐骨神經從此而
出，風市在足少陽膽經之上，可治髖骨之疾，故相呼
應。

足三里應膏肓： 足三里為足陽明胃經合穴，膏肓位在足太陽膀胱經
上，胃經與膀胱經在鼻旁8分處相纏繞，經絡是相
通的，故相應之。

肩井應足三里： 肩井位在鎖骨、肩胛骨之間，有斜方肌在其上，針
深易致氣胸，上病下取，發生危險時以足三里解
之，故常相呼應。

陽陵泉應支溝： 陽陵泉為足少陽膽經，支溝為手少陽三焦經，為同
名經之手足各穴，故可相應。

崑崙應命門： 崑崙為足太陽膀胱經，命門屬督脈，督脈隨脊椎中
行，統率足太陽膀胱經，足太陽膀胱經挾脊上行，故
可以呼應。

崑崙應行間： 崑崙屬足太陽膀胱經，行間屬足厥陰肝經，肝與大腸
通，肺與膀胱通，肺又與大腸相表裡，可以呼應。

申脈應合谷： 申脈屬足太陽膀胱經（陽蹻脈之起點），合谷屬手陽
明大腸經，兩經雖無直接關係，但申脈在外踝下方，
合谷在大拇指與食指間，部位相類似，應可呼應。

太沖應崑崙： 崑崙屬足太陽膀胱經，太沖屬足厥陰肝經，肝與大腸
通，肺與膀胱通，肺又與大腸相表裡，是五臟別通中
表裡經之間接關係。應可互相呼應，此在馬丹陽十二
穴內；三里內庭穴，曲池合谷接，委中配承山，太沖

崑崙穴，環跳與陽陵，通里並列缺表露無疑。

髖骨應曲池： 髖骨本非穴名，是人體骨骼結構的一部分，兩旁連接腸骨，曲池為肱骨與橈骨之轉折處，肱手取穴，因都在重要骨架的轉折處，取部位對等相應。

肩井應支溝： 肩井為足少陽膽經，支溝為手少陽三焦經，此兩穴相應，是同名經的關係。

尺澤應曲池： 此兩穴皆在手肘的關節轉折處，尺澤為手太陰肺經在手的陰面屬合穴，曲池為手陽明大腸經的合穴在陽面，兩經互為陰陽且相表裡，又緊鄰其穴，故相應理所當然。

肩髃應髖骨： 肩髃為手陽明大腸經，位置在鎖骨、肩胛骨的下方肱骨頭上，是人體結構的重要轉折點，與髖骨的結構體相類似，這是手軀順對式的對應，董氏奇穴的肩中穴治療髖骨痛就是這種對應法。

間使應百勞： 間使為手厥陰心包經，主治心慌、心跳等，百勞為經外奇穴，在後頸部（大椎兩旁一寸三分），主治瘰癧、肺病、咳嗽或勞病，勞病易致心慌、心跳，故常配穴相應。

關沖應支溝： 關沖為手少陽三焦井穴，支溝亦為手少陽三焦經穴，兩穴皆在同一經上，井經本可互為倒馬呼應，效果更強。

中渚應人中： 中渚為手少陽三焦經俞穴，腎與三焦通，中渚常可治腎俞穴以下的疾病，如腰連臀部的痠痛，人中亦治腰脊急性扭傷之疾，兩穴相配，可增強療效。

少沖應上星： 少沖為手少陰心經井穴，上星屬督脈，兩穴都有開心竅、甦厥逆、清神志的作用，故常配穴並相呼應。

後谿應百勞： 後谿通督脈，百勞在督脈大椎之旁，故有疾時可用以呼應。

神門應後谿： 神門為手少陰心經，後谿為手太陽小腸經，心與小腸

相表裡，呼應成立。

通里應心俞：通里為手少陰心經，治心臟諸疾，其俞穴在背，屬足太陽膀胱經，為聯繫心臟的樞鈕，故兩穴相應。

百勞應肺俞：百勞在大椎旁一寸三分，主治諸勞疾，及肺病、咳嗽等，與肺俞所治相同，故可相應。

膏肓應足三里：膏肓在足太陽膀胱經上，功能為補肺健脾，並可治胸膜炎，神經痛，久病體虛，足三里屬足陽明胃經，為強壯要穴，兩經在鼻旁相纏繞，主治亦同，上病下治，故亦可相應。

風門應列缺：風門為足太陽膀胱經，部位在第二胸椎下旁開一寸半，列缺屬手太陰肺經，五臟別通中，肺與膀胱通，故病時可作為相應穴。

照海應崑崙：照海屬足少陰腎經，而崑崙為足太陽膀胱經，腎與膀胱相表裡，相應是屬必然。

鳩尾應神門：鳩尾屬任脈，主治心痛、癲癇、精神病，神門在手少陰心經上，亦治心神之疾，故常配穴並相互應。

中極應白環俞：中極屬任脈，為膀胱之募穴，白環俞在足太陽膀胱經上，穴下正對膀胱，故膀胱有疾時常配穴互應。

天樞應脾俞：天樞在足陽明胃經上，主治急慢性胃腸炎、便祕、痢疾、氣脹等疾，脾俞在足太陽膀胱經上，在第十一胸椎棘突下旁開一寸半，主治類似，胃與膀胱經在鼻旁相纏繞，故相應之。

總之，相應諸穴即指某穴與某穴之間，它們彼此有互相呼應的作用，尤其對救治暈針有奇效。此歌訣乃古人根據多人及多年之經驗，輯串而成，凡救暈針及拔針不出等種種危險，可於此相應諸穴下針，依上述演繹推之，今人應可廣義試用於痠痛上。

臨床上還有一種相應部位的取穴法，此乃根據左病取右，右病取左的繆刺法。即指選擇與患側損傷疼痛部位相對稱的健側部位穴位治療。這即是對應原理的取穴法。

除以上的對應方式之外，又有上病取下，下病取上的治療原則，那就是選擇同名經脈的相應經穴或相應部位取穴。

例：腕關節陽谿穴病痛可取踝關節處的解谿穴。（手陽明大腸經對應足陽明胃經）

腕關節陽池穴病痛可取踝關節處的丘墟穴。（手少陽三焦經對應足少陽膽經）

腕關節陽谷穴病痛可取踝關節處的崑崙穴。（手太陽小腸經對應足太陽膀胱經）

同理，膝關節病痛取其相應部位肘關節的曲池與手三里，髖關節病痛取其在肩關節的相應部位肩髎，足跟痛取其在腕關節的相應部位大陵。

以上是古人經驗傳承下來的相應諸穴，有同名經的對應法，有俞募穴的對應法，有表裡經的對應法，有五臟別通的對應法，有部位對部位的對應法，皆可參考應用。這些記載顯示了由繆刺演變而來的相應針法是存在的。

四、扁鵲神鍼法相應諸穴釋義

周末神醫扁鵲有一套相應諸穴的治病法則，往往僅用一針即可將病痛解除，尤其對於表證及四肢疾患效果特佳，也就是說對於痠痛的效果特好，其原因亦不離對應的原則，即平衡與疏導，現將其各種相應的合理解釋如下：

一、合谷痛針太沖：倘若手的合谷穴疼痛，吾人可取健側腳的太沖穴以為對應，這是手足部位對部位的對應，同理，液門疼痛亦可針刺對側俠谿以為對應。若從經絡上解釋也可以成立，合谷是手陽明大腸經之腧穴，太沖是足厥陰肝經之腧穴，肝與大腸通，又液門為手少陽三焦經，俠谿為足少陽膽經，兩穴為同名經之關係，故兩穴對應成立。

二、**雲門配沖門**：雲門是手太陰肺經經穴，沖門是足太陰脾經經穴，是太陰的手足同名經，兩經相通，若從人體胸前交叉及平衡力學而言，對應也是可以成立。

三、**維道配中府**：中府屬手太陰肺經，維道則屬足少陽膽經，兩經雖間接相通，但以對應原理論之，兩穴是屬人體軀幹前的交叉對應。

四、**腕骨配丘墟**：此乃是手腳結構上部位相類似的對應，屬手足順對之一種。

五、**郄門配承山**：郄門屬手厥陰心包絡經，為該經郄穴，承山屬足太陽膀胱經，兩經雖不直接相連，但部位及結構相類似，因郄門在下臂陰面正中，承山在小腿陰面正中，故可互配對應平衡。

六、**陽谿配商丘**：陽谿為手陽明大腸經經穴，商丘為足太陰脾經經穴，兩穴在部位上、結構上相類似，故互配對應。

七、**承漿配長強**：承漿屬任脈在上，長強屬督脈在下，督脈入腦與任脈連接，且一陰一陽，一上一下，故可平衡對應。

八、**臂臑配風市**：臂臑屬手陽明大腸經，風市屬足少陽膽經，此兩穴屬手足順對法中結構與部位相對等之對應，與經無太大關係。

九、**少海配曲泉**：屬手足順對結構上及部位上相類似的肘膝對應。

十、**太白配太淵**：太白屬足太陰脾經，太淵屬手太陰肺經，此兩穴為太陰手足同名經，在部位及結構上亦相類似，故可對應。

十一、**肩髃配環跳**：肩髃屬手陽明大腸經的穴道，環跳屬足少陽膽經的穴道，兩穴屬部位上結構上相對等的之對應。

十二、**曲池配陽關**：曲池屬手陽明大腸經，陽關屬足少陽膽經，此兩穴在部位及結構上屬手足順對原則，故可配穴對應。

十三、**尺澤配委中**：尺澤屬手太陰肺經，委中屬足太陽膀胱經，肺與膀胱相通，且部位及結構相類似，故常相配呼應。

十四、**神門配崑崙**：神門與崑崙為手足順對中部位相對等之對應。

十五、**支正配陽輔**：支正屬手太陽小腸經，陽輔屬足少陽膽經，在部位上結構上相類似，合乎手足順對之原則，故常相配之。

十六、**陽池配解谿**：此兩穴屬手足順對部位相類似之對應。

十七、溫溜配陽交：溫溜屬手陽明大腸經，陽交屬足少陽膽經，肝與大腸通，肝又與膽相表裡，兩經間接相通，在部位上、結構上也是合乎手足順對相對等之對應原則。

十八、箕門配天府：箕門為足太陰脾經，天府為手太陰肺經，兩經為手足太陰同名經且陰陽相對應。部位相類似，故可對應之。

十九、勞宮配湧泉：勞宮在手厥陰心包經上屬心之相火，湧泉屬足少陰腎經屬水，功效上水火相濟，在部位上都在掌上，屬手掌與腳掌結構類似之配穴對應法。

二十、梁丘配天井：梁丘屬足陽明胃經，為髕骨外上緣上二寸凹陷處，天井屬手少陽三焦經合穴，尺骨鷹嘴上方屈肘時呈凹陷處，屬手足順對原則中間關節之對應。

二十一、上巨虛配支溝：此兩穴屬手足順對上之部位相對應。（上巨虛為足陽明胃經下合穴）。

二十二、下巨虛配外關：下巨虛屬足陽明胃經，但卻為手太陽小腸經的下合穴，外關為手少陽三焦經之絡穴，此兩穴之配穴合乎手足順對部位相類似之對應。

二十三、足五里配扶突：足五里屬足厥陰肝經，扶突屬手陽明大腸經，五臟別通中肝與大腸通，故相配呼應。

二十四、手三里配足三里：手三里屬手陽明大腸經，位於肘稍下方，足三里屬足陽明胃經，位於脛骨頭橫突旁開一寸，部位相類似，且手足三里亦屬同名經，故相對應。

二十五、大陵配太谿透崑崙：大陵屬手厥陰心包經屬相火，太谿屬足少陰腎經與崑崙為足太陽膀胱經屬水，且腎與膀胱經相表裡，心與腎及膀胱功能上常需水火相濟，在部位上屬手足順對之相對應。

二十六、子宮（歸來向內旁開一寸）配天鼎：子宮屬經外奇穴，在歸來旁一寸，歸來屬足陽明胃經，主治睪丸炎，子宮內膜炎，天鼎為手陽明大腸經，兩穴屬手足陽明同名經，且大腸與子宮皆在腹下部，故常互相呼應可增強療效。

對應配穴功效非凡，常可一針見效立起沉痾，扁鵲善於使用，是故

有扁鵲神鍼之封號，如吾人能充分發揮前人用針之經驗，將亦可向神鍼之路邁進。

五、其他經穴的對應

一、公孫對魚際： 公孫屬足太陰脾經，魚際屬手太陰肺經，兩穴皆屬太陰之手足同名經，故任何一穴發生疼痛時，皆可應用另一穴相對應，以部位言之，其結構甚為類似，亦合乎對應之原則。

二、神門對太谿： 神門屬手少陰心經在腕的陰面，太谿屬足少陰腎經在足踝之內側，此兩穴部位甚為類似，在經絡的關係上，又為太陰手足同名經，凡有痛症，可彼此對應解之。

三、解谿對陽谿： 解谿屬足陽明胃經穴，陽谿屬手陽明大腸經之經穴，為同名經，且部位與結構相類似，合乎對應法則即可對應。

四、陷谷對合谷： 陷谷屬足陽明胃經，合谷屬手陽明大腸經，兩穴皆為手足同名經，合乎通經配穴原則，故可對應。

五、臨泣對中渚： 臨泣有二，此中所指為足少陽膽經之足臨泣，中渚為手少陽三焦經，兩穴同屬少陽手足同名經，合乎通經配穴原則，故互相治之。

其他對應型式歸納

人體的結構本就複雜，為了因應人體結構出現了疾病，尤其是在痠痛症發生時，必須應用平衡與疏導的動作去解除或減緩，使其趨於正常而達到機體致中和的目的，於是人們發現了諸多對應法，譬如全息律的對應，胸前交叉的對應，垂直力學的對應，上下的對應，前後的對應，側身軀幹的對應，只要合乎部位上、結構上、組織上、功能上相類似，可以作為平衡或疏導作用的，都可以取用之於對應，正經中手足同名經

的對應，表裡經的對應，五臟別通的對應，甚至易經中八卦相盪法的對應，依然可應用於對應上，不過，對應的原則是越簡單、越容易記、越用得上功效為最好，如果要花費甚多的時間去瞭解、去記憶、再去使用，那可就不必了，畢竟針灸雖學問甚多，但只求人人能用最好，沒有必要在「玄」字上下功夫，這是作者的看法。

　　對應針法的開宗明義裡即已述及：「它是一種取穴簡單，不以痛處為腧，不必死記經絡，卻又效果卓著的針法。」雖然它是取穴簡單、不必死記經絡，只取部位對部位的針法，但這句話並不表示完全否認了經絡的重要性，它還是含蓋了正經經絡的對應，如以上所述即是，所以對應針法在使用時是綜合取用，凡是合乎對應原則及對應原理的針法都被融入其中。

　　現在吾人把它歸納舉例，這樣就更能明瞭對應針法的真諦了。

（一）**全息律的對應**：如董氏奇穴的腕順一及腕順二穴，這兩穴就好比一個人的腰髖及大腿部，因為一隻掌有五隻手指，中指類比一個人的脊椎，食指及無名指類比一個人的兩隻手，而大拇指及尾指則似一個人的兩隻大小腿，魚際如肚腹，而尾指掌的月丘部則是腰髖及大腿。腕順一、二穴好比對應全息的掌髖。腕順一、二穴，其所以能治腰髖腿疾的原因應與掌的全息律有關。

（二）**胸前交叉的對應**：在扁鵲神鍼中曾有雲門對沖門的記載，若此胸前交叉對應的方式成立，則維道配中府的方式也應被納入此法中。

（三）**垂直力學的對應**：胸乳頭疼痛可對應足三里，這是胸前對應的舉例，背部兩肩胛骨中段天宗穴的疼痛，可用小腿後的承山穴去對應，這是人體後面垂直力學的舉例。

（四）**側身軀幹的對應**：這類似手足順對的方式，臂臑對風市，郄門對承山，陽谿配商丘，少海配曲泉等都是。

（五）**前後的對應**：如任脈對督脈，神闕對命門，承漿應風府，啞門應人中，中極應白環腧。

（六）**同名經的對應**：此是交經繆刺法，亦是通經配穴法，如公孫對魚際，即是手足太陰同名經的配穴對應方式，其他如神門對太谿、解谿對陽谿、陷谷對合谷、臨泣對中渚、太白配太淵、箕門配天府、勞宮配湧泉等皆是。

（七）**表裡經的對應**：如支正配陽輔、尺澤應曲池、神門應後谿、照海應崑崙。

（八）**五臟別通意理的對應**：如風門應列缺，乃是是肺與膀胱通，合谷應太沖是肝與大腸通，尺澤配委中是肺與膀胱通，足五里配扶突也是肝與大腸通。

（九）**八卦相盪法之對應**：此即孔子在易繫詞傳中所說的「八卦相盪，剛柔相摩」主要的意義也是在於運用對應針刺使病位做一有利的平衡與疏導，如以痛點為下卦，選吉卦配為上卦，在卦配妥後，上卦相當於經絡取適當之穴位下針，如公孫處疼痛取魚際下針，神門疼痛取太谿下針等即是。

（十）**腧募穴式的對應**：募穴最適宜治病久疾，腧穴除適於內臟本身疾患外，更適合與內臟有關的其他各部疾患。募穴是位於胸腹部的一些特定穴位與臟腑所在部位相近。取募穴可以興奮臟腑的功能。腧穴位於背部離正中線一寸半膀胱經所屬之處，大約是人體交感神經結的位置，取腧穴可以促進臟腑活動所需的氣血。故兩者常相互配用。

臟腑腧募穴表如下：

臟腑	腧	募
肺	肺腧	中府
心包	厥陰腧	膻中
心	心腧	巨闕
肝	肝腧	期門
膽	膽腧	日月
脾	脾腧	章門
胃	胃腧	中脘
三焦	三焦腧	石門

腎	腎腧	京門
大腸	大腸腧	天樞
小腸	小腸腧	關元
膀胱	膀胱腧	中極

靈樞其他對應針法取穴原則，除作者發現者外，所知者已如上例所述。

六、對應針法概論

「對應針法」為二十一世紀之另類針法，它沒有特殊經絡可循，也沒有一定之穴位，卻又易學易懂的針法，「對應針法」最重要的原則是：不以痛處為輸，以大約相等的部位去對應進行針刺即可立即達到治病效果的針灸醫學，尤其在治療痠痛上和有關筋病及軟組織方面更是獨樹一格。對應針法是是把對應力學及人體自然的平衡力學與垂直力學、交叉力學等拿來綜合運用，用對等部位去對應患處，使原有不平衡的有機體趨於平衡即能達到預期治療效果的方法。這些對應部位相當於原痛處原有的組織形態，例如原有的痛處是肌肉，則對等部位的組織亦應是肌肉，原有的痛處是肌腱，則對等部位的組織亦是肌腱，如原有的痛處是韌帶，則對應部位也應是韌帶，如原有痛處是骨膜，則對應部位也應是骨膜，其他依此類推。但亦有不照此法則方式對應者，如正脊椎包括棘突或脊間韌帶的損傷痠痛，其對應的部位反在後頭部，鼠蹊部位的痠痛，有時確對應在肩鎖關節交接處，膝內側副韌帶的損傷反對應在內肘下的肌束及韌帶，故有時對應的法則要憑經驗的累積。這些法則概念的思維來自於人體的結構學、解剖生理學、生物全息律的觀念，而最原始的觀念則來自於黃帝內經，在《繆刺篇第六十三》，其中曾經提及，當病邪不按順序傳經時，常會在不是經脈循行的地方產生病位的堆積，

這些不是經脈所循行的地方,是屬於絡脈所在處,在絡脈的地方就不適用「經之所過,病之所治」的原則,如此時用經脈的觀念去治病,那麼治起病來當然效微了,此時就要發揮反向思考的能力,這種反向思考的能力,內經謂之「氣反」,既然人體的廣大面積中有經脈所未能經過的地方是針後經氣所未能到達的,那麼這些地方發生了病位應如何處理?《繆刺篇》中即言,病邪不順經傳者必傳之於絡,因絡遍佈全身,它連絡經脈,因此經脈所未經過者可找絡脈針之,《繆刺篇》又言,病邪傳入人體不以常態者,常在絡脈處產生病位的堆積,因此絡脈有病或經脈所未循行的地方就要找絡脈治療。由此可知,痠痛病若不在經脈所循行的路線,吾人就要反向思考繆刺的方法,因此用「對應」的方法則去治痠痛的邏輯於是由此產生,《繆刺篇》中又曾言及:「夫邪客大絡者,左注右,右注左,上下左右與經相干,而佈於四末,其氣無常處,不入於經俞,命曰繆刺。」故在治這種形態的病時則要「以左取右,以右取左」,或「左刺右,右刺左」這樣疾病才能治好,《官鍼第七》有言:「……巨刺者,左取右,右取左」,故巨刺就是左病刺右,右病刺左的交叉針刺法,這樣的刺法類比「交經繆刺」,在其他篇章中尚有許多反向思考的治法,《靈樞·終始第九》:「病在上者下取之;病在下者高取之;病在頭者取之足;病在腰者取之膕。」,用這種思維去用在治療痠痛的疾病上就變成了另一種邏輯「左有病,而右畔取,頭有病則腳上針」了,這在〈標幽賦〉裡曾經提及,總歸就是取其平衡的概念。病在上,取之下,病在下,取之上,這是垂直力學的對應觀念,左手有病,針在右腳,這是交經繆刺的概念,後脖子的僵硬,可鬆解下腹腔的筋膜,這是人體前後上下交叉的對應,腰薦椎肌肉的緊繃,可鬆解前面腹腔內裡的筋膜,總之,人體到處是一個力學對應的綜合體,處處都可以找到對應點,用對應平衡了有機體,自然能使有機體致中和而無病。古人在用正經正穴無效時發現了阿是穴,這表示有些疾病正經發揮不了功用,古人在針刺的同時也發現有許多可以互相呼應的對應穴,那就是古人載於針經中的「相應諸穴」,這就證明,在古人針刺的經驗裡早就有了對應的思維,只礙於我們的老祖宗沒有現代那麼發達的生理解剖學等

等的概念，故只知其果不知其因，但既然已有記載，就表示了前人也有同樣的問題，所以才會有對應的觀念或思維，現代吾人把老祖宗的智慧再加以歸納演繹發揮，再經無數次人體實驗的累積，終於找出了答案，而形成了今天的「對應針法」，此針法得來不易，盼此針法能在痠痛上發揮其治病的功能，以彌補他法之不足，作者更期望不久的將來，「對應針法」能在二十一世紀之中，建立偉功，開出一朵燦爛的奇葩。

七、對應針法原理的思維

　　自從人體的奧祕逐漸被發現之後，醫學家也利用細胞膜的學說發展成一套「全息律」的理論，認為人體確實能經由某些個特定位置代表一個人的縮影，從該縮影的變化就能診斷並治療全身各部位的疾病，例如耳朵、眼睛、五官面相、頭皮、手掌、腳底，甚至於舌頭、肚臍、第二掌骨等等都參與診療的行列。針灸的方式有很多種，可以用十二正經取穴的方法，也可以用阿是穴，也可以用經外奇穴，也可以用董氏奇穴，微針、莽針、眼針、腕踝針、手針、頭皮針、耳針等亦參與其中，針灸治病可以用肌肉、肌腱、韌帶、骨膜的解剖位置疼痛反射區去治，也可以用全息律。根據內經的敘述，吾人進行針刺時也可以用「對應」的方式去治療，因為對應的方法其實也就是利用全息律原理應用的一部分。

　　以中國傳統醫學的治病原則來說，皆是不離四診、八綱的辨證原則，去做已病的人體機體陰陽、表裡、寒熱、虛實的調和，使之趨於平衡以達「致中和」的目的，這個「致中和」的意義就是讓不正常的人體機能，運用中庸王道自然的方法調整成；使之順乎自然，亦即是陰平陽祕的原則。內經所言：「……高者抑之，低者平之，實者泄之，虛者補之，寒者熱之，熱者寒之……」就是這個意思。針灸是治病重要方法之一，其治病原則當然也包括著使機體陰平陽祕的意義。「對應」也就是調整機體──痛閾使之平衡，而達到疼痛消失的目的。

內經有言：「以左治右，以右治左」，「交經繆刺，左有病而右畔取」，「病在上，取之下，病之下，取之上」，「高者抑之，下者舉之」……，內中話語，句句都隱藏者對應的思維，雖然內經未明言如何對法及何穴對何穴？何部位對何部位？但原則性的指導方針已經敘述了，後人根據此項原則實踐於臨床，終於累積了相當多的「對應」經驗穴，終於有了古人相應諸穴的記載收錄於針經中。

針灸的方式既然可以以對應的方式出現，但可以對應的理論是什麼？則尚未被後人明確的提出，作者有鑑於此，茲僅就臨床心得提出個人認為可以應用對應的思維，以就教於諸針灸臨床家；

（一）頭皮針為焦順發氏所發現，他認為募穴是臟腑經氣聚募的地方，十二臟腑在胸腹部各有一個募穴，而大多數募穴並非本經的穴位，但卻是治療其相應之內臟疾病要穴，因這些募穴都分佈在臟腑對應的鄰近部位，如胃的募穴是中脘穴，中脘屬任脈而非胃本經之穴，但以解剖來講，中脘直下正好是胃，又如大腸的募穴是天樞，天樞在胃經之上，並非大腸經之穴，但它卻正好於大腸相對應的位置，其他心包的募穴在任脈的膻中，心的募穴在任脈的巨闕，脾的募穴在肝經的章門，腎的募穴在膽經的京門……等也都是如此。焦氏由此悟出，既然各個臟腑的募穴都在其臟腑的相對應的體表部位，那麼腦部有了病變，其治療腦部病變的穴位也應在腦的相應頭皮部位方是，募穴可以對應其相應的臟腑，頭皮當然也可以對應其相應的大腦皮質功能，那麼推想可知手與手，腳對腳，肘與膝，腕對踝，肘窩對膝膕，肘背對膝蓋，指關節對指關節，手指關節對腳趾關節，手背對腳背，腳跟對手掌跟，肩關節對大腿股骨關節，後頭部的百會到腦戶對應一個人的脊椎，肌肉可以對應肌肉，肌腱則對應肌腱，韌帶對韌帶骨膜對骨膜……等等，它們也可對應，因為它們的對應也有一定的規則，有結構上的意義，也帶有全息律的涵義，以這樣的對應的方式去治療痠痛麻症上理論當然也可以成立。

（二）根據解剖生理學，人體的骨骼、肌肉、肌腱、韌帶、神經、血管、淋巴的分佈約呈左右對稱分佈的，以骨骼來說，從頭部矢狀縫起，是左右兩片頭蓋骨的聯合，以下兩根鎖骨，兩片肩胛骨，兩側胸肋

由胸骨柄結合，左右兩隻手與雙腳，骨盆腔的恥骨聯合，人體的器官從上到下有的也是左右對稱，如左右大小腦半球、左右兩隻眼睛、兩隻耳朵、兩個鼻孔、兩個額竇、兩個篩竇、兩個頸竇、兩片肺葉、兩個腎臟、兩條輸尿管、兩條輸精管、兩個卵巢、兩粒睪丸、兩隻手、兩隻腳，都是對稱分佈的，雖然有些臟腑只呈單一器官的分佈，如心、肝、脾、胰、膽、胃、小腸、大腸、膀胱、子宮等，但從陰陽五行及臟象學說來看，它們之間是互有表裡關係，互有密切聯繫的，是故這些呈單一分佈的臟腑也有陰陽對稱及相生、相剋、相乘、相侮互為平衡的關係，如大腸有病可找其司開闔的表裡臟「肺」，反之，有些便祕的疾病要用提壺揭蓋法方癒，心火有餘，要利其小腸（心與小腸相表裡），唇乾舌燥口臭（上焦），要調其腸胃（中下焦）。五臟六腑之間又有相生、相剋、相乘、相侮的關係，如肝木剋脾土，故肝有病時，胃腸常常會出現異常狀況，故在急性期時「見肝之病必先實其脾土」，又脾土可以生肺金，脾主運化吸收，當脾運化功能不足時，營養物質欠缺來源，於是久而久之就影響了肺主呼吸的功能，於是胸陽不振，呼吸短悶氣憋，此時調其脾之吸收功能，呼吸短悶之病可癒，氣喘或鼻過敏兼脾虛便溏者要用六君子等湯加減便是，心有病會影響到大腦皮質功能的不協調，心悸、恐慌、焦慮、不安、眠淺、不易入睡，這時要養心安神才能益腦，如天王補心丹可以治心腦之病即是，損其心者調其榮衛，心病會累及其母臟「肝」，是故柴胡桂枝湯可調節自律神經失調的問題，損其肺者益其氣，如用補中益氣湯補益肺氣，但中醫所論的五臟六腑各個器官都有環環相扣的關係，不能以單一的器官看待，如用十全大補湯大補氣血，對一位氣血虛弱的人本為對症，但十全大補湯性溫，對脾濕便軟的人則有化燥的可能，因脾喜濕而惡燥，但對因脾太濕（大便經常多次而軟散）而造成運化不良，以致營養吸收不全，面色土黃，氣血不足之人，則應以十全大補湯加胃腸的藥以調之，那麼以上問題方可迎刃而解。從以上論點看，人體的骨骼支架、神經、血管、淋巴是左右對稱分佈的，而內臟器官的功能作用來說也是陰陽互為平衡的，故治單一器官臟腑的病時，絕不能以狹隘的視野去看待，譬如「眼病」，絕不能單從「眼

科」的思維去治所有眼科的病，畢竟「五臟六腑之精華皆上注於目」，眼睛與人體的五臟六腑具有密切的關係，故眼科的病有時還得從其他相關臟腑去調治，如乾眼症要滋腎養肝即是，五臟六腑有些器官雖呈單一分佈，但它們之間仍有表裡、陰陽的關係，有陰陽就能談到平衡，有平衡的概念才能進一步談到對應的思維，故對應的思維還需以機體平衡的概念做前提。

（三）關於對應，還可以應用經絡學說的平衡概念去解釋，編入十四經系以內的孔穴，叫做「經穴」。因為十二經脈都是左右對稱的，所以都是雙穴（一個穴名兩個穴位），任脈和督脈是單行，所以都是單穴（但是任督卻是前後對應），左右穴位對稱分佈而由任督去統率指揮，這對稱性就有了平衡，有了平衡的前提才能去做對應的動作。

經絡的起始與行進路線是有一定的法則，這個法則順乎自然，不可違逆。

經絡由肺經始而至肝經終，生生不息，如環無端。

手三陰經脈行於上胸及上肢內側，走向是：「從胸走手」。

手三陽經脈行於上肢外側及頭面部，走向是「從手走頭」。

足三陽經脈行於頭部，軀幹及下肢外側，走向是「從頭走足」。

足三陰經脈行於下肢內側及腹部和胸部，走向是「從足走腹」。

督脈起於尾骨下，行脊背後正中，經頭頂到達上唇，即行於身後正中。

任脈起會陰，行腹胸前正中，到達下唇，即行於身前正中。

黃帝內經《靈樞·木藏篇》云：「經脈者，所以行血氣而營陰陽，濡筋骨，利關節者也。」，《難經二十三難》曰：「經脈者，行血氣，通陰陽，而營於全身者也。」簡言之，經絡為人身血氣運行，所經過與聯絡之通路。

根據經絡學說的闡述，人體是個完整的有機體，各部組織，臟器之間，都有緊密的聯繫，而經絡則是人體內外、左右、上下、表裡的主要聯繫者，故《靈樞·海論篇》說：「夫十二經脈者，內屬於臟腑，外絡於肢節。」

　　經絡的分佈是左右對稱，又是人體內外、左右、上下、表裡的主要聯繫，所以要平衡左右、內外、上下、表裡的疾病，才有以左治右，上病下取，內病外治的方法，如頭有病則腳上針，是上病治下，肺有病治大腸的方法即是表裡病的代表，經絡必須維持暢通，否則經絡之中的一站阻塞了，接連著的各站都會瘀滯不通，瘀滯不通，疾病就跟著到來。

十二經脈之：（1）流注；（2）循行時刻；（3）前、中、後三路之循行路線；（4）經脈表裡關係表：

經線 傳行路線	手三陰	傳給	手三陽	傳給	足三陽	傳給	足三陰	
	由胸走手	➤➤	由手走頭	➤➤	由頭走足	➤➤	由足走腹胸	➤➤
前路	AM03～AM05 手太陰 肺經 寅	11穴	AM05～AM07 手陽明 太腸經 卯	20穴	AM07～AM09 足陽明 胃經 辰	45穴	AM09～AM11 足太陰 脾經 巳	21穴
後路	AM11～PM01 手少陰 心經 午	09穴	PM01～PM03 手太陽 小腸經 未	19穴	PM03～PM05 足太陽 膀胱經 申	67穴	PM05～PM07 足少陰 腎經 酉	27穴
中路	PM07～PM09 手厥陰 心包經 戌	09穴	PM09～PM11 手少陽 三焦經 亥	23穴	AM11～AM01 足少陽 膽經 子	44穴	AM01～AM03 足厥陰 肝經 丑	14穴

　　（四）代表著中國傳統醫學治病的理論有陰陽學說，認為任何事物都有陰陽，陰陽是代表一件事物的正反對立關係，或是一件物體的兩面，陰陽互為消長，獨陰不生孤陽不長，陽長則陰生，陰中有陽，陽中又有陰，它們之間有緊密的連繫的關係，舉例來說，這個世界有男人就有女人，若只有男人沒有了女人，或只有女人沒有男人，生活就會變得孤單無趣，如果世界中真的只有女人沒有男人，那麼這些女人也就不知

情欲為何物，反之亦然，還好上帝公平的創造了人類，讓人類中分佈著男人和女人，平均分佈著整個地球，於是男人愛女人，女人愛男人，互相傾慕互相依賴，於是有了情慾的世界，世界中人類的生活變得不孤單不無聊，生命有了意義，變得更多彩多姿。打從有人類開始，到底是先有女人？還是先有男人？雞生蛋還是蛋生雞？沒有人知道答案，卵子沒有精子的結合無法孕育成胎，女人跟女人做愛，或是男人跟男人做愛，雖然於維護人權上勉強說得通，但若從自然法則而言，因為他們之間，只有獨陰或孤陽，就好比只有正電或只有負電是永遠無法交集，陰陽得不到平衡，違反了自然的原則。男性的身體中存有女性的荷爾蒙，這是陽中有陰，反之，女性的身體中亦有男性的荷爾蒙，這是陰中有陽，萬事萬物的陰陽轉換皆是如此，「對應」也是利用這個原理，左邊病，針刺右邊，上面痛扎下面，陽面痛扎陰面，裡面痛扎外面，中間痛針兩旁……，其作用都是在於維持陰陽的平衡。這其中關係可以應用太極圖說明：

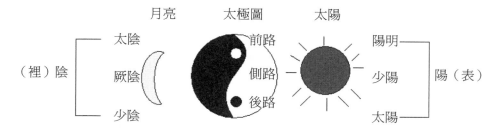

十二經絡的定位乃是根據陰陽學說而演變出來的：

人是一個小地球，人的生命的運轉都是根據著自然界的運行規律，違反了自然的法則，人的機體便開始發出不平衡的訊息，最後產生了病痛。

陰陽僅是代表一件事物的正反對立的關係，或是一件物體一體的兩面，例如人體的前面為陰，後面為陽，臟為陰，腑為陽……等，經絡學說中的手三陽手三陰，足三陽足三陰就是由陰陽學說的概念發展而來的。

（五）應用平衡的思維，吾人可以用針刺健側與患側相同部位的相應點使其痛閾值提高直至與患側痛閾值對等時，則原有患側的疼痛可以經由健側相對等部位的針刺刺激而由周邊神經經脊髓神經傳達到腦中樞時，由於腦內啡的增加使患側的痠痛痛閾被抵消，也就是說針刺健側平衡了患側的痛閾，吾人可由下圖之圖形來做說明；

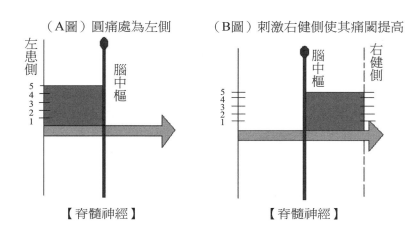

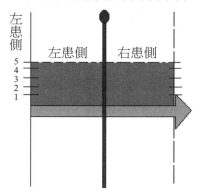

這種思維不是憑空捏造，舉例說明，左側腦中風，右側肢體發生不遂，車禍或腦部缺氧亦然引起對側的肢體半身不遂，除非車禍引起的全癱另當別論，是故對於左癱右患的病人應先扎健側為宜，這就是平衡的應用。

以上所論頗似Man和Chen所提出的雙閘門學說。

為使讀者更明瞭起見，以下附黃維三教授著的《針灸科學》內閘門學說的理論與神經傳導路線圖。

自從針灸麻醉試驗成功後，廣泛地引起全世界醫學界的重視，對於針灸所以能夠止痛，曾做多方面實驗與研究。1965年，Me-lzack和Wall氏提出閘門說，他們認為在脊髓內存在一種控制系統，這種控制系統能在神經突觸前對其來自皮膚的傳入感覺發生抑制作用，而這種抑制作用主要是脊髓後角II、III層內的膠狀質細胞，有如司閘作用的能力。

根據生理學，傳入神經接受體內外受納器的刺激而傳導達於中樞；傳出神經則將中樞的衝動傳導至其所支配的效應器。傳入神經的神經纖維有粗細及髓鞘厚薄之不同，大致分為A、B、C三類。纖維愈粗、髓鞘愈厚，其傳導速度愈快；纖維愈細、髓鞘愈薄其傳導速度愈慢。A型類纖維粗大而有髓鞘，B型類中等有髓鞘，C型類較細而無髓鞘。B類纖維為自主神經的節前纖維，A和C類的神經細胞位於脊髓，通過後根傳入後角，然後與脊髓後角灰質I、IV、V及VI層的神經細胞突觸相結合。大部分的痛覺是由C類細小神經纖維傳導的，非痛覺的信號則是由較粗的A和B類神經纖維所傳導。

所謂閘門說是認為傳入神經於接受刺激後發生衝動，因為較粗大的神經纖維傳遞較快，故先進入脊髓，激發存在於II、III層的膠狀質細胞，增強它興奮，進而對在於I、IV、V、VI層的神經細胞（T細胞）產生抑制作用，就像閘門一樣，關閉起來，使後來的刺激傳導到此不得其門而入，故不引起疼痛。反之，如果膠狀質細胞的興奮減弱，則像閘門開放，使刺激衝動容易傳導到I、IV、V、VI層的T細胞，因而引起突觸反應，將衝動傳入中樞神經，引起局部反應和疼痛。如附圖一所示。

有人研究，凡是穴位下面有髓鞘的粗神經纖維較其他非穴位部位多而集中，故認為當刺針時所引起的針感，極可能是由粗神經纖維所傳導的，因為粗神經纖維的活動可以抑制細神經纖維對痛覺的傳導，故有止痛的功能。

雙閘門說是1972年由Man與Chen二氏所提出的，他們認為上述閘門

說中的閘門開放與關閉，並非是孤立的作用，其關鍵不僅是在脊髓，而是受到中樞神經的影響。故針刺止痛作用，是由於各種不同的刺激所引起的衝動，透過脊髓的神經細胞整理後，再傳入中樞神經，最後經大腦綜合處理，然後對疼痛產生抑制作用。

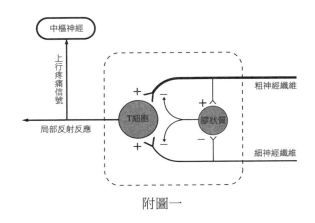

附圖一

（六）手腳為什麼可以交叉對應？這就是「交經繆刺」的思維。人類的肢體所以能夠平衡的前進或後退，是由周邊神經的衝動經由脊髓神經到大腦中樞神經去調控，當吾人行進中走路或跑步的時候，假如右腳在前，左腳一定是在後（因人不是雙腳同時跳躍的動物）而左手一定是往前擺，右手往後擺。為什麼要這樣做？因為要使動作能夠平衡，吾人曾否看過一個人走路時的動作是同手同腳的，如果有，那肯定是那位仁兄大腦內主管平衡的神經異常。一手一腳同前，另一手一腳同在後，其中一定是經由某種機轉才能進行這些種動作，「一手一腳在前」這意味著什麼？那就是意味著手腳要平衡，這個走路的慣性定律是不變的，這也意味著手跟腳的疾病是可以經由一定的機轉去對應的，這種對應的本能絕對是與生俱來，只是箇中道理尚未被科學家們以及醫學家們去實驗去證明而已。牛頓看到蘋果從樹上掉下來，發明了地心引力定律，試想每個人都會走路，走路很簡單吧！那麼吾人為什麼不可從走路當中去找出對應的原理！若對應原理從解剖生理學角度去看，手的神經是從頸部

分出的臂神經叢所支配，而腳的神經是來自腰薦神經所支配，若根據此種論點則手跟腳就談不上關係，因此，手對腳……等等的機理就不能單從狹隘的解剖機理去解釋，而應從最平常的走路手腳自然慣性平衡去思考。

（七）後頭部利用伏象的原理可以對應整個脊椎，頭皮針的「投影理論」（1960's方雲鵬氏所提出），說明大腦皮層功能可以定位於相應的頭皮，後頭部百會下至強間有矢狀縫，從強間處形成一個人字縫，矢狀縫將兩個頂骨分開，頂骨下為大腦半球，矢狀縫下為大腦縱裂，後頭部的矢狀縫像是頭後另一個人趴著的伏象的脊椎，人字縫下是枕骨，枕骨下是兩個小腦半球，人字縫即是伏象人之大腿下肢，至於腦戶則是伏象人類原有退化的尾骶骨部，而百會上下象徵後面伏象人的頭部，百會向後左右45度角扎下的兩根針，是後頭部趴著伏象人張開的兩隻手臂，當然這兩條手臂是從冠狀縫至百會仰躺的前一伏象人的兩條下肢，從這個角度看，吾人即可意會出百會至腦戶的這個部分可以對應一個人正後脊椎。脊髓神經穿過脊椎間孔從馬尾神經向上延伸入延髓、橋腦、中腦、間腦，這伸入腦幹的脊髓神經照方氏的說法，其功能應可透過小腦反射於後頭部，故後頭部從百會至腦戶可說是一個人脊椎的縮影，這個縮影即是脊椎的全息律，從百會上往下扎，（百會從實際臨床多年探索應有兩個，筆者暫定其名為上百會與下百會，上百會是矢狀縫與頂骨結節相交會處，也正好是前頂向後滑下碰到頭骨最低的部分，而下百會離上百會約1～1.5公分左右處有一個凹洞即是。可治療後正頸椎的痠痛症，百會到後頂可治療正胸椎的痠痛症，後頂至強間治療腰椎正中的痠痛，強間至腦戶治療腰薦椎的痠痛，而腦戶穴上針刺經過腦戶下卻是治療尾骶骨的痠痛，後頭部百會至腦戶可以對應脊椎各部，此等對應理論證之於臨床，確實行之有效，是歷代針書未曾提及而為作者所發現，持此提出。

綜上七點論述說明，對應的思維來源於內經歷代針灸家亦根據對應的思維而有「相應諸穴」之有效的經驗穴，可惜其理未進一步說明，因此作者再應用解剖生理學人體血管、神經、淋巴、骨骼、肌腱、韌帶的

分佈，以經絡，臟象、陰陽學來說明人體左右、上下、表裡、內外皆有平衡對立的關係，能有平衡的概念才能產生對應的思維，對應要在平衡的基礎下才能進行，人走路的慣性交叉平衡方式，亦可以產生手腳對應的思維。

　　針灸是治療痠痛麻症的良好方法之一，有泰半以上的痠痛麻症在尚未用藥之前即可立即發生療效，然而單憑正經正穴以及其諸多門派的針法，到目前為止療效尚未稱滿意，嚴格說來仍有諸多盲點存在，這些正經經絡達不到的盲點若能加上對應針法的適當運用，以及肌腱、神經、韌帶、肌肉起始點阻斷法，療效則會更佳，希望「對應」原理的思維能被廣泛應用於針灸臨床家，並對痠痛麻症的病患有所助益。

八、對應針法源起

　　以「對應」針法治病的思維針刺治病，首見於黃帝內經中，《黃帝內經》包括《靈樞》與《素問》，什麼叫做「內經」呢？按張介賓所著之張氏類經中之譯解，認為「內」者，性命之首，「經」者，載道之書也。把「內」、「經」合起來解釋就變成；內臟的疾病與外在經絡的關係、病源、預防及治法。因為『內經』對於人體疾病發生的原因及治法收錄記載甚詳，就如同一部六法全書，是傳統醫學的經典著作，故後人有關治病的原則都以『內經』為最高的遵循典範，「對應針法」的思維也是來自於內經。

　　《素問‧五常政大論》：「……氣反者，病在上，取之下；病在下，取之上；病在中，傍取之。」，這句話就在說明，治病的方法不一定要完全中規中矩，假如碰到氣反其常候時，治病的方法也要隨機應變，有必要時也應採取反治的方法，如病在上的巔頂頭痛，不一定要局部取穴百會、前頂、或四神聰，有時要用槓桿原理或用對應原理取穴於足下陷谷透湧泉，反會更有四兩撥千斤之效，如病在下面會陰部的痠

痛，也不一定要針會陰，反而要取穴在上面的百會更好，病在中間的脊椎，可以傍取華佗夾脊，不一定針阿是，這是指治病的原則碰到不容易治療的病，要採取變通的方法，不要一成不變，如板橋到臺北用開車較方便？還是騎機車呢？要看當時交通的狀況與氣候的變化而定，如果交通擁擠，天氣又熱，那不如搭捷運，治病就跟我們平常的生活起居一樣，有時很有規律，有時則不按牌理出牌，生病不按牌理出牌時，我們就要見招拆招靈機應變，「氣反」就是指生病不按其常候，也就是不按常理出牌的意思，張介賓在他所著的《張氏類經》裡註解得更為明白，他說：「氣反者，本在此而標在彼也。其病既反，其治亦宜反，故病在上，取之下。謂如陽病者治其陰。上壅者疏其下也。病在下，取之上。謂如陰病者，治其陽。下滯者宣其上也。或熨或按，而隨其所在也。」因為有此一反治之法，故接著的下一句即在說明碰到氣反時應如何治法，此下一句即：「治熱以寒，溫而行之，治寒以熱，涼而行之。治溫以清，冷而行之。治清以溫，熱而行之。」

　　病發生「氣反」時，可以反治，那麼把這個思維引用在針灸上當然也可以成立，所以把這一句：「氣反者，病在上，取之下，病在下，取之上，病在中，傍取之。」引用在痠痛症上對應的思維，就變成「對應」針法的另一種邏輯。新疆省有一位名叫陸明的中醫師還根據「氣反」臨證運用，歸納為十個方法，此十個方法即是：1、陰中求陽，陽中求陰2、上病治下3、下病治上4、中病旁治5、外病治內6、內病治外7、臟病治腑8、腑病治臟9、左病治右，右病治左10、此病治彼，彼病治此。

　　《繆刺論篇第六十三》，對於左病刺右，右病刺左的「繆刺法」更有詳盡的說明，在該篇裡面還介紹出邪客於經的「巨刺法」，邪客於絡的「繆刺法」。

　　為什麼正經那麼多方法不去使用？而偏要用「繆刺」法呢？

　　岐伯對曰：「夫邪之客於形也，必先舍於皮毛，留而不去，入舍於孫脈，留而不去，入舍於絡脈，留而不去，入舍於經脈，內連五臟，散

於腸胃，陰陽俱感，五臟乃傷，此邪之從皮毛而入，極於五臟之次也。如此則治其經焉。今邪客於皮毛，入舍於孫絡，留而不去，閉塞不通，不得入於經，流溢於大絡，而生奇病也。夫邪客大絡者，左注右，右注左，上下左右與經相干，而佈於四末，其氣無常處，不入於經俞，命曰繆刺。」

這一段指明了繆刺是在治奇病用的，把它用在治奇奇怪怪的痠痛，有時就要用到繆刺，正經有時就不如「繆刺」。

帝曰：「願聞繆刺，以左取右，以右取左，奈何？其與巨刺何以別之？岐伯曰：「邪客於經，左盛則右病，右盛則左病，亦有移易（感受邪氣）者，左痛未已，而右脈先病，如此者，必巨刺之，必中其經，非絡脈也。故絡病者，其痛與經脈繆處，故命曰繆刺。」

這一段話更清楚說明了繆刺的針刺法，是以左取右，以右取左的，不過，唯一沒有交待明白的是；到底另外一邊指的是身體的那半邊？還是光手與腳的另外半邊？因為沒有清楚的說明這左或右的半邊是指何部？所以吾人就把這半邊的手和腳也包括進去了，這用在手腳對應時的繆刺時，是非常好用的對應針法。

從該段以下，約有十餘段字句，皆在言邪客於何絡，而應用何種繆刺法，直至「治諸經刺之，所過者不病，則繆刺之。」做了一個段落，這句話交待了凡治諸經有病的，應用直刺其經的巨刺法，不應用繆刺法；若是諸經循行所通過之處不病，是邪氣未客於經而客於絡，此則應用繆刺法，也就是說這句話提示了當正經不通過病所時，是對應針法所適用的時機。

在《靈樞‧終始篇第九》有言：「病在上者下取之；病在下者高取之；病在頭者取之足；病在腰者取之膕。」

這一段在說明循經遠刺的取穴原則，臨床上，這種取穴方法應用最廣，也都有顯著的療效，吾人若從另一角度看，把一個人從中間切成一

半，那麼在上面的頭正好對應最下面的腳，此時以腳治頭或以頭治腳就變成對應了。

《官鍼第七》言：「凡刺有九，以應九變。一曰俞刺，俞刺者，刺經榮俞臟俞也；二曰遠道刺，遠道刺者，病在下，取之下，刺腑俞也；三曰經刺，經刺者，刺大經之結絡經分也；四曰絡刺，絡刺者，刺小絡之血脈也；五曰分刺，分刺者，刺分肉之間也；六曰大瀉刺，大瀉刺者，刺大膿以鈹針也；七曰毛刺，毛刺者，刺浮痺皮膚也；八曰巨刺，左取右，右取左；九曰粹刺，粹刺，刺燔針則取痺也。」

《周痺第二十七》：「黃帝曰：『願聞眾痺。』岐伯對曰：『此各在其處，更發更止，更居更起，以右應左，以左應右，非能周也。更發更休也。』黃帝曰：『善。刺之奈何？』岐伯對曰：『刺此者，痛雖已止，必刺其處，勿令復起。』」

以上即是黃帝內經所載有關以右治左，以左治右之相關詞句，由這些詞句中，吾人得以演繹發揮，再根據近人所發現的全息律學說及解剖學的生理和人體力學，綜合歸納成為一套現代得以遵循的「對應針法」，講來應是有緣，後人研讀，豈不加珍惜哉！

九、對應針法的對應法則

「對應針法」的使用是有一定的法則的，按內經指示：「左病取右，右病治左，上病下治，下病治上，中病取旁，旁病取中，前病後治，後病取前。」這在實際臨床使用時的諸多病例都可證明，在標幽賦裡還說：「交經謬刺，左有病而右畔取，瀉絡遠針，頭有病而腳上針」，所以可以說對應針法是利用人體力學的互相對應關係而發展出來的針法不為過，如再嚴格講起來它還跟全息率及人體解剖學有關呢！

近人董景昌先生即擅用此法並把它發揮得淋漓盡致，其重要弟子楊維傑醫師曾把對應使用法則演繹歸納如下九法，其對研究對應針法者不

可不知，茲把原意不離主旨附錄於下：

1. **等高對應**：此意即是左邊有病取其健側相同部位施針之意，位置要等高，部位的組織亦要相同，如左手三里痠痛取右側的手三里治之即是。此法類似物理學說的共振理論。

2. **手足順對**：此即手與腳呈順向並列然後再施於對應的法則，以肘與膝為對應中心點後再接著對應其他的點，應用如下；肩對應髖，上臂對應大腿，肘對膝，下臂對應小腿，手對應腳，如髖有病取用肩中穴。

3. **手足逆對**：此即上肢與下肢呈逆向排列，發展成如下之對應，肩與足，上臂與小腿，肘與膝，下臂與大腿，手與髖，如支溝外關治大腿痠痛，腕順穴治髖部病。

4. **手軀順對法**：即上肢自然下垂與軀幹呈順相排列，如上臂與胸，肘與臍或腰，下臂與下腹，手與陰部，如手掌的大、小間穴治疝氣的毛病。

5. **手軀逆對法**：將上肢與下肢呈逆向排列，手包括腕與頭頸，下臂與胸背脘，肘與腰，上臂與下腹或腰，肩與陰部，如下臂的內關可治胸悶即是。

6. **足軀順對法**：將下肢與軀幹呈順相排列即成，如大腿與胸背脘，膝與臍腰，小腿與下腹腰臀，足與陰部，臨床上使用三通治心，門金治經痛，三陰交治婦科病等都是。

7. **足軀逆對法**：將下肢與軀幹呈逆向排列，即足與頭，如束骨治後項痛，踝與頸項，小腿與胸背脘，膝與臍腰，大腿與下腹腰，如陷谷治前頭痛。

8. **頭骶對應法**：如腦戶對應尾骶骨，頭部之百會治療脫肛。

9. **頭足對應**，此即天頂對地門，如湧泉治療頭頂痛。

　　交經與繆刺對使用對應針法的人不可不知，何謂交經？交經就是通經取穴法之意，人體的經絡是三陽三陰相通的，陽明通陽明，太陰通太陰，少陰通少陰，太陽通太陽，厥陰通厥陰，少陽通少陽，例如心腎之氣必須相交，故手少陰心與足少陰腎也必須相交。繆刺則是在外的邪氣

由孫絡入於大絡，因大絡之脈是相互交流的，故邪氣在大絡而隨病左右上下流溢，因而病氣於左卻出現於右，或病氣在右而出現於左，這個時候就要用到繆刺，所以才有左病治右、右病治左的針法。

　　人體還有大陰陽與小陰陽之分，故對應方法還有陰陽對應法，如下腹與腰臀對應，後上胸椎與前下腹部對應，一隻大腿的內外側為小陰陽，如若兩隻大腿合起來說，則大腿的外側與另一側的大腿內側為大陰陽，人體結構的肌肉有起止點，故肌肉的對應力學亦可拿來對應，人體亦有垂直力學存在，故垂直亦可對應。總之，對應的方法還有很多，有時還不按牌理出牌，臨症隨機變通應用方能靈活對應思路。

十、對應針法應用的時機

　　按內經所言：「左有病則右畔取」，意指左半邊身體有疾病的時候，可以用健側的右半邊來治左半邊的疾病，這個「半」字包含身體的一半在內，包括頭半邊，和該半邊的手與腳，同理「右有病則左畔取」當然也可以，例如右側腦幹中風則左半身不遂，左半身不遂為左邊是患側，神經感覺的傳導較慢，扎患側效果一定差，此時應先扎健側，因健側的感傳是正常的較敏感的，這就是應了左有病則右畔取的含義。經絡是相通的，左肩臂痿軟無力照一般扎法是以扎左側手後谿為優先，但為何左側後谿不扎，偏要扎右側的後谿？理由是因為扎右側的後谿，因左手沒有針故令患者左手抬起試針的效果較為方便，同時患者心裡因左手無針較無罣礙，可以大膽試針，這就是對應的好處，在此所要說明的是被對應處是健側，它可以是經絡，也可以不是經絡，但絕對不是阿是，對應的最高指導原則是不在原痛處下針而能使該疼痛立即痛止疼消的方法，是故對應針的方法是一個易記、易懂、易學、效果立即得以測試的好方法，古人說：「一針二灸三用藥」，要一針就能立即得知效果，算來對應針法要被包含其中。左肩臂抬舉無力，檢查若無痛點，針刺右腳

足中平、或條山穴常可使肩臂高舉，這是不同手腳的對應，是屬「交經繆刺」的一種，它是對應的一種應用，但這種對應法是以經絡去對應，內經所言的對應，並沒有明示用經絡還是用對等部位去對應，這就要後人去尋味去思考了，而作者所要強調的「對應」已超出了內經意含的對應法，而去用現代解剖生理學的角度，採用了一部分的生物全息律，用部位對部位、肌肉對肌肉、肌腱對肌腱、韌帶對韌帶、骨膜對骨膜……了，吾人應知內經所述的針經是十二正經及奇經八脈的內容，故其對應原理還是離不開傳統經絡的意含，故說作者所言之「對應」雖遵尋其原理，但法門已另屬新創，不再侷限於內經所述的框框。

　　「經之所過，病之所治」，經與經遍佈全身，但經歷代實際臨床，還是有諸多疾病針之不效者，最明顯最容易罹患的就是痠痛麻症、脊椎側彎、大關節退化等病，古人因正經之不足而有「阿是」穴之發現，直至現代還有結合中西醫學的小針刀被發明，董氏奇穴、頭皮針、脊椎矯正、疼痛反射區療法……等皆是在彌補正經療法之不足，之所以如此，說明內經所言的正經及奇經八脈對在治療痠痛麻症在內容上還尚待補充，對應針法就是在這種時空環境下被演繹發揮，如經絡所未經過的部位或經有所過但效還是達不到的地方如何調理？大腿有甚大的面積為經絡沒有經過，此處發生痠痛麻的病症要如何處理？傳統的肩三針、膝五針、踝三針，對肩、膝、踝發生的痠痛症真正的效果如何？以個人經驗來說確實很慢，此時就要用到對應針法或其他針法，吾人總不能再墨守成規泥古不化？還有手腕、腳踝、膝關節、指關節、韌帶、肩關節、脊椎……等等的損傷也甚多是針刺經絡療效所不能完全達到的，這時就要考慮其他方法，又有時病位發生在深層的部位傷科理筋手法不能達到，還有指節骨膜及小關節的疼痛等，這時除了正經之外，看時機加上對應，也許療效才能得到充分的發揮，究竟如何在適當的時機發揮？作者會在書中有關篇章案例中多所說明，畢竟，人是活生生的動物，世紀演變至現代隨著生活習性的改變，人類疾病不可能老是一成不變，因此，針法也就要跟著演變創新，疾病才會被人類所慢慢克服。

　　對應針法，不是經絡，也不是阿是，是別具風格的另一門針法，在

痠痛麻症上頗為適用，當傳統針法、傷科理筋手法及其他諸針法不能發揮療效時，就是對應針法適用的時機。

值得一提的是，任何針法都有其盲點存在，對應針法也是一樣不可能百分之百，碰到下述患者施術時，療效較差：

1、太過肥胖之人。2、體質虛弱多病之人。3、罹患重病之人。4、動過大手術之人。5、身體結構改變嚴重之人。6、年老關節退化之人。

十一、「對應針法」的穴位定名

「對應針法」本無一定之穴名，在應用時只取對等部位之對應，部位之對應在生理解剖上是什麼位置就對應什麼位置，譬如：發生病灶的位置是肌腱，則該對應的部位即是肌腱，如發生的部位是韌帶呢？則對應的部位即是韌帶，其餘依此類推，只有少數是例外。因此論起「對應針法」它應是既好學又易懂的，而且臨床上療效又好，一般有心人士都能在短期內應用發揮，話雖如此，但人體是一個複雜的機構，有諸多地方之可以對應，背後應有許多理論支持，如垂直力學、交叉力學、前後左右平衡、陰陽平衡、表裡平衡、內外平衡、上下平衡等等，是故有時又不能完全以部位對部位相對待，手跟腳在生理解剖學上是談不上關係，但在力學上是有互相牽引互相平衡的關係，當一腳走在前時它必定牽引著對側的胸大肌，此時就要另一側的手往前擺作為平衡，此時的胸大肌及另一腳就產生了力學的對應，人體若發生力學上的改變，身體結構就會跟著改變，結構改變就會發生對應點，於是「對應」使其結構平衡的療法於焉產生。

上一冊拙作出版之後，有些聰穎的讀者一看書中實體的內容，便能一目了然依樣畫葫蘆應用自如，但仍有些讀者不明其義，常如霧裡看花「霧煞煞」，有鑑於此，作者特在本書中將常用之對應位置做一初步之定位，以期讀者更能了然於心，相信在反覆瀏覽之後，定能熟能生巧，

運用自如。

　　本針法再怎麼說，也不過是眾多針法之一，雖不能含概全部，但總可以作為其他針法之參考，若取用在某些痠痛上常可當成主角，如何應用端看患者當時的狀況而做的辨證論治了，不過，假如作者提供的這套針法若能幫助罹患病痛的同胞渡過無邊的苦海，則你我的心都已勝造七級浮屠了。

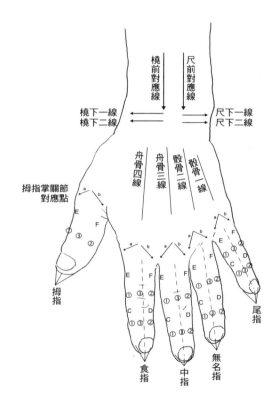

　　上面這張手背穴位圖，可以對應也可以直接扎阿是，本可以給予定位，但手指穴位太多，不易背頌，因此僅就常用又易背頌者定位如下：

　　【尺前對應線】：部位在尺骨頭前緣往上約3公分處。

　　【主治】：對面患側腳外踝前緣包括脛骨前肌及韌帶扭傷之後遺痠痛症。

　　【橈前對應線】：部位在橈骨頭內緣往上約3公分處開始下針至橈

骨內緣盡頭。

　　【主治】：對面患側內踝前緣扭傷之後遺痠痛症。

　　【尺下一線】：部位在尺骨頭之正下方為一線。

　　【主治】：對面患側腳外踝正下方扭傷之後遺痠痛症。

　　【尺下二線】：部位在尺骨頭之正下方約0.5公分處為二線。

　　【主治】：對面患側外踝正下方扭傷後遺較嚴重之痠痛症。

　　【橈下一線】：部位在橈骨頭之正下方為一線。

　　【主治】：對面患側內踝正下方扭傷後遺之痠痛症。

　　【橈下二線】：部位在橈骨頭之正下方約0.5公分處為二線。

　　【主治】：對面患側內踝正下方扭傷後遺較嚴重之痠痛症。

　　【骰骨一線】：部位在尾指掌骨正背面上。

　　【主治】：對面患側骰骨靠外側扭傷後遺之痠痛。

　　【骰骨二線】：部位在無名指掌骨正背面上。

　　【主治】：對面患側骰骨靠內側之扭傷後遺之痠痛。

　　【舟骨三線】：部位在中指掌骨背面上。

　　【主治】：對面患側腳舟骨靠外側扭傷後遺之痠痛。

　　【舟骨四線】：部位在食指掌骨正背面上。

　　【主治】：對面患側舟骨靠內側扭傷後遺之痠痛。

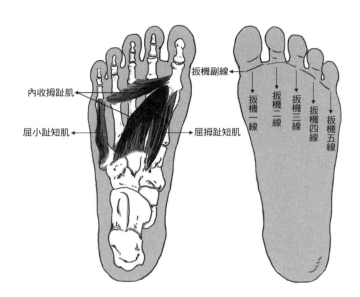

【扳機一線】：部位在腳底大拇趾蹠指關節下約0.5公分處沿骨扎下。

【主治】：對側手大拇趾長屈肌腱腱鞘炎。

【扳機副線】：部位在腳底大拇趾與蹠趾關節的接合處。

【主治】：對側手大拇趾長屈肌腱腱鞘炎。

【扳機二線】：部位在腳底次趾與蹠趾關節接合處下約0.5公分沿骨扎下。

【主治】：對側手二指屈指肌腱腱鞘炎。

【扳機三線】：部位在腳底中趾與蹠趾關節接合處下約0.5公分沿骨扎下。

【主治】：對側手中指屈指肌腱腱鞘炎。

【扳機四線】：部位在腳底無名趾與蹠趾關節接合處下約0.5公分沿骨扎下。

【主治】：對側手無名指屈指肌腱腱鞘炎。

【扳機五線】：部位在腳底尾趾與蹠趾關節接合處下約0.5公分沿骨扎下。

【主治】：對側手尾指屈指肌腱腱鞘炎。

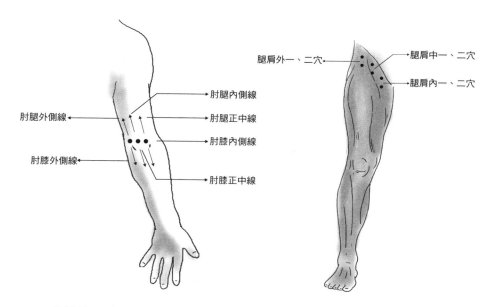

肘腿內側線
肘腿正中線
肘腿外側線
肘膝內側線
肘膝外側線
肘膝正中線

腿肩外一、二穴
腿肩中一、二穴
腿肩內一、二穴

　　【肘膝正中線】：部位在鷹嘴禿之骨面上。需從鷹嘴禿由上往下沿皮下骨膜上扎。

　　【主治】：對側膝臏骨及臏韌帶扭挫傷後遺之痠痛。

　　【肘膝內側線】：部位在鷹嘴禿與橈骨頭中間縫隙。

　　【主治】：對側膝內側膝臏骨與內側脛骨頭扭挫傷之痠痛。針從上往下扎，若針向鷹嘴禿處扎（相當於犢鼻）則治膝蓋內犢鼻穴內痠痛無力之蹲站。

　　【肘膝外側線】：部位在鷹嘴禿與尺骨頭連線中點之縫隙。

　　【主治】：對側膝外側膝臏骨與外側脛骨頭中間之扭傷痠痛。針從上往下扎，若針往鷹嘴禿處扎，則治膝外犢鼻穴內痠痛無力之蹲站。

　　【肘腿正中線】：部位在鷹嘴禿上正中。

　　【主治】：對側大腿與膝交接面其上正中肌肉（相當於股中間肌）之痠痛。

　　【肘腿內側線】：部位在鷹嘴禿上緣內側。

　　【主治】：對側大腿股骨與膝關節交接面其上內緣肌肉（相當於股內側肌）之痠痛。

【肘腿外側線】：部位在鷹嘴禿上緣外側。

【主治】：對側大腿股骨與膝關節交接面其上外緣肌肉之痠痛。

【腿肩一、二穴】：部位在大腿內側，約鼠蹊部下一寸是一穴，再下一寸是二穴。

【主治】：同側或對側肩關節內側之痠痛。

【腿肩中一、二穴】：部位在大腿正中最凸起的肌肉，鼠蹊部下一寸是一穴，再下一寸是二穴。

【主治】：同側或對側肩關節正中之痠痛。

【腿肩外一、二穴】：部位在大腿外側斜下處。

【主治】：同側或對側肩關節外側之痠痛。

注：三穴同扎可治同側或對側肩關節難以名狀之痠痛並喀喀作響的彈響肩。

彈響肩要配合前斜角肌及肩關節局部組織之理筋柔按。

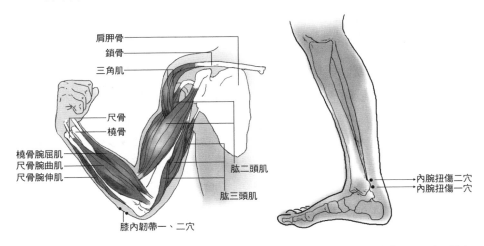

肩胛骨
鎖骨
三角肌
尺骨
橈骨
橈骨腕屈肌
尺骨腕曲肌
尺骨腕伸肌
肱二頭肌
肱三頭肌
膝內韌帶一、二穴
內腕扭傷二穴
內腕扭傷一穴

【膝內韌帶一穴】：部位在鷹嘴禿與肱骨頭內緣連線之正三角形上是一穴，此穴之下一寸是二穴。

【主治】：對側膝內側膝副韌帶之損傷痠痛。

【膝內韌帶二穴】：部位在膝內韌帶一穴之下方約寸許。

【主治】：對側膝內側膝副韌帶之損傷痠痛。

注：此兩穴皆在同一肌束上。使用時必需一、二穴同時扎之。

以下是橈骨陰面扭傷後遺症的處理方法：

【踝內腕扭傷一、二穴】：部位在平內踝尖線上，脛骨後邊緣是穴，其上一寸是二穴。

【主治】：二穴合用可治對側腕陰面靠橈側部位之扭傷。

注：內腕陰面扭傷若部位越上，則對應的部位要往上移。

十二、對應針法新穴發表

在臨床治療傷科疾病當中，發現位於肱骨外上髁下方的肌腱疼痛，以及腓脛骨斜上方區塊的膝外側副韌帶損傷，還有俗稱媽媽手的疼痛求診患者人數眾多，因此從眾多病例實踐中摸索，發現用腓下一、二穴及肘上一、二穴為治療上述痠痛形態的對應點，為行之有效的對應新穴，茲將穴位定名，並發表之。

【腓下一、二穴】：位於腓骨頭下約寸許的地方是為腓下一穴，腓下一穴再下一寸為腓下二穴，此兩穴皆在腓骨長肌上，二穴同取主治對側肱骨外上髁下方橈側伸腕長短肌肌群之痠痛。其所顯示之明確部位如下頁左圖所示。

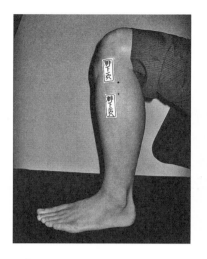
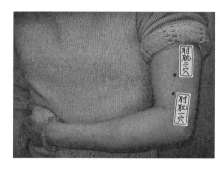

【肘肌一、二穴】：部位在肱骨外上髁上方，其上一寸為肘肌一穴，肘肌一穴再上一寸為肘肌二穴，此兩穴皆在肘肌之上，二穴同用可治對側腳腓脛骨斜上方膝外副韌帶之扭傷。示意圖如上右圖：

【內踝尖點】：即脛骨內下髁，為脛骨凸突起之部分，主治對側橈骨徑禿的扭傷（俗稱媽媽手）（此處稱點不稱穴，因穴乃是凹陷之處）。不必示圖。

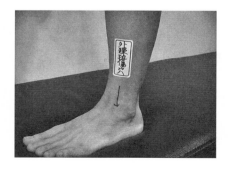
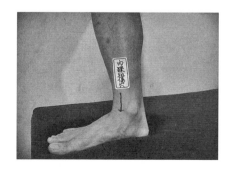

【外踝扭傷穴】：部位在外踝前緣盡骨頭內，針由上往下沿骨膜表面扎，針至外踝前緣盡頭，位置恰與舟狀骨的交接面上。

【主治】：（1）肱二頭肌長短腱出孔處之扭傷（相當於喙肱韌

帶）。（2）對側外腕關節側面當尺骨盡頭之扭傷。

　　【內踝扭傷穴】：部位在內踝前緣盡骨頭內，針由上往下沿骨膜表面扎，針至內踝前緣盡頭，位置恰與舟狀骨的交接面上。

　　【主治】：（1）對側喙肱韌帶之扭傷。（2）對側大拇指陽谿穴處腕關節之扭傷。

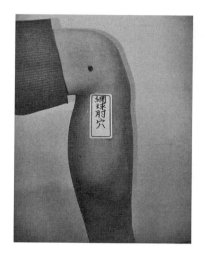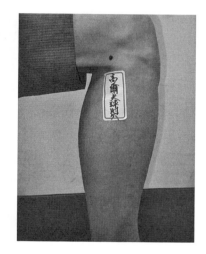

　　【網球肘穴】：部位在股骨與脛骨交接處的陰面上。針向兩骨交接面連線中點內緣沿骨膜直刺至有針感為止，肥胖者針兩寸，瘦者一寸半的深度。

　　【主治】：對側肱骨外上髁炎及其周圍軟組織發炎疼痛。

　　【高爾夫球肘穴】：部位在股骨與脛骨交接處的陽面上。

　　【主治】：對側肱骨內上髁炎及其周圍軟組織發炎疼痛。

　　【踝腕扭傷穴】：部位在外踝斜前下方，為腓骨、距骨、骰骨所形成的骨竇，有腓前神經通過，類似丘墟穴。主治對側腕外側及對側外踝相等部位莫可名狀的扭傷等。

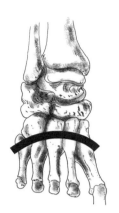

骨寶

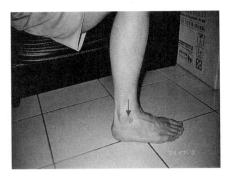

踝腕扭傷穴

十三、頭皮針的介紹及臨床治驗心得

　　頭皮針為近代人所發明，是被常用於針刺治療疾病的諸多方法之一，因頭皮針有其一定的治療功用，故除廣泛用於治療感傳、知覺、運動傳導上的障礙外，也被應用於治療身體部分瘀痛痲症的對應中，由於頭皮針透過一定的針刺作用能調整大腦皮質的功能，而使頭皮針的功能得到一定的發揮，故它對針灸的治療領域有一定的貢獻誠屬功不可沒，故作者在此有必要做一定的闡述，同時也有必要將臨床實際運用有效之經驗，訴諸於世人，讓有心的人士參考使用。

　　頭皮針，顧名思義即是在頭皮有長頭髮的部位上進行針刺的治療方法。在頭皮上針刺，雖可以治療全身各種疾病，然頭皮針另有其特殊功能，尤其是對腦源性的疾病所引起的運動障礙及感覺障礙，以及神經性的痲痺與疼痛，諸如中風、腦炎、顏痲、及小兒痲痺等後遺症更不可缺少，因它的療效經諸多針灸臨床家實驗，確實優於其他任何針刺療法，作者還在諸多臨床實踐中發現後頭部百會至腦戶區的全息律，可以治療惱人的背脊正中疼痛，這種明顯的治療效果，對傷科瘀痛症的患者助益

良多，這樣速效的針法是一般針法所不及的，談起頭皮針的沿起至今，共分為五個學派：

1. 1960年方雲鵬氏提出「投影理論」學派，即大腦皮層功能定位投影在頭皮的部位，針刺這些部位，可以治療其相應肢體的疾病。其主要刺激區有伏象、伏臟、倒象、倒臟及21個點。

2. 1970年焦順發氏根據募穴的原理，提出「近距離取穴理論」，共有16個刺激區，強調「三快手法」，即進針快、撚針快、出針快。其理論與方式與「投影理論」的立意是一樣的。

3. 1984年，陳克彥氏領導的研究組，根據大腦皮層功能定位理論及傳統經絡學說，提出「頭皮針穴名國際標準方案」，以傳統經絡學說的穴位為定點，訂了16條治療線，獲得西太平洋地區世界衛生組織接納。

4. 1989年，朱明清氏出版《朱氏頭皮針》，強調治療區不只是一條線，而是一個區帶，他根據傳統經絡學說，及標本、氣街、四海、十二皮部等學說，以說明頭部刺激區與全身各部位都有密切的關係，因此能治療全身的各種疾病。

5. 1996年，戴吉雄氏利用真實人頭的電生理實驗、動物實驗及臨床實驗，終於在1996年發現了頭皮針感傳入腦的重要途徑，與刺激分佈的規則，若按此規則取穴，必可獲得較好的療效。

　　作者所應用的頭皮針是習自於戴吉雄博士，後經諸多臨床實際驗證的累積，除了證明頭皮針確有特殊的療效之外，還發現後頭部的伏象對於目前惱人的脊椎正中各段的痠痛，以及手足麻木無力和肩背臂的緊繃等病可經由此一伏象所代表的全息律而輕易的取得滿意的療效，大大的解決了目前傷科界所最易碰到的瓶頸，此一伏象，雖諸家提及，但定位並未明確，作者根據此一伏象給予明確定位，並積極進行臨床真人的實驗，證明的確有全息律存在，而且療效特好，算是作者帶給人類小小的貢獻。

頭皮針既然有其特殊的功能，又能在傷科上取用於痠痛麻無力的對應，而且效果立竿見影，故要真正做好一位能治病的醫師，學好頭皮針是有絕對的必要性。

頭皮針有以下的優點，是有些針法所不及的，簡單述諸於下：

A. 頭皮針的療效好，明顯、迅速、安全，穴位簡單，原理易懂，學習簡便。

B. 對於腦源性的疾病，如中風偏癱、感覺異常及神經系統功能異常者，尤其是腦神經障礙的疾病：如自律神經失調、失眠等症，療效優於體針，這是因為頭皮針與體針的神經傳導路徑有明顯的不同。

體針與頭皮針如何不同呢？因為頭皮針能直接刺激作用於中樞神經➡而後脊椎神經➡再傳四肢外周神經，此種傳導路徑稱為中樞感傳（感傳時間短），感應較強。

而傳統體針是刺激四肢及外周神經➡脊椎神經➡中樞神經➡脊椎神經➡四肢外周神經，為外周感傳，感傳時間較長。

C. 因頭皮針是在頭皮針進行針刺，接近中樞神經，能較強地傳導刺激致中樞神經，興奮脊髓前角細胞，以增強四肢肌力，比傳統針法效果快。

D. 頭皮針的刺激能較強地傳達到中樞神經，興奮脊髓前角細胞，而藥物療法則因有一些藥物不能通過腦屏障，故未能發揮療效。

因以上特殊優點，故學習頭皮針以增強針灸治病的適應範圍以及增強針灸治病的內容有其必要。

戴氏頭皮針的理論，認為（1）顱骨縫刺激區是相對較佳的刺激區。（2）顱骨縫間的骨膜是傳導針刺資訊的重要途徑之一。經過實驗認為針刺的信息是由顱骨縫的骨膜感傳入腦的，因此針刺的最佳部位是在顱骨縫接近大腦皮層功能定位區。

顱骨縫刺激區有：

1.【額縫區】：

【定位】：自囟會穴至印堂穴之連線為中線為3公分寬的帶區。

【主治】：精神情感、胸、心肺、頭、眼、鼻、口、咽、頸、癲癇。

2.【矢狀縫區】：

【定位】：自囟會至強間穴連線為中線3公分寬的帶區。

【主治】：前1/4，囟會至前頂穴，治中焦、上背、肝、膽、脾、胃、糖尿、震顫、血管、書寫等病症。

前2/4，前頂至百會穴，治下焦諸病，中風偏癱、下肢，上肢肩臂、少腹、生殖、泌尿、感覺異常等病症。

後3/4，百會至後頂穴，治頭頂痛、上背、腰等部位病症。

後1/4，後頂至強間穴，治腰背，坐骨神經痛、腰椎病、臀疾、目疾、視力、平衡異常等病症。

3.【冠狀縫區】：

【定位】：自囟會至懸釐穴之連線為中線的3公分寬的帶區。

【主治】：頸、肩、手、頭、面、口、舌、喉、唇、語言障礙、內臟等病症。

4.【人字縫區】：

【定位】：自強間至頭竅陰穴連線為中線之3公分寬的帶區。

【主治】：尾骨、臀、髖、下肢、平衡、視力等病症。

5.【顳縫區】：

【定位】：自懸釐至天衝穴連線為中線之3公分寬的帶區。

【主治】：前1/2，懸釐至率谷穴，治面、口、唇、舌、咽及語言障礙等症。

後1/2，自率谷至天衝穴，治耳聾、耳鳴、腰痛、味覺障礙、幻聽、美尼爾氏症、平衡障礙等病症。

事實上，除了顳骨縫區之外，大腦皮層功能定位尚有：

A.【運動區】：運動區上點在前後正中線中點後0.5公分處，下點在眉枕線和鬢角前緣相交處，兩點連線即是。

【主治】：（1）上1/5治療對側下肢癱瘓。（2）中2/5治療對側

上肢癱瘓。（3）下2/5治療對側面神經癱瘓，運動性失語，流口水，發音障礙。

B.【感覺區】：即運動區平衡後移1.5公分處。

【主治】：（1）上1/5治療對側腰腿痛、麻木、感覺異常及後頭痛，頸項痛和頭鳴。（2）中2/5治療對側上肢疼痛、麻木、感覺異常。（3）下2/5治療對側頭面部麻木、疼痛等。

C.【舞蹈震顫控制區】：運動區平行前移1.5公分。

【主治】：治療對側肢體不自主運動及震顫。

D.【血管舒縮區】：部位：舞蹈震顫控制區平行前移1.5公分。

【主治】：治療原發性高血壓及皮層性浮腫。

E.【暈聽區】：從耳尖直上1.5公外外，向前後各引2公分的水平線。

【主治】：治療同頭暈、耳鳴、內耳性眩暈、皮層性聽力障礙、幻聽等。此區與戴博士之顳縫區相同。

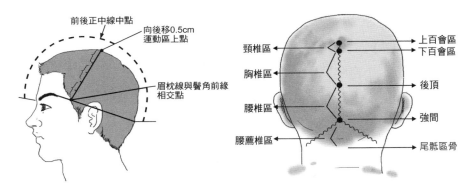

百會穴有兩個，按照使用頭皮針諸氏的說法，認為真正的百會穴應該在頭部頂骨結節與矢狀縫相交會的點上，這個點正好是前頂（頭的最高點）向後滑下碰到凹窩的地方為止，但實際上，這個凹窩的下方約1公分至1.5公分處又可以觸摸到另一個凹窩，作者認為那是下一個百會，如此而言百會便有兩個，一個是上百會，一個是下百會，但絕對不會在耳尖連線的中點，因耳尖連線的中點或再往後0.5公分，都與前頂

位置差不多，如果百會是在兩耳尖連線中點再往後0.5公分處，那麼前頂便會向前移至囟會，這就不合乎十二正經的取穴法，因此，前頂應是頭之最高頂，而百會是在前頂後寸半處，故百會以頭皮針的角度去看，應是頂骨結節與矢狀縫的連線上，每一個人的頭形不同，扁頭的人很多，因此頭皮上的經穴，要按各個頭的形狀去取，不能一概是正經所言的尺寸，上、下百會就是在這樣的環境下被發現的，當病位在前時，取上百會為主，當病位在頸項肩背後面時，則應取下百會為主，故下百會常被用在不明原因的頸項肩背僵硬原因即在於此。

從百會往後呈45度角分出兩條斜線，這兩條斜線代表頭皮前一個人仰躺的下肢，也可以代表後頭趴著人的兩個上肢，故針此區域可以治腳麻也可以治手麻也就是這個緣故。

冠狀縫區，以囟會為中點向左或向右扎，可以治療對側頸肩臂的痠麻無力感，也可治五隻手指的突然感傳失常，例如使不上力，不能拿筷子等的失用症，也可治按壓無痛點的手外腕扭傷，對於肩關節不利及喀喀作響，針刺得法有時也可以減輕。

人字縫對大腿的運用失常，如抬腿無力或某個姿勢不對勁等，屢試屢驗。

百會至腦戶這一段對脊椎的正中痠痛有良好的療效，其中上百會扎至下百會下可以治療後頸椎正中痠痛，百會至後頂的上段治療上胸椎，百會至後頂的下段治療下胸椎，後頂至強間治療腰椎正中的疾病，強間至腦戶治療腰薦椎，從腦戶上扎至腦戶下是治療尾骶骨痠痛的後遺症，從百會至腦戶每一段都對應著它所應對應的脊椎。繪圖如上。

顳縫區，即是暈聽區，從耳尖直上1.5公分處 剛好可以摸到一個凹陷，在此向前後各引2公分的水平線。主要治療同側頭暈、耳鳴、內耳性眩暈、皮層性聽力障礙、幻聽等。

除此之外，重要的區域尚有：

1. 【言語二區】：從頂骨結節引一與前後正中線之平行線，從頂骨結節沿該線向後2公分處往下引3公分處。

   【主治】：治療命名性失語等。

2. 【言語三區】：部位：暈聽區中點向後引4公分的水平線。

   【主治】：治療感覺性失語。

3. 【運用區】：頂骨結節向乳突中部引一直線和與該線夾角為40度的前後兩線，其長各3公分此三線即是。

   【主治】：治療失用症。如圖：

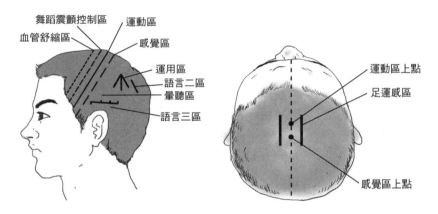

4. 【足運感區】：在感覺區上點後1公分處旁開前後正中線1公分，向前引3公分長的平行線。此區的找法，作者以為以前頂為中點，各旁開1公分，再向後引3公分的平行線，比較容易尋找。

   【主治】：治療對側腰腿痛、麻木、癱瘓，對於小兒夜尿、皮層性尿頻及排尿困難、皮層性尿失禁、脫肛療效亦佳。針刺雙側配生殖區治療急性膀胱引起的尿頻尿急，糖尿病引起的煩渴、多飲、多尿及陽痿、遺精。

5. 【視區】：腦戶旁開1公分，向上引4分分的平行線，主治皮層性視力障礙，白內障等。

6. 【平衡區】：腦戶旁開各3.5公分，向下引垂直4公分的平行線，約在風池穴稍內側。

   【主治】：小腦損害後引起的平衡障礙。

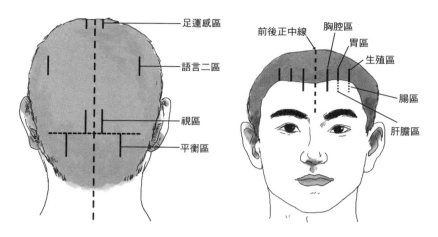

　　朱明清氏至吾師戴吉雄博士都認為有顱骨縫經過的地方都形成一個3公分的帶區，甚至連顱骨縫未經過的額旁一、二、三區也是一樣，而以作者的實際觀察先父的遺骨，及曾在臺北士林地區展示的人體奧妙展，認為顱骨縫雖成彎曲形狀，但縫的左右距離加起來，亦不致超過1.5公分的範圍，故認為1公分的帶區便已足夠，不必成為3公分的帶區，因為頭皮針的取穴猶如傳統正經的取穴一樣，「穴」還是範圍越小越好，取穴精準、不含糊，感傳的效果必定相對的增加。

1. 【額旁一區】：相當於胸腔區，目內眥直上入髮際2公分上往下引4公分的直線，

   【主治】：過敏性的哮喘、支氣管炎、心絞痛、風心痛。作者臨床認為此區對心慌、氣短、善太息，提不超氣都有效。

2. 【額旁二區】：相當於瞳孔直上入髮際2公分處，此入髮際2公分處為胃區，主治胃炎，胃、十二指腸潰瘍等引起的疼痛，若髮際下2公分處則為肝膽區。

   【主治】：肝膽疾病引起的疼痛。

3. 【額旁三區】：從額角向上引平行於前後正中線入髮際上2公分處為生殖區。

   【主治】：功能性子宮出血，治療急性膀胱炎引起的尿頻、尿

急，不過需配足運感區療效方佳。作者曾經治療數例皮層性大便失禁的病人，即以足運區配生殖區治癒，其中足運感區與督脈呈相反方向對刺，療效會更好。髮際以下2公分為腸區，治療下腹部疼痛。

這額旁一、二、三區相當於胸腔區、胃、肝膽區、生殖、腸區，並沒有顱骨縫經過，它們怎麼也能具有感傳的效能？原因是頭皮佈滿神經、血管，它們往後可以由冠狀縫骨膜，往前可經由眼部神經傳導入腦。在臨床上能產生一定的療效，故諸家皆給予採用。

臨床上經驗所要特別提及的是，在兩耳根連線與矢狀縫的交點，類似感覺區的上點，以此點為標準向左或向右橫刺，可治療大腿內側感傳上的疼痛，如屬筋之扭傷，則效果略差，針向百會後刺，可以益精明目，使眼睛一亮。頭皮針也有齊刺，橫刺、斜刺、對刺、揚刺、接續刺，端看針刺的目的為何，以上諸種刺法，內經亦有詳載。

至於頭皮針的刺法，作者以為因為要透過顱骨縫傳導，故針要在骨膜之上，要有沉緊得氣之感刺激量才夠，不可鬆軟，鬆軟則無氣，若甫一扎下則疼痛不堪，大部分是刺到血管，要速拔針另扎，其孔若有血出應立予壓迫止血，除非故意刺絡放血則另當別論。至於補瀉，究竟要「重提輕按」（瀉法），還是要「重按輕提」（補法），作者認為只要刺激夠、針法緊澀，平補平瀉即有效果。對於怕痛的人，可以以久留針取代提插或撚轉。

頭皮針確有其獨特的臨床效果，加上其他針法做適當的運用，可使療效大幅提高，因此，作者認為要做好真正的針灸臨床家，學好頭皮針，確有其必要性。

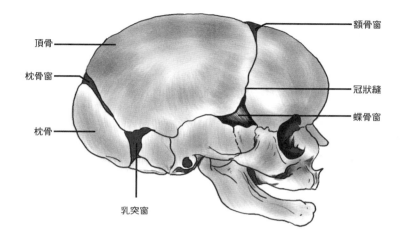

頂骨
枕骨窗
枕骨
乳突窗
額骨窗
冠狀縫
蝶骨窗

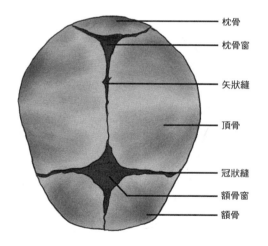

枕骨
枕骨窗
矢狀縫
頂骨
冠狀縫
額骨窗
額骨

十三、頭皮針的介紹及臨床治驗心得

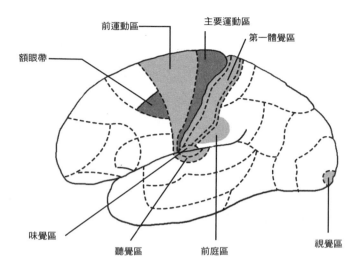

前運動區　主要運動區

第一體覺區

額眼帶

味覺區　　聽覺區　　前庭區　　視覺區

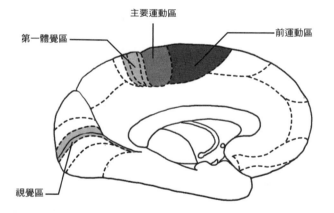

主要運動區

第一體覺區　　　　　　前運動區

視覺區

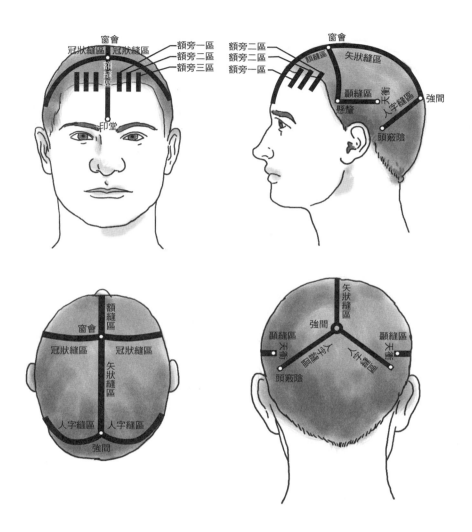

十四、針法在頭痛上的臨床應用

　　隨著經驗的累積，對於「頭痛」一症的針法又有了新的領悟，按取穴原則，針法本要穴少而精直中要害，切記不要散彈打鳥，這樣才不致於誤蹈因針多，反而使經氣可能因亂竄而抵消了本來治病的直接作用，因此這篇報告又將舊有的內容重新修補，再次提出臨床實驗較有效的針

法心得供諸社會人士，歡迎有興趣的讀者參考使用。

嚴格說起來，頭痛僅是痛症的一種，跟痠痛一症還是有所區別的，但為什還要在此提出？原因是頭痛一症臨床上經常碰到為頭痛經年所苦者不乏其人，故又不得不為此問題，提出用針法快速解決此病行之有效的方法。

中醫治療「頭痛」有別於西醫，絕大部分不採取頭痛治頭，而是採用相反的方向「頭痛治腳」的原則，這種方法在中醫來說叫做上病下取，類似槓桿原理的物理作用，同時頭痛一症也可用上下相對應的方法循經取穴或尋部位刺絡放血，必要時也可用經外奇穴。

現在將對一般性頭痛行之較有效的針法整理如下：

1. 前頭痛： 泛指前髮際與眉毛之間的前額痛，可扎解谿或陷谷，解谿穴屬陽明胃經可以對應前頭部，陷谷穴屬胃經俞穴也可治前額痛，雖然中醫所指的前額通常都指稱是陽明經，但事實上陽明經並不經過額的正中，而是過額的兩旁。前額有督脈、膀胱經經過，一部分的膽經如陽白穴也經過前額。

2. 偏頭痛： 指頭部的兩側，但臨床上的界別可分為沒有頭髮純肉的部分，與入髮際有頭髮的部分。

A. 不長頭髮純肉的部分，這個地方的偏頭痛還包括太陽穴的頭痛，此區域有手少陽三焦經及足陽明胃經通過，足少陽膽經也從耳前的聽會到達瞳子髎，此地區的頭痛，包括太陽穴的頭痛，都可以三焦經的中渚穴扎之（外關及液門僅做倒馬針備用），若中渚取穴精準，又能掌握得氣之要領，一般中渚一穴即可見效，三焦經橫向走到絲竹空，陽明經豎向直上頭維。足少陽膽經從聽會到瞳子髎，都在太陽穴旁交叉而過，故在扎中渚取效不明顯時，可再加陽明經或足少陽膽經的俞穴。

B. 入髮際有頭髮的部分，屬足少陽膽經所過，此區域之偏頭痛，扎陽陵泉及足臨泣特效。此入髮際部分有頷厭、懸顱、懸釐、曲鬢四穴經過，是最會發生偏頭痛的地方，尤其是血管擴張性的頭痛，但不管是那一種型態的頭痛，針刺這兩穴在一般常態下都會有明顯的治療效果。曾治一曾性婦人頭痛三年長期失眠並耳鳴，給予針刺一次從此不再頭

痛，困擾已久的耳鳴及失眠，之後也因服藥治療，不久即痊癒。

3. 顛頂痛：可上病下取，取穴湧泉，因扎湧泉的感覺不好受，故常用陷谷透湧泉（這種扎法比較不痛），或太沖透（或不透）湧泉皆可，太沖屬足厥陰肝經，肝經有支脈上出於額與督脈會於顛，太沖透湧泉可有一箭雙鵰之效（透針時手法要柔，否則易傷神經）。

4. 後頭痛：即指後腦勺的頭痛，此區域的頭痛，有足太陽膀胱經及督脈經過，經驗上常取穴膀胱經的束骨及通督脈的後谿。

5. 太陽穴的頭痛：針中渚最效，唯應注意者，針局部太陽穴雖屬有效，但易於血腫，且無法像中渚穴立即得知效果，自己臨床的經驗上仍以遠處取穴為優先，這樣比較可以立即得知效果，作者本人以前也常扎太陽穴，也常在太陽穴放血，但後來發現遠處取穴中渚比直接扎太陽穴有效故而延用至今。吾人應知經過頭部的經絡共有8條，有督脈、膀胱經、膽經、任脈、陽明經、三焦經、小腸經及大腸經，膀胱經只是經過經絡的其中之一，它離督脈寸半的距離，凡是頭痛離督脈寸半距離的都屬足太陽膀胱經的頭痛，可扎膀胱經的崑崙，或該經絡以下的穴道。曾治社區陳小姐頭痛十一年，其叔叔在某大醫院當某科主治醫師，幾乎天天服他開的止痛藥終究不癒，也是循經取穴針兩次即癒。

6. 眉稜骨痛：最有效的穴道是崑崙，除非崑崙穴不效時再扎局部攢竹，攢竹穴在眉稜骨縫間，扎不好容易血腫。眉稜骨靠眉頭的地方稱為攢竹穴，是足太陽膀胱經的第二個穴道，足太陽膀胱經是感風寒濕邪最快速的地方，因此眉稜骨痛常有濕邪痰濁存在，如果用藥的話，去濕要用選奇方，去痰濁要用半夏天麻白尤湯，有瘀痛可用清上蠲痛湯，經絡用針可能要用到胃經的穴道如豐隆，為什麼呢？豐隆可去痰濁，胃經與膀胱經在鼻根處相纏繞，扎豐隆有相互協調的作用。

7. 挫傷性的頭痛：若有瘀血鼓起，則採用局部放血才會效果快，注意，刺絡放血有其一定的方法，放的不好效果則會大打折扣，若血腫不明顯方用局部揚刺法或阿是。據經驗挫傷性的頭痛，循經取穴效微。記得有一老婦人不幸頭部車禍挫傷，頭部鼓起一個大包包，已數月之久，因痛不得不天天服止痛藥，西醫檢查謂無異樣，最後求診於我，我在其

痛處刺絡放血一次即癒

8. 腦瘤性的頭痛：與中醫治頭痛甚為類似，針灸或許可以幫忙，但不一定保證有效，當腦瘤性的頭痛針刺療程五次以上無效時，最好配合西醫方式的檢驗並相互配合處理較為妥當，董氏奇穴的「米粒針法」、三重穴、外三關穴、耳穴的腦幹、耳腫瘤區，及腳底的上瘤穴加上靈骨、大白或許可以作為有力的輔助療法，至於用藥，乳沒四物湯加芩連柏加尤苓瀉可為參考。

9. 風府穴的痛：可取穴承漿（任脈）以為陰陽對應，古來相應諸穴中有「風府應承漿」的術語，考其原因風府為督脈，承漿為任脈，一陰一陽，相互呼應及相互平衡應有其道理可循，又若直接取百會來治風府穴的痿痛則為循經取穴，扎兩側風池則為病在中旁取之之法。

10. 發生於面兩頰的麻痛：要用足陽明胃經的俞穴，陽明胃經起於頭面，其一為承泣、四白、巨膠，地倉到大迎，其二為大迎、頰車、下關到頭維。

11. 發生於緊繞耳朵的頭痛：有翳風、瘈脈、顱息、角孫、和膠經過，為三焦經所圍繞，可取穴中渚，若還包括耳前、耳內也痛，則三焦經、小腸經、膽經都應考慮。頭皮針的顳縫區可能幫得上忙，三焦經的俞穴對於感冒引起的耳朵莫名其妙的痛甚效。曾治郭性婦人，因感冒而右耳痛甚無法入眠，我僅針中渚一穴頓時耳痛全消。

12. 前額痛：也有人光痛膽經陽白穴者，這時要利用槓桿原理遠處取穴，離病位越遠的穴位則越能平衡其疼痛，效果當然越好，曾有婦人陽白處痛已三十年，天天服西藥不癒，我僅扎膽經合穴（陽陵泉）及俞穴（足臨泣）兩次即癒。

13. 後項痛：痛在頸夾肌上的，摸之有不一樣的觸感，常有硬節存在，觸之有蟋蟋索索的聲音，這屬老舊的肌腱炎，直接扎阿是最效，如在大筋外的天柱穴痛，剛好屬太陽膀胱經，遠部取穴束骨最效，如為風池穴的痛，陽陵泉或申脈是好的配穴之一，但若屬頸椎病變引起的痿痛，那就要配合整椎手法了。對於維持頸椎的肌腱腱束有了障礙，那就要理筋與針灸並用。

瘀。痛。革。命。

以上所述，對於一般性的尋常性頭痛，大概都有很好的療效，常在藥未服下時，頭痛即已迅速改善，但頭痛的病因不止萬端，總會碰到難纏的病例，不是個個都是那麼好處理，若不幸碰到針灸效微時，可用經外奇穴，或改採他法互相配和。以下是前人的經驗用穴，可以參考之：

1. 印堂穴對前額痛
2. 太陽穴對側頭痛
3. 魚腰穴對前額痛與眉稜骨痛
4. 四神聰穴對側頭痛、頭頂痛與後頭痛

頭痛發生的原因很多，症狀也千變萬化，現代醫學把頭痛分為四大類，一是血管性頭痛（由於血管擴張而頭痛）。二是肌肉緊張性頭痛，（因長期的精神緊張或壓力太大而致頭肌產生痙攣性之收縮而致頭痛）。三是牽引性和發炎性頭痛（因其他的病而牽引頭部痛）。四是特發性的顱神經痛。而傳統醫學把它區分為：一、風寒頭痛：（為風寒外邪所致，於吹風肅寒後而發病）。二、風熱頭痛：（由於風寒不解，鬱而化熱，或由風挾熱邪中於陽絡）。三、風濕頭痛：（風挾濕邪上犯，清竅為濕邪所蒙而引發）。四、肝陽上亢頭痛：（由於情志不舒怒氣傷肝，肝火上擾；或肝陰不足肝陽上亢，清竅被擾而眩暈頭痛）。五、腎虧頭痛：（腎陰不足，不能養肝，肝陽上擾；或腎陰不足，髓海空虛；或腎陽衰微，清陽不展均可致病）。六、氣血不足頭痛：（由於飲食不調勞傷過度，脾胃薄弱，氣血生化之源不足，病後胎產等均可致病）。七、氣滯血瘀頭痛：跌仆損傷後，或久病入絡，使氣血瘀滯而致病。八、脾虛生痰頭痛：脾失健運痰濕滋生，上擾清陽而致病。九、人體結構性的不對稱，如脖子僵硬，久之亦會引起頭痛。

頭痛大體上分為以上諸種，西醫治療頭痛，大抵採症狀治療，大多不能根治，而以中醫的角度來說，針灸不失為治療頭痛的良好方法，效果快成本低又副作用少，一般性的頭痛採上述諸法大抵都可獲得快速的改善乃至痊癒，作者有太多這種用針治癒此疾病的經驗，如果針法無法得到發揮時，中藥、推拿、放血、理筋手法也有不錯的療效，但不管怎樣，任何療法都有盲點存在，沒有一種針法能包括全部，都需要與其他

方法配合治療，譬如碰到下鼻甲肥厚及長鼻瘜肉阻塞鼻腔氣道的病人，由於鼻甲肥厚及鼻瘜肉壓迫三叉神經而產生頭痛，這種情況的頭痛，唯有將下鼻甲肥厚及鼻瘜肉阻塞氣道的部分點藥祛除才能完全治癒，因跌或撞傷頭部的挫傷性瘀血頭痛，放血或局部揚刺最快，其他的方法都不是主要，服藥此時也僅是作為配伍，變成輔助療法，還有睡不好也會引起情緒上的頭痛，頭痛的原因千變萬化還得仔細辨證不行。

總之，中醫在治療頭痛的角色扮演上，有著良好的效果，不管是止痛還是治療，功效上絕對不亞於西醫，而且中醫治癒頭痛的成功率相當高，吾人應善加珍惜利用寶貴的傳統資產，可惜的是民眾還是非常缺乏對中醫的認知，導致寶貴的資產及好的醫術無人問津，社會的現象常是反其道而行，善於治病者常默默寡聞，而善於經營者卻獲利豐盛，劣幣驅逐良幣反而是社會的常態，讓擁有好醫術的中醫躲在冰山一角，獨自過著落寞的生活，想來真是社會的悲哀。

十五、我在落枕經驗上實用的治法

首先，我要聲明，這裡所稱對落枕較實用的治法，是指在治療上方法不僅僅純指針灸而已，事實上還包括推拿、理筋、整脊等手法在內，於實際臨床上，針灸雖然有效，但仍然存有甚多盲點，因此個人對於落枕一症，是結合針灸與推拿理筋加上簡易的頸椎矯正，臨床上較有心得，因此僅就此一部分略做概述。

「落枕」是脖子扭傷的俗稱，正確的病名是「頸部肌腱急性發炎」。論起病因、病理，原因不只一種，最常發生的是由於睡眠時姿勢的不正確，頭過高或過低，使頭頸部長時間過度偏轉，局部肌肉受到牽拉而引起，其次是因感受風寒而得，譬如長時間冷氣的吹襲，風寒淫邪入於經絡使經絡氣滯不宣，血液循環不能通暢而使肌肉處於攣縮狀態，這種損傷往往以累及一側軟組織為主。使頭不自覺的偏向一邊，不能自

由轉側，這種損傷一般發生在胸鎖乳突肌，斜方肌及提肩胛肌，甚而影響到菱形肌。一般患有落枕的人，在頸部患側常有頸肌痙攣，在肌肉緊張處可觸及硬塊和條索狀的改變。此病初起僅是經絡氣滯氣血不通，只要即時將患處用合理的方法舒緩使氣血調順，經絡舒通，該急性肌腱發炎的症狀則很快的可以得到合理的減緩，如果得了落枕而不去管他，遲遲不去治療，症狀將更形惡化，等到產生筋結及硬塊，阻礙了經絡及氣血的循環，再去治療時，恐怕更費時費事，嚴重的話，可能還引起沾黏，導致頭不能自由轉動，到此時可能要用到小針刀切除筋結方能治療。其三，是因頭部平日缺少運動，或年老頸部組織老化鬆軟，稍一不慎，則感筋錯、筋翻、頸肌異常，倘若病人因病小而拖延不治，恐怕在很短的時間內就會演變成頑固的急性頸部肌腱炎，頭頸部僵硬不能轉動一碰就痛，屆時治療可能先要西藥的介入，之後中醫才有發揮的空間，治療的步驟上恐要大費周章。

　　「落枕」既然是頸部肌腱的急性發炎，是故正確而適當的治療方法不可忽視，針灸方法雖然有效，但亦有時未能竟其全功時，以個人多年臨床經驗認為，其他的推拿、理筋、整脊手法仍不可少，理筋手法有按、揉、推、拿等等，目的不外是使其頸部因筋錯所引起的經絡氣血錯亂推散舒緩，這對初起的落枕相當簡便有效，至於針灸手法，因為落枕大部分發生在胸鎖乳突肌及斜方肌或提肩胛肌上，是故疼痛的範圍大部分發生在風池、肩井、天柱、天容、天窗、肩外俞及肩中俞上，更有的向下發展影響到深層的菱形肌，治療時端看疼痛的地方涉及的經絡以及肌肉、肌腱的結構來決定下針的方向，這在醫學上叫做「疼痛反射區」。通常一般痛在風池、肩井地方的要找膽經的陽陵泉，痛在頸夾肌大筋外天柱穴附近的可找膀胱經的崑崙，或直接扎列缺一穴亦有效，十總穴裡就有「頭項尋列缺」的記載，一定有它的功用存在，扭傷處若是在天窗、天容經過處，為手太陽小腸經經絡，扎後谿很有效，如果扭傷處在天鼎、扶突經過的地方，為手陽明大腸經，則扎三間或合谷，若在天牖，為手少陽三焦經所過，則扎中渚，凡是膏肓處菱形肌痠痛的都可用重子、重仙解之，正經則用委中、崑崙，真的不行才針阿是。頸椎正

中痛的屬督脈，可以扎百會上下相對應，也可找董氏奇穴的正筋、正會、正士，或正腦一、二、三穴及地皇，不過，我很少用它。腎經夾脊上行，故補太谿也可治屬督脈的後頭痛，也可用經外奇穴之落枕穴，耳針效果慢，對於落枕一症很少使用。痛在胸鎖乳突肌後方直上的則扎中渚，胸鎖乳突肌前後皆痛的則找小腸經的後谿，這在前面已經提過，萬一疼痛發生的地方不在正經的經絡上，則應扎肌束疼痛的反應點，針後再與傷科手法相互配合，則療效才能達到更充分的發揮。

　　關於手法，有扣頸法、轉頸指壓法，這兩種方法只須病人坐在椅子上就可以施行，但這兩種方法如若醫師身體瘦小病人身軀肥大，則施術較為費力，提頸拔伸法則要在脊椎矯正床上或診療床上進行，讓痛處肌肉緊張氣結處鬆軟後，再在頸椎關節鬆開的條件下，先向痛處反向開椎，此步驟完成之後才能向原痛處做較輕微動作的反向拉拔開椎以為平衡，方法掌握得好，病人的病情一定能得到快速的改善。

　　至於內服藥方，應按病情發生的原因不同而有所區別，明代《萬病回春》（龔廷賢著）有一名方對於落枕、頸部肌腱炎相當有效，稱為「舒筋立安散」，方義及組成是從「疏經活血湯」演變而來，「疏經活血湯」主治遍身走痛如刺，古人認為左屬血，故治左足痛尤甚，為什麼呢？原因是因酒色損傷，筋脈虛空，被風寒濕熱感於內，熱包於寒則痛傷筋絡，是以晝輕夜重。這跟白虎歷節風不同。疏經活血湯的組成是：甘草、當歸、白芍、生地、蒼朮、牛膝、陳皮、桃仁、威靈仙、川芎、漢防己、羌活、防風、白芷、龍膽草、茯苓、生薑，空心溫服，忌生冷濕物，有痰加南星、半夏，如身上及臂痛加薄桂三分，如下身並足痛加木瓜、木通、黃柏、薏苡仁，氣虛加人參、白朮、龜板，血虛加四物湯。

　　舒筋立安散主治四肢百節疼痛，當然也包括落枕，組成為：防風、羌活、獨活、茯苓、川芎、白芷、生地、蒼朮、紅花、桃仁、南星、陳皮、半夏、白芍、威靈仙、牛七、木瓜、防己、酒芩、連召、木通、龍膽草、附子、甘草、薑汁、竹茹（原方為竹瀝），頸部肌腱急性發炎可用疏經活血湯，也可用舒筋立安散來治，若因風寒濕邪侵襲而致，則可

用舒筋立安散加上烏藥順氣散,效果很好,烏藥有解表順氣興奮神經以除痺痛癱瘓之效,「烏藥順氣芎芷薑,橘紅枳橘及麻黃,殭蠶炙草薑煎服,中風危痾用此方」,這個方義很好,讀者不妨試用,也許另有心得。

傷科大成的「吉利散」也是治落枕的良方,吉利散的組成是:當歸、川芎、枳殼、陳皮、香附、草朴、木香、蘇木、劉寄奴、落得打、三七、乳香、沒藥、扁蓄等,配酒下,每服三錢,傷科大成內有言道:「失枕有因臥者,有一時之誤者,使患者坐低處先行揉摩,一手提起其頸,一手拖住其下頦,緩緩轉動伸舒使直,如此即可以使落枕的症狀癒其泰半。」可見手法對於落枕的治療很是重要,針灸反而變成其次了,可惜「吉利散」國內的G.M.P.藥廠並未出產。對於落枕,也可以用芍藥甘草湯加乳香、沒藥、紅花、川七、赤芍等去治療,一樣可以達到其目的,用意不外是疏經活絡,使肌肉不要過於痙攣。

落枕跟頸部扭挫傷的病因病理不完全一樣,落枕是不自覺發生的動作,因體虛稍受外感侵襲即變成如此,而頸部扭挫傷的發生是有自覺性的,頸部扭挫傷一般是由於跌打閃挫,頸部肌肉突然的扭轉致使筋肉等軟組織受傷,它跟頸椎疾病的病因也不一樣,頸椎病係指頸椎本身病變或其繼發性病變而引起,有頸椎間隙狹窄,或頸椎骨贅形成,刺激或壓迫鄰近組織,引起各種不同症狀是體徵的一組複雜的綜合徵。常因外傷勞損,復感風寒濕邪,使經脈瘀阻,引起肌肉、筋骨、關節的疼痛與麻木。因此,頸部扭挫傷與頸椎的病變處理方法自是跟落枕稍不一樣。

一個人當落枕或說是頸部扭傷時,常使頸部偏斜,不能順利回首看叫喚他的人,因此《萬病回春》一書特書一方名為「回首散」者,是烏藥順氣散的加減方,服了該方頭就可以回首看人了,真有意思。

經常性的落枕是肌腱或韌帶鬆弛的表現,要即時常服使肌腱韌帶強健的藥,如補筋散之類,不過除了內服藥物之外,適當的有氧運動、經常有方法的持續鍛鍊頸部肌肉也是必要的,但上了年紀的人對於頸部的肌肉不可過度使用,否則會適得其反,偶而不幸遇上傷風感冒引起頸部肌肉僵硬的話,要趕快就醫服藥或做物理治療,當然中醫的針灸、內服

藥、理筋、傷科推拿手法也包括在內，不可偏頗。年紀大、骨質疏鬆引起頸椎結構改變的病人，造成落枕的機會更大，這一年齡層的病人，就要考慮多服龜鹿二仙丸以補其膠質，使其精、氣、神充足，對於頸椎骨質增生的病人，服芍藥甘草湯加木瓜、雞血藤、威靈仙、鹿含草之類的中藥會有莫大的幫助。飲食方面則多服含有膠質的食物如：三七葉、木耳、山藥、海參亦是重要的養生之法。

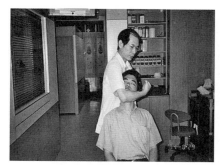
扣頸拔伸法

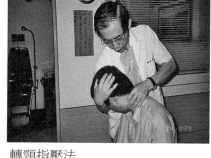
轉頸指壓法

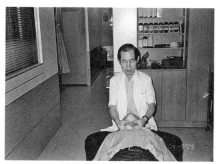
提頸拔伸法

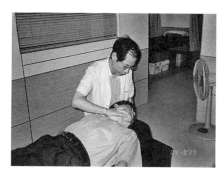
將痛處舒緩後再反向開頸椎

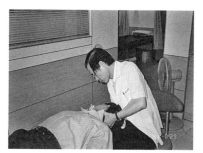
反向開頸椎後再向原方向開椎以為平衡。

十六、淺談手腳麻木的成因及治療

　　手麻是臨床上常碰到的病症，談起手麻，很多人都有曾患有此症，可見很多人曾患手麻的經驗，尤其是在中老年人之間更是普遍皆是，但是卻有很多人醫不好，而仍徘徊於醫院及診所之間，由於時代的進步及各種時空的轉換，文明病愈來愈多，因此手麻已不再是中老年人的專利，逐漸邁向年輕化的趨勢將屬必然。

　　手麻成因繁多，治療時一定要仔細端詳，原因弄清楚了就不容易抓錯方向，若再加上方法用得恰當，手麻應該不會是很難治的疾病，如若弄不清楚原因胡亂瞎搞一通，則手麻反會變得很棘手。

　　現代醫學把手麻分為中樞性（中樞神經）及末梢性（周邊神經）兩種，也有因頸椎椎體變性或壓迫頸神經根所引起的，中樞性的手麻是由腦部病變所造成，如腦出血所形成的後遺症，或腦腫瘤壓迫所形成的手麻者即是。末梢性的手麻則由於肌肉、肌腱、韌帶的勞損形成氣滯血瘀阻絡，久之引起軟組織結構的改變，血管不能營養和傳導末梢神經導致神經感知障礙所致，例如肱橈肌、大拇指的屈指肌、下手臂的旋前圓肌、手掌的掌指間肌⋯⋯等勞損僵硬所造成的手麻即是，這是臨床上最容易碰到，也最容易被誤判而誤治的，另一種常見的原因則是由於頸椎本身的病變或椎體增生壓迫臂神經叢所引起，頸椎第五節發生病變壓迫第六頸神經根則手大拇指與食指變麻，頸椎第六節發生病變壓迫頸第七神經根，則中指發麻，頸椎第七節發生病變壓迫頸第八神經根，則無名指和小指發麻。頸椎病變壓迫頸神經根引起的手麻，除了內服藥物，如葛根湯、歸耆建中湯、黃耆五物湯、疏經活血湯等改善之外，嚴重時還得從頸椎本身病變去治療，西醫的手術或中醫的小針刀、民俗療法的頸椎矯正或傳統的十二經筋、頸華佗夾脊處溫針等都是可考慮的方法之一。

　　除了上述之外，以下所述也是手麻的成因之一：手的正中神經在高位處受損，發生旋前或屈腕困難的情形，拇指及食指不能屈曲，拇指

不能對掌，第一、第二、第三指會發生感覺障礙或麻痺，長期下來拇指球肌會有萎縮等現象。尺神經，它由內側索發生，經上臂內側下行於肘關節處，經由內上後方下行到前臂內側，經腕隧道進入手掌的內側，由皮支分佈到第四指的內側一半及小指的皮膚，再到這二指的背側中指節及遠指節的皮膚。尺神經的運動支支配前臂屈肌群的一又1/2條肌肉，亦即尺側屈腕肌和屈指深肌的內側一半，在手掌它支配了小指球的肌肉，另外皮支也分佈於上臂和前臂的內側皮膚。尺神經因經過肘部的內後方，所以極易受損，則屈腕能力減弱，第四指、第五指的指間關節彎曲出現爪形手，第四、五指感覺麻痺，小指球肌會萎縮。橈神經，它由後索發出，經肱骨體中段後方斜走到上臂後外方，續下行到前臂，分為深支和淺支。運動支支配了上臂的肱三頭肌，前臂的所有後面伸肌群肌肉。皮支則分佈上臂前外側方和後方的皮膚，前臂的後方的皮膚和手臂拇指第二指第三指和第四指外側一半的皮膚（中指節及遠指節的皮膚除外）。

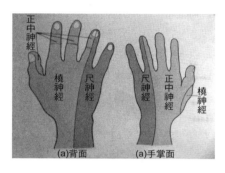

中醫對於手麻一症，把它歸類於痺證範圍，痺有三痺及五痺之分，三痺者風、寒、濕也，五痺者，皮、脈、肌、筋、骨，其中比較類似麻症的是皮痺跟肌痺，皮痺是皮雖麻而尚微覺痛癢，肌痺則是肌頑木不知痛癢，皮痺用黃耆益氣湯或用頭皮針足運感區治療，肌痺用藥以補陽還五湯或歸耆建中湯加補陽藥治療，針法可考慮微針及頭皮針、董氏或「對應針法」。中醫還認為「麻」是氣虛，「木」為濕痰敗血所致，氣虛者用補中益氣湯，治衛氣或全身麻木的則用神效黃耆湯，血痺者則用黃耆桂枝五物湯，痰飲引起起的手指麻，則用二朮湯與二陳湯的合方。

中樞性的手麻屬於難症範圍，不容易治療，內服一般皆以補陽還五湯、小續命湯或烏藥順氣散之類的方劑，頸椎壓迫所引起的手麻若不矯正頸椎或拉頸椎，可用十二經筋的原理以手法修補肌肉等意使人體結構改變，有的可用頭皮針治療，頭皮針對於知覺性的傳導障礙感傳最快，

如果手麻是由於肱橈肌肌腱勞損受傷氣滯血瘀引起的話，由於手指末梢血液及營養供給或神經傳導不良，往往麻在大拇指、次指的地方，檢查時用手指按壓曲池附近肱橈肌附近的肌腱可發現必有難耐的壓痛點，這種類型的手麻，要用對應針法扎在對側手曲池附近相關的肌腱的頭，才能立即改變手麻的程度，運用對應針法的好處是因為不在原痛處下針，故可當場試知手麻消失的程度，當然直接扎在痛處也可以，只是扎在痛處不能當即試知立即的效果，肱橈肌會演變成痠痛常是過度使用大拇指的屈指肌、外展肌及食指中指的各肌所致，如果手麻是麻在尾指、無名指的地方，這部分有些是下網球肘亦即肱骨內側上髁炎及其附近的肌群過度使用或老化所導致的，亦即原因是由肱肌、旋前圓肌、尺側腕長伸肌受勞損氣滯血瘀所致，用正統針灸的方法循經取穴針在手太陽小腸經的後谿穴，有時可以得到立時的舒緩，或者直接在少海、小海處循按痛點扎之，作者所發現的膝蓋外側的「高爾夫球肘穴」加上去效果更妙，中指所引起的手麻要從正中神經所經過的路線找起，這一條路線有筋結問題的都要針灸推拿舒緩，治療的方法可用對應也可直針阿是，也可用手法推拿，這是治療由肌腱勞損所導致手麻行之有效的方法。以我臨床所見的幾種手麻泰半屬於這種類型，當然頸椎病引起的手麻也很多，只不過希望在診斷手麻時也能把這種肱橈肌的受損、屈指肌的受損、正中神經被壓迫的原因以及尺側腕長伸肌的受傷勞損考慮進去，如此方能把療程縮短在最短時間，治療才能夠全面，不致延誤病家。

　　值得一提的是，手麻的原因還牽涉到臂神經叢的問題，臂神經叢上有斜角肌，當使力過度引起斜角肌硬化時，也會引起感知的障礙，故常在治療手麻碰到瓶頸時，找到頸肩關節的交接面上，發現到頸側出現壓力的神經出孔臂神經叢上的斜角肌扎上關鍵的一、兩針，病人隨即會有觸電般的感覺傳達到手指末梢，久治不癒的手麻立即有了轉機。這臂神經叢到底扮演了什麼角色，作者認為有必要做一描述，見下圖：

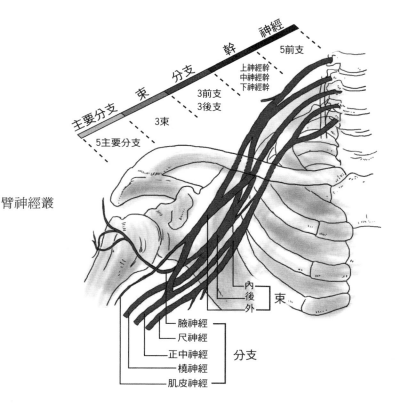

臂神經叢

　　臂神經叢由第五頸神經到第一胸神經所組成；共有五條神經根，形成三條幹；每幹再分為前後二股，三個後股合成後索，上幹和中幹的前股合成側索，而下幹的前股形成內索、後索、側索和內索包圍著腋動脈。由這些根、幹、股、索等發出許多的皮神經和運動神經，以支配上肢和前胸壁等區域。其中重要的分支有：

　　一、胸長神經：起自於神經根、支配前鋸肌，如果此神經損傷，即可能發生翼狀肩。

　　二、腋神經：由後索發出，此神經支配三角肌及肩部、上臂外側皮膚。

　　三、肌皮神經：由外側索發出，穿過喙肱肌向上臂的外下方行走。其支配上臂前面的肱二頭肌、喙肱肌和肱肌，並行到前臂的外側形成前臂外側皮神經。

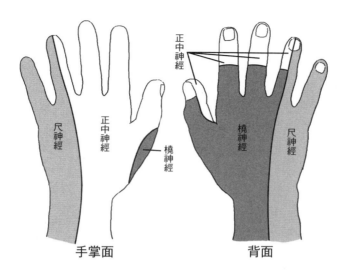

正中神經

正中神經

尺神經

正中神經

橈神經

橈神經

尺神經

手掌面　　　　　　　　　　**背面**

　　四、正中神經：由內和外側索的根合成。在上臂其沿肱二頭肌的內側下行、經肘窩，穿過旋前圓肌到前正中央，行於屈指淺肌和深肌之間到腕部。然後經橈側屈腕肌腱和掌長肌腱之間，再至腕隧道到手掌，分數支到第一指、第二指、第三指及第四指的外側半指皮膚。它的運動支支配了前臂前面，除了尺側屈腕肌和內側半指的屈指深肌外的所有前臂屈肌肌肉。在手部運動支支配了拇指球的所有肌肉，感覺支則分佈到第一、第二、第三及外側一半的第四指的所有掌側皮膚及前述各指背面的中指節及遠指節的皮膚。

　　至於尺神經及橈神經兩部分，已在「手麻」前段中論述，不再重複。

　　總之，臂神經叢所支配的神經眾多，如果在這裡發生了問題，那麼影響手麻的成因必大，是故在對手麻的辨證論治當中，臂神經叢所支配的神經通道是否有某些障礙不可不予慎重考慮。手麻若因頸椎孔變形、變窄或頸椎骨質增生壓迫頸神經根所造成，則華佗夾脊的針刺法加上溫灸應予考慮，又人體因五勞七傷、扭挫傷後遺症、肌肉提前老化萎縮及骨質疏鬆等而引起結構上的改變，也會氣滯血瘀蔓延至頸椎而引起椎體器質上的病變，對怕針的人來說，用十二經筋人體筋脈行走的路線施予

手法，也可使人體變異的結構有了趨於正常的質變，只要人體結構有了趨於正常的質變，那包裹於肌群下的血液便易於回流，神經也易於傳導，只要血液、神經、淋巴有了回流傳導的正常的管道，頸部神經根有了營養的供給，手麻的情況也會跟著改變。頸椎因有了不正常的質變引起椎體移位或骨質增生壓迫到頸神經根而引起的手麻，除了十二經筋的手法外，頸椎的正確矯正手法非常重要，只要把頸椎椎體歸到正常位置去，使神經根不受擠壓，傳導沒有了障礙，手麻立即可以獲得改善，不過頸椎的矯正屬於專業技術，還需有素養的專業人士去做方行。但對於嚴重病變至其他方法無法改變病人的病情時，西醫神外的手術，中醫的用藥及小針刀的技術還不得不被作為治療的手段之一。

臂神經叢從腋下出，沿著肱骨、橈骨而下至手指末梢，影響上肢的整個知覺，因此碰到手麻的患者，有時要檢查腋下有否筋結？有否不能承受的壓力？如果腋下及肩胛骨內側的通路能夠用手法或用針刺疏導打通，對手麻病情的轉進會有莫大的幫助。

對於知覺及感傳障礙的手麻，頭皮針是一個很值得一試的針法，足運感區對手及腳的麻木都有效果，對於手部陰面的手麻，在檢查無特殊筋結及按壓點時，可考慮針刺冠狀縫，因冠狀縫在囟會的兩旁，像是一個人仰躺時張開的兩隻手臂，若治手臂陽面的手麻，則從百會往斜後方45度角針刺亦可治之，因此區乃是另一個趴著的伏象人張開的兩隻手臂，因此在判斷手麻為知覺及感覺的障礙時，在此下針，常有意想不到的效果。

除了頸椎異變壓迫頸神經根造成的手麻之外，還有眾多原因也會形成，其一是；當肱橈肌肌腱及橈側韌帶受到損傷發炎腫脹時，因肌群的緊繃而卡壓其內側的神經系統，久之自然形成神經系統傳導的障礙，神經系統主傳導知覺的，神經系統有了障礙，手麻於焉逐漸形成。治療這種形式引起的手麻，當從鬆解緊繃的肱橈肌、橈側韌帶下手，可用手法，也可使用針灸，以對應針法來說，以扎對側的相同病位或對應於另一側腳的陽陵泉或足三里會有明顯的治療效果，患者常有「當下即知」的反應時常發生。此種形式的手麻，常發生在經常機械式的使用下臂的

工人，如修理機車的技術員，水電工，或重複搬提重物者。其二，手腕的扭挫傷後遺症久治不癒之後，其所形成的氣滯血瘀也會向上蔓延引起經絡的阻塞不通，終至在肱橈機處形成硬結，硬結形成，神經系統沒有了養份的供給，於是影響所及的大拇指、次指末梢便會引起麻木。其三，控制大拇指，次指本節的肌群使用過度引起的勞損，或扭挫傷的後遺症，都會逐漸使此肌群形成條索狀的質變，條索狀的質變壓縮了傳導的末梢神經，一樣可使大拇指、次指發生麻木，治療時，還是以先鬆解條索狀的肌群為先，組織軟化了，神經恢復了原來應有的供養，感覺又會再度恢復。利用對應針法，針在對側手或腳的相對等部位，可立時使神經恢復傳導，效果有時比手法更快，若遇到頑固的硬結，需在阿是穴上加上關鍵的一針，療效更能加強。其四，麻木若發生在尾指及無名指的地方，有可能是肱骨內上髁附近的肌群或尺側韌帶損傷發炎卡壓尺側神經所致，這個地方的疼痛有手太陽小腸經通過，在經絡上可扎後谿，後谿不效時，則要另找原因，看小腸經、三焦經上下臂的肌群行走至頸部的路線是否有緊繃的肌群（或肌腱的起止點），找出其結構不對稱處，在該處下手或施針即可使手麻緩解。其五，中指的手麻最容易發生在肱二頭肌或旋前圓肌緊繃處，正中神經及前骨神經由其肌群下行走，當被卡壓時，中指便易發生麻木，此種手麻形態可針刺對側同等部位之肌群，使其平衡鬆解，則中指的麻木應可有恢復知覺的契機，如若從腋下神經出孔即被卡壓，則治療方向應從腋下始。另外，背部菱形肌的發炎痠痛也會影響手麻，這種形式的手麻只要把菱形肌的痠痛解決，其手麻便可治癒。茲舉四例介紹：

其一：是一位中年女性，患左大拇指、食指麻木已久，算來至少有十一年了，不分日夜皆麻，有時連及中指，他醫皆言頸五椎壓迫所引起，但斷續治療皆未有寸效，後經人介紹來此，我從肱橈肌、拇指魚際處按壓，發現魚際下有條索狀物，知此即為病變所在，因過度使用肱橈肌及屈指肌引起氣滯血瘀所致，先是應用對應針法，後數次則阿是及對應夾雜，她的病情進步很快，治療不久，頑固的手麻終於全消。

其二：是一位中年女性，專門辦理臺灣居民移民加拿大的事業，人

從外表看來粗胖又壯實，她跟我說，她的左手手麻已久，自己也不知道為什麼會患此病，手整天麻麻的相當不舒服，雖屢次求醫卻始終不癒，她是由王先生介紹來此的，經我檢查按壓肱橈肌及肱二頭肌的深部有難耐的壓痛點，前兩次我直針阿是，雖有進步但尚不能令人滿意，後我仿董氏奇穴以人皇穴治療，沒想到一針即見奇功，手麻立止，她也感到好奇，多年的手麻終於痊癒。手麻取穴於腳，是因人體在結構上有垂直力學交叉對應的關係，但按董氏奇穴的說法認為腳之陰面即下三皇走過的地方有伏在神經及腎之分支神經、肺分支神經存在，故手麻為其主治功能之一。

其三：是一位專修摩托車的老闆，人高馬大、體格壯實，看起來不算是有病之人，但他居然被手麻所困已一年多，他只要把手肘以下的下臂靠或放在桌子上立即麻木不堪，我從頸部檢查至下臂，發現諸多痛點，其中肱二頭肌、肱橈肌、及食指指掌根處皆有明顯的壓痛點，這些都是病兆的所在，我用左右手互相對應，針後不一會兒請他再試，麻感漸漸消失，約半小時後即全不麻了，次日未見前來，後因他病前來，詢之，針一次即癒。

其四：楊先生，中年人士，經常來往於兩岸之間，他的右手大拇指及食指麻木明顯，其他的幾指則較輕微，但光是這樣他就非常不舒服了，我從頸五椎旁的頭夾肌下針，又在前斜角肌也就是臂神經的出口扎下一針，據言，針一扎下手麻就不見了，因例子特殊，特記於此。

其五：施○菁女士，病歷號碼：0000152，45歲，住土城慶安街。2012/2/14來是想要治療手麻的病，她因手麻嚴重常在半夜醒來，同時手變成無力抬起，因怕不能工作而緊張趕快求醫，她的身體粗壯，肌肉結實，可是按其肱橈肌痠痛，同時右側前斜角肌也痛，知其為過於使用手臂勞傷所引起，並非頸椎問題，我直接針其痛點及大拇指的屈指肌及食指根部肌腱處，如圖示，15日來時對我說：「昨天晚上一覺到天亮，都沒有麻，今天再來針是想更好。」16、17日來時還是沒有麻，可見針治手麻效果超好。以下是針刺的照片。

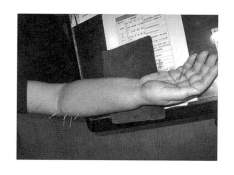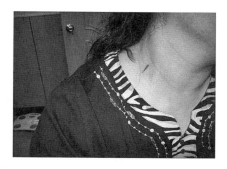

　　隔一陣子她說她的無名指及尾指也會麻，我即在她手肘附近找到一些痛點，就在那些痛點下針，連續針兩天即不麻了，因麻痛已好，後來改拿咳嗽的藥並繼續調養身體。右上圖即是臂神經出口。

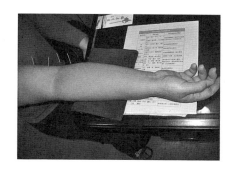

十七、腳麻的成因與論治

　　腳麻的原因很多，若從解剖生理學去解說，則腳麻總脫離不了腰薦神經叢所發出的分支其支配的肌群關係，那一個肌群發生麻木的異變，可從該異變的部分去查腰薦神經叢所支配的何條神經，由腰薦神經叢發出的分支甚多，其中腸骨腹下神經的感覺支到前腹壁，腸骨鼠蹊神經之感覺支到前腹壁及外部，生殖股神經支配外陰部及鼠蹊部皮膚的感覺，股外側皮神經支配大腿外側的感覺，股神經之運動支到四頭肌、

縫匠肌及腸骨肌；感覺支到大腿前面及小腿內面，閉孔神經運動支到大腿內收肌，脛骨神經運動支到小腿後方的肌肉，感覺支到小腿後方及足蹠。腓總神經運動支到足背屈肌，感覺支到小腿外側及足的背方。到Hamstring肌的神經，運動支到大腿背的肌肉，臀上、下神經運動支到臀部肌肉及闊筋膜張肌，臀部、大腿後部、及小腿的感覺。肌後皮神經其運動支到會陰肌肉。會陰神經其感覺支到會陰部皮膚。

　　腰神經交錯編織而成。位於腰部腰肌的下面，它分出許多分支支配到大腿及足部。粗大的肌神經即由此神經叢發出。由第四、五腰神經及第一、二、三薦神經形成薦神經叢，位於骨盆腔梨狀肌的前面，由此發出脛骨神經及腓總神經，它們在大腿上方形成人體最大的神經即「坐骨神經」，坐骨神經穿過梨狀肌下孔之後走大腿的後方，發出許多分支而分佈在下肢的皮膚、肌肉、及足部。

　　腰神經影響的部位有那麼多種，但其所發生的疾病較常見的還是腰部的痠痛與腳麻，一般腳麻的原因照學理上說，腰三椎的壓迫會造成大腿內側的麻木，腰四椎的壓迫會影響小腿內側的麻木，而腰五椎的壓迫則會造成小腿外側至足趾的地方麻木。腰椎椎體的病變也有腰椎側彎、腰椎椎間盤脫出、骨質增生、扭挫傷後遺症、腰肌勞損、骨質疏鬆等。它們發生病變時會引起腰神經的腫脹或被附近肌群牽拉而卡壓，於是形成感傳的不良，最後導致神經受支配的地方形成麻木，先明瞭了上述解剖學上形成腳麻的原因那麼治療腳麻的病症，就比較容易掌握方向。腳麻的原因尚有多種，有時一個小小的扭挫傷久治不癒的後遺症，其所發生的肌群、韌帶的受傷，也會隨著肌腱韌帶分佈的管道，迅速逆上蔓延至某個地方而形成氣滯血瘀的硬塊或組織纖維化，形成比正常組織較緊張的壓力，此種緊張的壓力會牽扯到附近正常的肌群作為代償，於是人體正常的結構即跟著改變，結構有了緊張的壓力，就會無形中形成前後左右不對稱的比例，人體結構一不平衡，功能性的軟弱、萎縮、亢奮於是發生，各種疾病於是紛紛形成。中醫說：「不通則痛，通則不痛」，人體的各部機能都要達到「致中和」，任何機能，過與不及都將是產生疾病的原因，人體肌群、韌帶及各部組織受到內在外在的因素不正常的

衝擊，自然會有各種疾病發生的可能。神經附著於肌群之上，肌群受到不正常的壓力，自會發生靜脈回流的不暢與神經傳導的不良，神經傳導不良了，腳麻於是漸漸形成。因腳下肌群韌帶等軟組織損傷而引起的腳麻可應用對應針法針在健側相對等部位的手或腳，療效易立時可見。

車禍引起的截癱，會引起雙腳麻木不仁，這是當今醫學界的一個難症，不過，截癱的神經經過實驗是可以修復的，其原理已獲得專利。腦血管疾病也會引起肢體痿軟無力和麻木，多發性神經炎是神經直接受到病毒或細菌感染，也會引起手足皮膚麻木，嚴重的氣血不足及手足冰冷，血液動靜脈的循環不暢，神經無法接受到正常的營養供給時，也會莫名其妙的發生麻木。腰椎第三橫突肥大症也會卡壓周邊的神經系統引起腳麻。腰薦椎的壓迫，椎間盤的突出也會擠壓坐骨神經引起腳麻，這種腳麻要當成坐骨神經治。其他不明的原因所造成的腳麻還是有的，怎麼治療就看所發生的病因再下治療的方法了。

感傳發生障礙的腳麻，正確頭皮針使用方法是絕對離不開的，當然可以在頭皮針的基礎上加上其他針法或手法以輔助其不足是無可厚非的，只要能把腳麻減輕或治癒，任何方法都是可取的。頭皮針的足運感區、運動區上點，感覺區上點、人字縫、百會左右45度角往後斜扎，都可以發揮無盡的功效。

外傷性引起的腳麻，就要看外傷的原因為何，要針對應部位，還是放血，還是阿是，沒有一定的規則，十二經筋手法改變肌肉的緊張度，讓血液回流順暢，營養得到應有的供給，腳麻也可當下發生質變。萬一腰部扭挫傷引起神經發炎受到橫突卡壓，也可在該經絡的五輸穴施針，或加上局部阿是，痠痛可當下改變祛除，對於皮下筋結引發的腳麻，可在筋結針刺或埋線或手法刺激都是方法之一。前所述內因引起的腳麻，針刺之外還得配合內服方藥及其他方法方能改善，脊椎病變神經受卡壓的腳麻，除內服藥外，用針灸或經筋手法、或脊椎矯正手法都可以做某種程度的改善。腰薦椎神經卡壓引起腳麻明顯而在他法不能治癒時，小針刀有時是必須考慮的方法之一。

總之，腳麻成因眾多，絕非全如教科書所規舉者，臨床上還得自己

去摸索並發揮辨症的功力以靈活變通，然後去決定治療的手段，這樣才能不致盲人摸象，把治療本病的方法、手段，發揮得淋漓盡致，這樣思路才能海闊天空。

茲舉腳麻治驗三例以為說明：

（一）陳老太太八十幾歲了，確患右側腳麻，已患病兩年以上，因扶養外孫，常想彎腰抱抱他們都不行，看她形容腳麻至不能著地、不能蹲下、且不能彎腰，準是腰薦神經出現了問題，究其原因或是老化或是被變形的脊椎卡壓不得而知。辨證論治之後，我從腰四、五椎的神經出孔扎針，目的是在喚醒神經的感覺，神經的通道從坐骨孔而出，那是股最大的神經系統，故續扎環跳、秩邊，及股骨大轉子與坐骨連線的中點，扎完之次日即來言曰，兩年之宿疾霍然痊癒，不過卻換成另外一邊的腳麻，我又以同樣手法扎其左側，亦一次即癒，她說：「如果你能治好我的病，我給你放個鞭炮，以聊表感謝之意。」後來果真在她的病治好之後不久，她真的送來了一塊匾額，且在診所門口風光的放了一大串的鞭炮。

（二）林先生，71歲，患左腳麻甚，亦已數年病史，痛苦異常，但屢次求治不癒，吃藥甚多也不見效果，恰逢我在新莊當執業醫師，當時適逢輪我應診，望他臉上老人黑斑甚多，頭髮也聊無幾根，我檢查其罹患腳麻的路線，並未發現任何明顯壓痛點，他只能形容是從大腿一路麻到腳的中趾，我認為那是腰五椎壓迫引起的感傳障礙，即用頭皮足運感區及強間一穴針之，運針不一會兒病即治癒大半，後一星期我又把那剩下的其他部分治癒，他很高興的與我合照一張，以資留念。

（三）洪李〇雲女士，58歲，新莊人士，患左腳麻木不仁，謂腳踏在地板上沒有溫覺，不知地板是冷的還是熱的，我用腳踏在她的腳趾上，她也不知痛癢，她自己用手搔抓皮膚也沒有感覺，罹患此病多年自是痛苦異常，別人看她身體健康似乎無病，可是自己心裡明白，深為此腳之麻木所苦，用自費推拿多次效果亦不明顯，初時我用頭皮針治療沒有明顯反應，後改以針比目魚肌與脛骨之前的腓深神經，立即有了效果，知道地板是冷的，我用腳踩她的腳，亦已知道有痛的感覺了，她為

此一針，有了無比的信心，後續治療數次而癒，不過後數次都以鬆解比目魚肌腓腸肌為主，鬆解小腿卡壓的肌群再加上內補氣補陽的中藥，治腳麻的效果會更好。以下是與林先生的合照，及針灸圖：

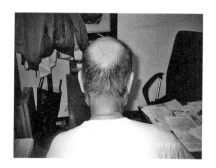 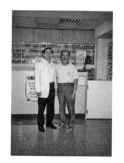

十八、肩臂痠痛的論治（含五十肩）

臨床上，看到肩臂無緣無故抬不起來的病人實在很多，因此，我們不能不對此問題加以重視，以及想出一個有效的治療方法。

肩臂痠痛抬舉不利，或無法後旋或上臂無法前伸，或轉動不舒……等等問題，是一般肩臂發生痠痛後所產生的諸多症狀，如果在還沒有發生組織沾黏的情況下，這些症狀是可以透過針灸或其他方式治療而成功的，萬一肩臂關節損傷，滑囊液滲透出來或組織發炎過久已經產生了沾黏，那麼採用針灸方式的治療，效果已是微乎其微了，屆時可能要與其他方法並用，因此，針灸治療還是有它的盲點存在，並不是治病的萬靈丹。

引起肩臂部痠痛的原因大致分為幾種：一是肩鎖韌帶的發炎，這其中包括了肩鎖關節肩峰骨的骨膜發炎，肩峰骨骨膜的發炎位置大抵是在肩鎖關節形成的巨骨穴與肩臂關節交接處，按壓疼痛異常，常有病患因此處發生疼痛而令肩臂不能抬起。二是內側喙肱韌帶的勞損受傷，按壓

會有明顯的痛點，也會影響肩臂的抬起及後旋和外張的動作。三是肩內陵這個地方的韌帶受損，解剖學上這個地方為肱二頭肌長頭腱鞘炎，其深處則為喙肱肌所過，若這個地方痠痛已久，可以在此摸出一條長長軟軟或已成條索堅硬狀的筋，一碰即痛，醫者常因不得其法而使病患的病情一拖再拖。四是後背肩胛骨上緣肌腱的發炎疼痛所造成，包括大小圓肌、崗下肌、崗上肌等，該地方的疼痛會讓肩臂無法往前或往對側方向推舉，這個區域有十四正經的肩貞、臑腧、天宗、秉風、曲垣所通過，從解剖上來說，肩貞為肱三頭肌所過，天宗則為崗下肌所過，一般來說，肩胛骨上方骨膜的痠痛，包括肩峰、鎖骨，一般的治療方法都不太令人滿意，作者認為對應用針法加上理筋推拿，療程雖較長但效果尚稱滿意。

　　對應方法又是如何？即是肩部對應大腿，在這裡把所領悟且證之有效者詳述如下：

　　如果是第一種原因，即肩鎖韌帶發炎所導致的肩臂外側痠痛，，可用大腿上段側面去對應解之，手三陽經循行至頭，故手的陽面影響著肩臂的側面，甚至還影響至頭部，手腳又有對應力學的關係會互相影響，故手腳可以順對，肩峰骨骨膜或其上附著的肌肉、肌腱、韌帶所造成的側面痠痛，大抵都能在大腿側面對應後生效，如果是第二種原因導致的肩臂前正中央的痠痛，同理，也可以用大腿上段正中央的部分去對應，不管喙肱韌帶的痠痛程度如何？只要影響到肩關節的活動，多能在針後痛止疼消，如果是第三種原因如肩臂扭傷後引起肱二頭肌的長短腱損傷疼痛，在疾病發生的短期，用肩腿對應法施針無效時，可循經取穴同側的魚際解之，不過此長短肌腱如因損傷或退化過久形成肌纖維化，則無法對應的居多，此時應「以痛為腧」改針阿是，如果是第四種發生在肩臂肱骨鎖骨內側處發炎腫脹過久所形成的痠痛，由於其內側肱二頭肌長頭腱鞘發炎及喙肱肌所通過，當該處發炎腫脹過久的時候，常可觸摸到條索狀的肌腱或筋結，這種方式所造成的肩臂痠痛，可用大腿內側去對應，無效時方以健側肩內陵區相同部位去對應，也可用腳內踝前的內踝扭傷穴解之。此外，如果肩臂痠痛影響到後背的崗上肌、崗下肌及

大小圓肌，由於此處有手太陽小腸經經過，這個地方的痠痛會造成手往對側伸展不舒，或令同側手的上下臂痠軟無力，循經取穴扎後谿最好，後谿對肩胛骨上方及其附近的肌腱痠痛，只要病程未深，肌腱尚未萎縮老化，一般都有針到病除之功，董氏奇穴的重子、重仙對此病狀效果尤佳，不應時再改針其他部位或用其他方法，如直接針阿是或用經筋手法。如果肩臂痠痛難以抬起，有的是腋下神經受到附近肌腱卡壓之故，使腋下筋膜攣縮拉扯，發生於此部位的肩臂抬起不力，應以手少陰心經的神門遠端取穴解之，可達即刻舒緩之效，不效時應以十二經筋手法為之。

　　肩關節損傷尚未沾黏而產生痠痛令手臂抬舉不利的情況，處理方法並不困難，用所述上法大抵都能功成身退，但值得一提的是，如若只感肩關節不利並無明顯壓痛點只覺深部不舒者，則對應治療方向不易拿捏，此時，腿上對應之針全下，會有意想不到的效果。

　　除此之外，肩臂關節損傷不利抬舉，在尚未沾黏的情況下，用對側足三里下一寸的足中平穴亦能產生特效，不過此穴進針應深，方能達到應有的感傳效果，足中平的針法有如條山穴，條口屬足陽明胃經，承山則屬足太陽膀胱經，兩經在鼻旁8分處相纏繞，歷代臨床醫家皆喜用此穴，董氏奇穴的腎關亦對此症有良效。

　　傳統經穴的肩三針，個人經驗認為效果尚不能令人滿意，在此不予提倡。

　　肩臂痠痛抬舉不利的對應針法大抵已如上述，讀者可以參考，作者所提的這類針法，是傳統針法所未曾提及的，可以說純屬個人的領悟與創見，有別於一般中醫、骨科、復健科的處理方式，經臨床多次實驗，對於沉疾常能針下立起沉痾。

　　如若肩關節發生了無菌性炎症又不急於處理，周圍的組織血液無法流暢或有惡血瘀阻使炎症無法消除時，久之將形成肩黏連性關節囊炎，即一般俗稱的「冰凍肩」，屆時將難以處理。冰凍肩有如肩部的關節被冰凍起來一樣，活動功能完全受限，不能做上舉、外旋，外展等諸動作，一碰即痛，是目前醫界所遇的難症。

　　冰凍肩要用漸進式的傷科及理筋手法處理，或用小針刀切除硬結或條索狀造成拉扯的筋，再配合針灸溫針及自我復健治療，再服一些補氣補陽的藥，病情自會慢慢好轉。有關復健的動作公佈於下：

　　1.假設右肩沾黏則以右肘及下臂平貼門框用身體的力量抵住，右腳成微弓步，後腳蹬直一按一放，直至肩痠為止，2.面向牆壁腳一直一彎，讓患側手自然下垂在床外，利用地心引力手自然下垂的關係，把肩沾黏的部分慢慢剝離，3.人坐在床緣，4.雙手慢慢從側邊用力抬起，5.若能雙手交叉合起最好，6.然後慢慢從面前放下，7.最後又回復原來位置，8.手膝撐在床上像小狗的動作，目的要使肩受力點沾黏的組織能漸漸的鬆開，9.至鬆開一定程度時再用單手撐著向左向右向前向後使力，如果每天能持續做一百下，相信會有很好的收穫。10.如果可以買條彈力帶，把彈力帶綁在椅子腳下，人坐在椅子上用患側手反抓彈力帶使力往上拉起，也可幫助冰凍肩的復健。

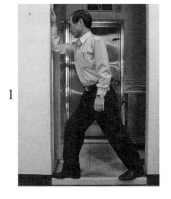
1

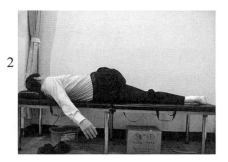
2

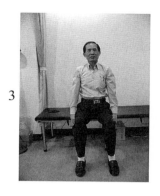

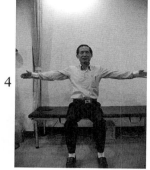

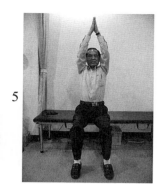

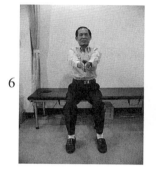

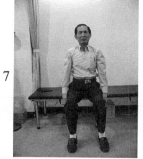

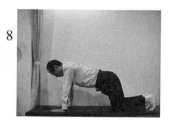

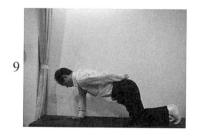

　　例：張〇玲女士49歲，病例號碼0002001，2012/4/18初診，自訴2012/1/9騎機車被自用小客車撞傷以至鎖骨斷裂，西醫骨科叫她用吊帶固定不能亂動，她很聽話的乖乖照做，這個動作一做就近三個月，結果固定器拿掉之後肩關節沾黏變成手不能抬高，意即成了標準的「五十肩」，後來病急亂投醫，中醫診所到處看，但都很失望地發現一點效果都沒有，後經人介紹來此，我對這種難纏的病除了先針灸外，還得親自

用手法理筋，第一次她就感覺到有進步，隨後的十幾次都是這樣治，除了正規的針刺外，如崑崙、三間、後谿、肩井、膏肓、陽陵泉、足三里……等等之外，有時隨著她講的病情變化而針阿是，5/4日自訴背後菱形肌痛，我摸背後菱形肌痛肌纖維化，因此只能照阿是針菱形肌，如下圖，每次都對影響肩關節周圍的軟組織針刺及推散，很順利的把她的五十肩治好。下圖右是未針時手僅能抬起的高度，十六次後手已能抬高如下圖（三十次後幾近恢復），其他五張為使用經筋按摩順序圖。

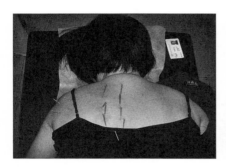
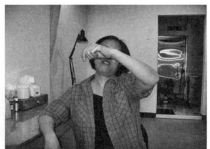

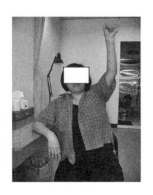
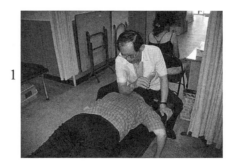

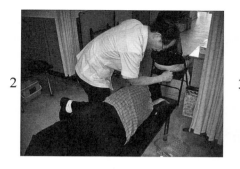
2

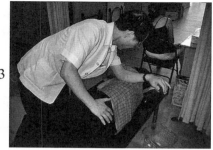
3

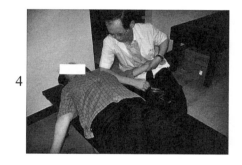
4

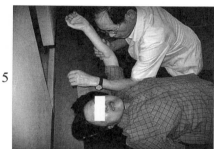
5

十九、肩關節抬舉不利的治療經驗

肩關節痠痛，或肩關節抬舉不利有很多原因所造成，常見的有：

一、肩關節的自然退化。

二、頸肩斜方肌、崗上肌受損所牽引。

三、頸椎局部病變病理所造成。

四、外傷後遺症，如外力碰撞、跌打損傷等所造成。

五、局部的勞損所致，如過度勞動過度使用肩關節等。

六、關節半脫位也會形成。

　肩關節抬舉不利，有的可找出明顯的病因，也可以找出明顯的痛點，有的病因則很難找出，只覺得肩關節不舒而已，故有時還需靠X光

片及理學的檢查才能明確診斷，對於可明顯感到那一部位有明顯痛點者，治療上比較有跡可循，對於只感到異常不舒按壓找不出痛點的，則只能考慮其他方法去治療，只有一步一步的試了。

一、對於只感到手臂抬舉不利，但又說不出痛在那裡的，可用對側足三里下一寸的足中平穴與同側的陽陵泉去扎，足中平須用長針深刺，並須用較強的刺激量，這樣才能容易顯出效果。

二、如果可以找出壓痛點的存在而使肩關節抬舉不利的話，可用前述的手足順對方法以肩臂對應大腿的方式治之，可取得不錯的療效，這樣的對應方法，前有專章述及。

三、對於按壓疼痛明顯者，如以上第二法無效，可參考第三的循經取穴法，若疼痛為肺經所過的地方，可找魚際穴扎，痛在肩峰鎖骨至肩髃一帶的屬手陽明大腸經所過要扎輸穴三間，痛在上臂後側屬手少陽三焦經經過的地方，則要扎在外關或中渚，已經發生在後背肩胛骨的地方屬手太陽小腸經經過以扎後谿為最恰當，如是發生在腋下的肌腱牽扯拉緊，手少陰心經的神門是最好的考慮。

肩關節抬舉不利是由於組織沾黏的話，那麼以上的針灸方法通通沒效，必須用傷科理筋手法把沾黏的組織一點一滴的拉開，把附近牽扯的肌肉鬆掉，緩緩治療方能有逐漸轉機的地步。

因肩上骨膜發炎使手臂抬舉不利，在痛點處放血把瘀血吸盡，是否可以達到同樣效果？答案當然可以，只是用此法所花的時間要比較長，病人痛苦醫生也比較麻煩，以現在的時代，一般人大都無法接受，而以上所述針灸方法都比放血法快且能立竿見影，故在這種情況下的放血療法除非不得已才用。

肩內陵的發炎痠痛所造成的肩關節不利：（1）可扎對側的肩內陵相同的部位，（2）用對應方法扎在大腿內側，應可以達到立即止痛的效果，如果純用傷科手法，那花費的治療時間可就要比較久，肩內陵的痛還可扎對側內踝扭傷穴，至於阿是穴也是很好的選擇，都可一試。

下圖這一位中年壯漢，左肩臂痠痛無力抬起已久，肩臂上方痠痛處被拔罐多次不癒，我用腿肩中一、二穴及腿肩外一穴對應，在加同側陽

陵泉，針下一會兒功夫手臂即能活動自如，他臉上頓時露出微笑。劉老師，51年次，患右肩臂不能抬起的疾病已有一段很長的時間，曾到醫院檢查，西醫居然說她患的是腕隧道症候，弄不好要開刀，後由楊老師帶來，我一看是肩關節輕微沾黏的毛病，與腕隧道症候無關，她的喙肱韌帶會痛，我用外踝扭傷穴對應，肩胛外緣緊繃，我用後谿，肱橈肌痠，我用足三里及陽陵泉，針後手很快的便可高舉了，可是這種病雖有一時之效，很容易又恢復原狀，必須打鐵趁熱，繼續治療為佳。

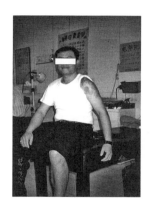
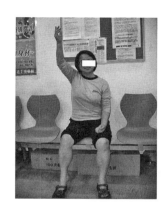

二十、肩峰鎖骨疼痛的治法

　　肩峰鎖骨關節是由肱骨、鎖骨、與肩胛崗所共同構成，其上附著肌肉、肌腱、韌帶，其間尚有淋巴、血管、神經及經絡通過，是一個非常複雜的組織，有幾個重要的穴道圍繞著肩關節，如肩臂接合處的肩髎、肩髃，肩胛崗與鎖骨圍繞的巨骨穴。肩峰是肩胛崗的最高峰其下連接著肱骨，而所謂的肩峰鎖骨痛是指巨骨穴至肩髃穴之間骨膜所發生的疼痛，究其發生疼痛的原因不一而足，有的肩臂扭挫傷存餘的後遺症，有的則是工作勞傷，或運動受傷所引起，有的則是其上附著的軟組織因疾病如扭挫傷、中風後遺症、脊椎側彎等……牽拉或攣縮所形成，但也有

一部分的病人，不知疼痛如何發生，也不知何時發生，只有在肩臂平抬或舉重物時才發覺異常，對於找不出原因者，吾人把它歸類於經絡的氣滯不通，軟組織老化、緊張或質變卡壓了其內在血液及淋巴的循環，導致養份供給不良產生了不通則痛的病變，臨床上這種發生在肩峰鎖骨上疼痛的病人不難碰到，他們的症狀大抵都是肩臂抬起吃力，肩如有物重壓，或者是肩臂活動不能隨意自如。

這種疾病仔細詢問病史或檢查常可發現肩峰與鎖骨接合處疼痛拒按的現象。對於這種疾病，利用一般傷科手法則不外乎滾、揉、推、按，再電療、敷藥，效果不甚理想，且療程甚長，如果應用放血法，雖也有立竿見影之效，但放血要放得其法，一定要把瘀血出盡，才能見到功效，否則不但不效，反而徒增痛感而已，這是作者過去經常使用放血的心得，現在的人不比以前，一般人都不願意接受，如果利用對應針法，把肩峰鎖骨對應在同側或對側大腿的側邊，則常有意想不到的效果，若對應部位正確，當下即能使病情緩解，如若利用十四正經的遠處取穴法，則可取手陽明大腸經的五腧穴三間以治之，取穴正確，針感又能得氣，對於症狀的解除並不困難，能有這樣的結果，這完全是經絡走向的關係，手陽明大腸經從手走頭，經過肩髃後再經過巨骨，故遠處取穴效果極好，臨床經驗屢試不爽。

但是如果鎖骨痛發生在經絡之外，無正經可循時，就要利用對應的方法了，以體位的相等部位去對應，若發生在骨，則以骨治骨，如右鎖骨痛，痛點不在經絡之上，可用體位對應在左側，也可把病痛解除，如以上所述都無效時可用阿是補救。

二十一、肩前喙肱韌帶扭挫傷後遺症的處理方法

肩前韌帶扭傷或挫傷屢次不癒引起的後遺症相當的常見，有的是運

動受傷，有的是工作勞損積勞成疾，例如搬東西、扛重物，過度使用所致，有的則是車禍撞擊或跌仆損傷所造成，這個位置的疼痛非常棘手，一般療法，大抵採用推拿、熱敷、電療、拔罐的多，西醫復健科則大抵採用超音波或向量干擾波去治療，但以筆者經驗，這些治療方法都是耗時耗日，進展緩慢，若以對應針法或傳統針法的循經遠處取穴，則情況不同，一針見效，立起沉痾的例子到處可見。有一病例，因騎機車跌倒，撞擊肩前韌帶，在某中醫醫院用電擊片治療並推拿一段時日後未有明顯進展，逢我看診，事先我採用對應針法扎在該患者病側的同側大腿上，並未達成預期的效果，之後，轉而思考其他的取穴法，心想，該患者的病位在肱二頭肌長短肌腱的起點，相當於肩前正中這個地方，正好為手太陰肺經所過，手太陰肺經起於胸的中府穴止於手大拇指的少商，利用槓桿原理，以遠端取穴去消肩前之痛，可在手太陰肺經的遠端魚際處下針，常效如桴鼓，針後疼痛立消，這是個遠端取穴的成功實驗，後每遇此症常對應與循經交叉用之，常能得心應手，經曰：「不明經絡，開口動手便錯」，明瞭經絡，治起病來常能隨心所欲。順便一提，針魚際仍有手法與針感的存在，不可忽略，否則效果大打折扣。肩前軟組織的損傷，若已成條狀鼓出者，取魚際要近肉處，若此軟組織的損傷尚在初期肌纖維仍維持彈性者，則取魚際如常法，若正經不效時，取阿是慢慢治之。

二十二、膝關節周圍炎及初期退化的處理方法

膝關節正中髕骨痠痛及膝內側韌帶痠痛或者發生於膝內外側的骨膜炎，是臨床經常碰到的病症，醫者或傷科師父碰到這種病症都非常棘手，因為這種病症的確不容易在短期間治好，中醫對於此種病症除了推拿、熱敷、敷藥、電擊片電療之外，其他的方法尚有放血及經筋手療法，內

服藥物可以輔助，不過，碰到退化性關節炎形成腫大有如鶴膝風者，或是膝已換過人工關節者，恐怕對應針法也是愛莫能助，只能扮演從旁協助的角色，碰到退化性的關節炎還是要從多方面考慮治療才是正途。

膝關節周圍炎包括那三個部分呢？第一，就是膝蓋正中的髕骨內韌帶發炎，也包括膝蓋骨正中的髕骨骨膜發炎，第二是膝蓋內側的韌帶發炎，那是股骨下髁與脛骨上髁的內緣，按之疼痛異常，第三則是膝蓋外側的韌帶發炎，位置在股骨下髁與脛骨上髁外緣，以上三種是臨床上比較容易碰到膝蓋疼痛的情形，治療方法是當你碰到膝蓋正中包括髕骨及其內側韌帶發炎時，我們可以從對側的肘尖正中下針，謂之肘膝正中線，病在上，取之上，病在下，取之下，把握體位對應的原則即可，只要針下痠脹，就是得效的時機，一般都能在針下取得針感後得效，如果是膝蓋外側韌帶發炎疼痛，則應扎對側肘尖與肱骨內上髁之間的縫隙，謂之肘膝外側線，反之亦然，不管是膝內側或是外側的韌帶發炎疼痛，只要疼痛超過肱骨內外上髁之外，對應方法就不適用，此時的韌帶或骨膜疼痛就只好改採其他方法了，順便要說明的是對應針法雖然有效，但也有不靈光的時候，不效時再改採阿是，直接扎在痠痛的筋結上，只要扎的對，效果一樣很好。

經筋手療法是根據內經十二經筋演繹發展而成的另類新療法，如附著膝上下的肌腱老化成條索狀僵硬時，除了針灸外，經筋手療法適時的被採用，在醫療上出現盲點時，它將成為有效的利器。

關於膝內外犢鼻穴內側的痠痛，以內外犢鼻直接針刺能有很好的治療效果，對應則以對側肘的肘膝內、外側線成45度稍向下的方向對叉會有不錯的效果。又因其內有十字韌帶交叉，有許多經絡相通，故犢鼻穴內的痠痛也可用足三里、陰陵泉、陽陵泉的傳統膝五針治療。

所要提醒者，膝蓋痠痛的病變，還要檢查腓脛骨有否移位？移位時所產生的痠痛，要用經筋手療法並加傷科手法復位。

對於髕骨內韌帶退化，可用粗針往髕骨內進行針刺或針上加以電針或溫針，很快地即可使髕骨韌帶緊張度變得比較鬆軟，利用這種方法可以治療因膝關節退化導致不能蹲下的老人疾患。膝膕因久站或使用過度

也很快會導致該處的肌肉飽滿鼓起，一樣會使膝蓋不能蹲下，這時的治法就要從後膝膕及健側的肱二頭肌下功夫了，一面針，一面推按，會有意想不到的效果。

　　例如：劉先生罹患退化性膝關節炎，手扶著診療椅才能蹲到這種地步（如下圖），造成生活上的許多不便，他的膝外觀看不出明顯的變化，但是用手觸摸卻有許多筋結沾黏，我用髕骨下方針刺並加以通電，數次後居然能自如的蹲到底，蹲到底的照片可惜沒有拍到。另一圖中的老太太非常勉強才能將膝蓋蹲下身去，要站起來則更糟糕了，必須扶著東西才能很吃力的站起來，我檢查她的膝蓋前面有很多筋結纏繞著，這些筋結一按就痛，我用肘膝內外側線對應，一下子便不痛了，拔針後請她再試，很快的便可輕易的站起來。最右圖是膝關節退化的針法，針上可加以通電。

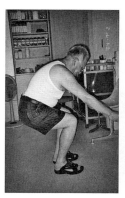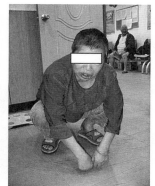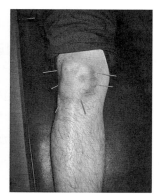

二十三、膝蓋痠軟無力如何處理？

　　膝蓋關節痠軟無力的症狀，發生在中老年人身上的機會較多，但由於文明的過於進步，人們在工作之餘喜於休閒而不喜運動的人士卻越來越多。於是，膝蓋的功能提早退化及膝蓋痠軟無力的例子到處可見。曾

治許多老人膝蓋無力，他們共同的特點是一屁股坐在椅子上就站不起來了，如果要站起來就要用相當大的力量，青年人除非膝蓋有扭挫傷的病史，否則很少有膝關節無力到站不起來的地步。老年人的膝蓋無力就不一樣了，究其原因有以下諸般說法，一、由於長年的勞累，損傷肝腎，若再加上缺乏營養的供給及不知保養，終致積勞成疾，使膝蓋的生理現象提早老化，二、更年期過後，由於荷爾蒙的分泌不足，導致骨質的快速流失，骨質的快速流失又會導致骨質疏鬆，這些都將使膝關節功能性的提早退化，膝關節自然退化所形成的無力與因扭挫傷形成的無力，在病因上基本是不一樣的，嚴格講起來，膝蓋自然的老化比較難以治療，不僅需要長期服藥，也需要用到一些復建，諸如針灸中的溫灸法。三、久走則傷筋，久站則傷骨，膝蓋長久磨損，而形成無力的狀態，四、膝關節長期受力的不同會導致骨盤的歪斜，骨盤的歪斜又會引起另一種疾病的發生，人們由於走路時要保持平衡的關係，在走路進行中所產生的震盪係數會波及腦部，腦部的大腦皮質若發生障礙，膝蓋無力的症狀也就因此產生，五、其他因病或膝曾有扭挫傷史所造成的原因也會導致本病的發生。

發生了本病應如何治療，一般而言，一、可用溫灸的方法，在犢鼻穴針上加艾草灸之，不過需要連續治療方能使症狀減緩。針上灸可使溫熱傳導到經絡上，使經絡氣血循環加速，不過針上灸有一個小缺點，會常使針孔形成小小的灸疤。為了使膝蓋力量增強，也可在頭上的足運感區下針，可能會發生些許互補的作用。二、以對應針法行之，〈標幽賦〉曾言：「交經繆刺，左有病而右畔取，頭有病而腳上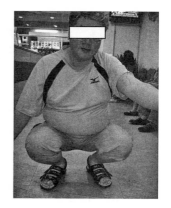
針」，可用健側的肘膝內側線及肘膝外側線去對應，常有針下病除之功。三、近人常用董氏奇穴重子、重仙治膝蓋的有關疾病，亦有不錯的效果。四、內關可以強心，膝蓋無力與心臟無力有關，因此針內關以治膝蓋無力病是合乎邏輯的。五、如膝蓋之無力是屬感傳上的障礙則應用

頭皮針足運感區治之。六、如有扭挫傷史則要根據其病發生的原因做一適當的處理，或用針灸或用十二經筋手法處理會有異曲同工之妙，六、傳統十四正經的膝五針，也就是陽陵泉、陰陵泉、內外犢鼻以及久鶴頂，對於此症或許有改善的效果，不過要在純熟的針技為前提下實施，否則必將進展緩慢。七、董氏奇穴的肩中穴，對於膝蓋痛或痠及無力，都有不可思議的效果。

膝為肝之府，膝蓋無力牽涉到肝腎的虧損，骨骼的退化就是生理現象的老化，應積極治療，否則病情將日益加深，當然膝蓋無力的病症也牽涉到鈣的足與不足，骨質是否疏鬆。不管怎樣，盡快治療總是對的，這些症狀要用內服中藥去補充，不是光靠針灸就足夠的，中藥有歸耆建中湯、獨活寄生湯、健步虎潛丸、龜鹿二仙膠等藥物，常吃久服可以減輕膝蓋痠軟無力的效果，如若加上平時持之以恆的鍛鍊，相信此病會很快的離你遠去。

在養生方面，平常就要持續的運動以做預防，老年人的運動以漸進式的為佳，例如散步、爬山、打太極、練氣功、游泳等都是很好的運動，如果持之以恆，膝蓋得到了適當的鍛鍊，老來時病痛就不會降臨在你身上。

如果膝蓋退化形成關節炎，摸到外面的骨膜會痛的話，是屬濕熱，常會造成腳伸直不舒的症狀，這時就要在骨膜痛處針灸或放血，如是膝蓋關節內側纖維化令腿伸不直者，這可能除了要用到針之外，其他的方法也要用到。

二十四、膝膕筋緊疼痛的對應針法

膝膕附近筋緊或筋痛的患者相當的多，有的是因扭挫傷後遺症所致，有的則是因腓骨移位肌束牽扯的筋結所造成，至於因久站、久蹲或肌腱勞傷積勞成疾的亦佔相當大的比例，連自己本身也不知道是什麼原

因引起的也大有人在。年紀大的人也許是前膝退化性關節炎牽引致後膝膕筋緊疼，這是日久氣滯血瘀所形成的瘀痛，這種解釋應合乎邏輯，因雙膝支撐全身重力過久，由於人體垂直力學的關係，易於產生血液無法回流的現象，因營養無法適時供給，軟組織損傷於是形成，此症亦會發生在二、三十歲的年輕人身上，究其原因乃與文明病、工作壓力大、運動時間過少有重要關係。我曾在某中醫醫院同一個晚上一連碰到三個同樣疾病的患者，都是以膝膕疼痛筋緊為主訴，膝膕筋緊會常令患者蹲下不能，或蹲不到底，影響作息非常大，一般來講，這是個很棘手的問題，我把經過描述於下；第一個年輕的小夥子，是膝膕靠外側的地方筋痛，令他的腳不能自然的彎起，我檢查他對側上臂的肱二頭肌按壓有明顯的壓痛，因為一般說來，人體的結構非常奧妙，是有對稱性的，一旦疾病產生，往往都能反映在某個特定部位上，而膝膕筋緊疼的反射點是在對側上臂的肱二頭肌靠近手肘的地方，這是我多次臨床經驗所發現，為什麼會在對側的肱二頭肌產生痛點？想是因人體走路向前邁進所發生的平衡對應關係，因此可想而知，要治膝膕筋緊疼痛的病，就要尋找對側上臂肱二頭肌的壓痛點扎針，於是，我把針扎在該患者肱二頭肌的痛點上，不一會兒功夫腳就能彎下，他自是高興非常，旁邊的患者看了亦引以為奇，第二位患者原本趴在診療床上，他是一名搬運工人，他也有腳不能蹲下的毛病，看到我扎該名年輕人能立即得效，也不敢相信的說：「有這麼好用嗎？」，心裡也頗想試試，因為他也被此病纏綿許久，我徵詢他的意見，問他想不想試試？他立即回答說：「當然好啊！」這位工人，四、五十歲的樣子，我也依樣畫葫蘆，在他膝痛點的對側上臂肱二頭肌上扎上幾針，隨後，令他下床試試，他很聽話的也下床試了幾次，然後點點頭說：「嗯，真的有差」，第三位患者是一位五、六十歲的歐巴桑，她的膝蓋也蹲不下去，為了此病也醫了好一陣子，一直沒有進展，她請我替她治療，我答應了她，我也把兩手上臂的肱二頭肌壓痛點都給各扎三針，針下後再請她蹲下試試，她試後也說：「真的有差」，不只這些例子，以往碰到類似情狀的患者，我也都如此處理，大抵都能效如桴鼓，如果能在扎後，又從後膝膕緊筋疼痛處施予

針刺按摩並推拿，把氣滯血瘀的地方令其加速消散，或用十二經筋手法將膝關節上下的緊張處給予舒緩，讓其上下的血液流暢，定能使病情加速恢復，這是我多年來使用此法治此病的經驗，如果針對側肱二頭肌後效果還不明顯，則應在膝膕筋緊僵硬處下針，多針幾次後氣滯漸散、經絡漸通，很快的膝蓋又漸漸的恢復，又能如意的蹲下去了。不過針刺膝膕附近，深淺度要拿捏好，不可過深，若扎到血管會隨即腫脹不能走路，病情會比原來更嚴重，此時急救的方法就是趕快冰敷，直至裡面的血管不出血了方能停止，否則容易產生醫療糾紛。

茲舉一例說明：

對於膝膕處飽滿筋緊導致蹲下起立受限，除了可用阿是針刺之外，用對應針也是一個很好的選擇，圖下這位陸先生右膝膕筋緊能蹲下去但不容易站起，我連三次都是用對應左手上臂針之，每次的進步都極其可觀，可見還是有其效果。

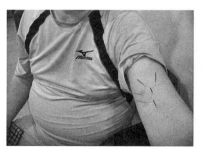 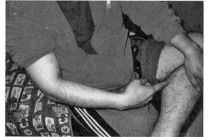

二十五、媽媽手如何用針灸治療

媽媽手俗稱三十腕，是婦女常見的傷科疾病，為什麼此病好發於婦女？據個人臨床所見，認為婦女天生力氣大抵上而言皆比男性為弱，男性屬陽，女性屬陰，屬陽者喜動，屬陰者喜靜，是故一般喜愛長時間運動者皆以男性為多，而女性因有月事、生產、帶小孩及家事所拖累，

力氣天生又小，故喜愛運動者較少，就算有，在總體統計上運動量還是不比男性為多，所以女性在使用手腕的技巧上就比較不如男性，因此，一旦婦女在使用手腕出力的過程中，因體力不耐、使用不當或過於使用時，皆易發生此症。

媽媽手只是俗稱，正確的名稱是經過橈骨莖突的外展拇長肌腱和伸拇短肌腱的共同腱鞘在日常活動中，拇指的對掌和伸屈動作過多，使外展肌和伸肌不斷收縮，以致造成該部位發生狹窄性的腱鞘炎。

媽媽手又稱奎緬氏症（De Quervains Disease），症狀是手腕在大拇指側有局部壓痛，輕輕一碰即疼痛非常，患者會有緊繃感或腫脹感的異常感覺，嚴重時會影響到手腕下壓的動作。

究其媽媽手發生的原因，是由於手部肌腱過度施力或長期重複性動作所導致，如買菜提籃過重，長期性的抱小孩，使外展拇長肌及伸拇短肌的肌腱在共同的腱鞘中過多的來回磨動，日久勞損，即可使腱鞘發生損傷性炎症，造成纖維管的充血、水腫、肥厚、管腔變窄，肌腱在管內滑動困難而產生相關症狀。從事輕工業的工人、電腦操作員、從事包裝工作或擰衣動作過於頻繁者，易患本病。體弱、血虛、血不榮筋者易發生本病，若局部病變遷延日久，腱鞘纖維化和攣縮，腱鞘腔越變越窄，將使症狀更為頑固。

媽媽手的處理方式應先以正確的傷科理筋方式治療，但在發炎狀態下是不能推拿的，否則會越推拿越腫，此時用對應針法針在對側或踝尖最好，等到發炎漸漸消退才能在局部扎針，或兩法交叉互用，針後再給予敷藥則療效會更好，一般傳統正經穴道大底取用陽谿、合谷、曲池、手三里、列缺、內關、外關等穴，但雖然「經之所過，病之所治」，但對於本病，不管是用手太陰肺經或手陽明大腸經穴道如魚際、三間、曲池、尺澤，療效多不肯定，但應用「對應針法」則不同，對於本病有兩個方法可以使用：一、把針刺在健側手的橈骨莖突相同部位上，病即刻減輕，二、把針刺在對側的內踝尖點上，可一豎一橫刺之，亦可採用齊刺法，馬上有立竿見影的效果，只要針刺經過大腦反射，患側的疼痛將即速減輕，疼痛減輕了，手腕下壓不舒服的感覺會跟著改善。

預防本病的發生，要在平時下功夫，在提重物或要用到手腕做任何動作之前，最好先手腕自我活動一番，氣血足了、流暢了，才能去做你想做的事，否則媽媽手隨後又來，屆時受痛苦的還是自己，不可不慎。舉例說明如下以資參考。

媽媽手雖俗稱三十腕，其實五、六十歲的人亦會罹患，右圖中之汪女士年近六十，為了抱孫子而罹患此疾，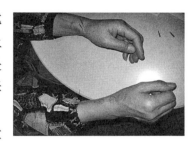初不以為意，後來發現越來越痛而來就診，我以左手相對位置對應，立即消炎止痛。以下兩圖為不同的女士，罹患的皆是媽媽手，即橈骨莖突的外展拇長肌及伸拇短肌肌腱發炎，治法皆相同，左病取右，右病取左，效果斐然。本病在急性發炎狀態也可用對側的內踝尖點對應，可以一橫一豎針之，亦可齊刺。

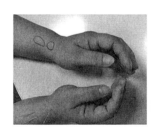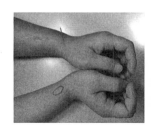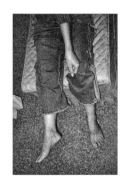

二十六、手腕扭傷的類型及治法

人類最擅長使用的是雙手，因此由雙手而引發的軟組織損傷便不計其數，手腕扭傷便是其中之一，因手腕扭傷而導致的工作不便，或甚至不能工作，常帶給其個人及工作單位的損失是勿庸置疑的，因此，對於手腕扭傷的預防不可不慎。

　　手腕扭傷是指腕部的舟狀骨、月狀骨與下臂的橈骨、尺骨盡頭間隙，由於外力的因素或自身過於使用腕部的關係而導致該間隙過於狹窄或附著於腕部的肌腱韌帶損傷影響了腕部活動及屈伸動作之意。過於狹窄的原因，有的是由於外力撞擊，有的是自身過於猛力而造成的移位或不移位而純為肌腱及腕部韌帶組織損傷的傷害。一般常見的手腕扭傷大約都離不開這些類型。

　　對於常見的手腕扭傷，共分為五種類型，其一，是手大拇指與橈骨莖突間的伸拇長短肌腱群，其位置相當於傳統經穴的陽谿穴處，發生於陽谿穴處的扭傷，吾人暫稱為腕前側扭傷，此處的扭傷，大部分皆由勞傷成疾，手腕用力不當或由其上之肱橈肌腱群勞損後所形成的氣滯血瘀蔓延而起，治療方法有三：1、若是由其上之諸肌腱群肌肉緊張勞損所引起的氣滯血瘀不通，則先以傷科手法推揉其上緊張或勞損之肌腱使其舒緩，讓腕前側扭傷的肌腱群能得到血液之供養補給而得以修復，再敷以消腫止痛疏經活絡之膏藥，如此方能使其病兆得以復元。2、可用針刺法行之，若病位淺或在扭傷初期，可用對側內踝前緣之內踝扭傷穴貼骨由上往下扎之，若病人內踝下照海處肌肉豐滿，也可在內踝下緣針由左往右或右往左貼骨沿皮扎之。3、若病位深，則應以健側手的陽谿穴處交叉扎之，只要針感發生，大抵皆可立即取效。

　　其二，是手腕背面正中扭傷，手腕背面正中在解剖學上有橈側伸腕短肌及其肌腱鞘和伸指及伸小指肌腱鞘在此經過，此處之扭傷若為橈骨及尺骨之移位所造成，則應先以復位為優先，復位後某些扭傷疼痛得以立即緩解，除非復位後尚存有痠痛，再行理筋手法之處理，理筋方式及針刺效果甚速，此時之針法應用對應針法，把針扎在對側腳之解谿穴，疼痛可隨針下而立止，針刺的方式有兩種：1、是自解谿處成45度斜扎而入，直至針碰到骨頭為止。2、自解谿穴上寸許處針沿脛骨前緣貼骨由上往下扎之，效亦斐然，在此一提的是，如果橈、尺骨的移位沒有先給予復位，針灸是無濟於事的，若檢查骨頭沒有移位的問題，只是存留的後遺症，施於針灸理當有效，但此處所指的針灸乃指「對應針法」，並非傳統的經穴。

其三，是手腕外側的扭傷，暫稱為腕外側扭傷，腕外側的扭傷有的還是跟尺骨移位有關，因尺骨移位所造成的外腕扭傷應先檢查尺骨頭與腕部月狀骨間的間隙是否有在正常距離範圍之內，若有移位，則此間隙變小，則應先予手法復位，只有在尺骨與月狀骨間的間隙歸位的條件下，外腕的扭傷才能得以解決，倘若檢查該處的間隙尚保留在0.5公分以上，則可證明尺骨並未有移位問題，此時問題出在筋或肌腱或韌帶的損傷，此時應用「對應針法」是最適當的時機，其處理方式為：1、把針扎在健側手相同的部位即可，痛在那裡就針那裡，2、用交叉對應原理把針扎在對側腳踝的外踝前緣或外踝下緣皆可，但以外踝前緣的外踝扭傷穴較有效，3、若外腕僅在做外旋時不利，找不到病兆或痛點時，則用頭皮針的囟會成相反方向扎針，因此種型態的扭傷方式大抵跟感傳的障礙有關，外腕的扭傷若能找出痛點，則以直接針在阿是穴上最好。

其四，若屬腕陰面的扭傷，處理方式比較棘手，一般傷科的理筋方式效果不彰，以個人經驗而言，把針扎在對腳內踝骨邊緣，一針平內踝尖為主針，其上一針是倒馬針，這種針法最有效，命名為「踝內腕扭傷一、二穴」，可隨病位而調整針刺穴位的高低度，本書有此病例記載並有照片如後，讀者可自行翻閱參考。

其五，如果手腕扭傷是發生在橈骨與尺骨接合處的上緣，則應先檢查兩骨頭是否已經歸位，未歸位時要用手法讓其歸位，歸位後仍遺留疼痛者，方用健側對應，本書後有此病例之案例。

以上五種型式之扭傷，用手法歸位後又加行針刺仍無效者，可用阿是或不得已以放血法行之，放血有袪瘀活血、通則不痛的作用，效果甚速，但其缺點乃是行放血針刺時較純用針刺為痛，且放血易有傷口或疤痕存留，故除非以上諸法皆無效時方行此法為善。

媽媽手也是手腕扭傷的一種，是外展拇長肌、伸拇短肌發炎在通過橈骨莖突時受卡壓引起疼痛的一種症狀，其成因及治法在媽媽手的成因與治療篇章中已有詳述。

由於手腕扭傷影響工作甚劇，因此平日預防此病的再度發生非常重要，有很多人士因對於手腕扭傷的預防不甚積極，因此常導致習慣性的

扭傷，造成不必要的困擾。要如何預防手腕扭傷的發生，首重不要過度使用腕部，或過當使用，其次要做手腕的暖身運動，甩甩手活動活動，並常運氣於手腕使達於指尖，如此手腕扭傷的機率定會大大的降低。

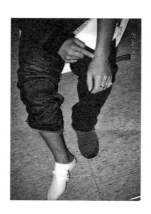 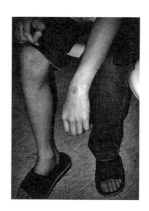

左手腕前側的扭傷用健側腳內踝扭　　左手腕正中處的扭傷針對側腳的解谿傷穴
傷穴對應。

　　左手腕陰面的扭傷，按壓疼痛異常，經久不癒，若骨頭並未移位而純屬筋的扭傷，應用對應針法甚快，可扎在對側腳脛骨內緣的內腕扭傷一、二穴，常能效如桴鼓。手腕扭傷也可用左右對應法行之，如下圖右外腕扭傷用左外腕對應。

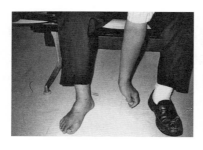 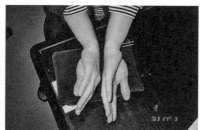

二十七、腳踝扭傷遺留後遺症的治法

　　腳踝各種扭傷的病症，在以傷科為主的中醫診所時常可見，為什麼那麼多人罹患此症，想必是與「心不在焉」有關，好好的走著路，卻會走路不慎引起足部扭傷，那不是很不「小心」嗎？有的人士在上下樓梯時，眼睛不知是怎麼看的，腳居然會踩空，跌到人仰馬翻，有的學生打籃球，在跳起來投籃將落地那一剎那一不小心，踩到別人的腳，弄個腳外踝扭傷，由於落地時重力加速度常併發韌帶撕裂傷，比起一般情形更為嚴重，其他形式的扭傷不勝枚舉，其實認真講起來都是自己不小心所為，現代人的生活緊張，生活方式完全跟以前人不一樣，離開「禪意」甚遠，是故現在的文明病有增無減。

　　腳踝分內踝與外踝，是故扭傷的形態主要不離此兩大種，當然其他的扭傷形式亦然存在，如骰骨外翻即是。腳踝由脛骨、腓骨與舟狀骨聚合而成，腳盤支撐全身的重量，因此一有姿勢不正即易受傷，由於腳盤支撐全身重量的緣故，故一有扭傷，即不能正常走路，若由跳高落下而扭傷那麼重力加速度，情況更為嚴重，嚴重的時候還需撐著拐杖行走，腳踝一有扭傷，行動不便，很多事都要跟著停擺，無形中損失慘重，所以不管在行進中或運動中或工作中都不能不慎。

　　腳踝劇烈外翻會拉扯其上之脛骨前肌、腓骨長肌、趾長伸肌或前脛腓韌帶之某些部分，造或滑囊液滲出造成水腫，嚴重的還會引起韌帶撕裂造成瘀青腫脹，足內翻的情況較少，那是因為腳的生理結構以及各種慣性的關係，骰骨外翻撕裂的情況亦常有所見。碰到腳踝扭傷的患者，初期局部急速腫脹時，應於四十八小時內冰敷，嚴防被損傷的滑囊液再滲出是屬重要，等腫脹稍消再行手法復位會較輕鬆許多，如果腫脹不甚，則直接用傷科手法整骨復位治療即可，如果在急性期不予處置或處理不當，常會使周圍的組織腫脹不消，等到扭傷部位的組織沾黏了纖維化了，再來想要用傷科處理的方法熱敷、薰蒸、推拿、敷藥就已緩不濟急，故腳踝扭傷的患者初期正確的處置是非常重要的，處理得當，才不

會存遺疼痛症，若處理不當，則踝扭傷部位的腫脹經常不消，則必常存有疼痛後遺症，每當天氣變化或勞累時則病發。碰到後遺症又治療不癒時，使用「對應針法」是最適當的時機。腳外踝扭傷後遺症如何處理？大致上有幾個處理方法，其一，如果扭傷處是在外踝正下方，則扎針時要扎在對側手尺骨下的「尺下一、二線」，其二，如果扭傷處發生在外踝骨前緣，相當丘墟附近，則其後遺症的腫脹疼痛，要扎在對側手尺骨的前緣，定名為「尺前對應線」，其三，如果是外踝下方與外踝前方的交接處腫脹疼痛，此部位是脛骨、腓骨、踵骨、距骨交會形成一個骨洞那是相當大的凹窩處，其間有腓淺神經通過，有許多韌帶亦在此交會聚集，此處扭傷要扎在對側手的陽池穴或對側腳的同等部位，此穴定名為「踝腕扭傷穴」，相當於正經的丘墟，對於外踝內側深處的扭傷後遺症所存留的疼痛，不易解決時，扎此穴是最適當的時機，此穴還可治外腕扭傷復位後所存遺的疼痛症，有一定的效果。

對於骰骨扭傷，若有移位，則先復位為優先，復位後或復位不全者常存有疼痛症，那是屬於結構改變或其上筋膜異變的問題，若用傳統正經正穴治法效不理想時，可用對應針法效果不錯，若是骰骨扭傷的地方是腳五趾上緣，可把針扎在對側手的尾指掌背相應部位，不管是從掌背扎向指尖，或從指尖往掌背扎，或交叉對刺皆可，若骰骨扭傷的位置發生在第四腳趾上緣，則應把針移到對側手的第四指背面的骨面上，以一般經驗推論，都是針到病除較多。還有碰到踝扭傷而不知痛處為何處只感到不舒，其主訴不明顯時，扎對側「小節穴」是最好的選擇，針一扎下其不舒服的感覺可立刻減緩，小節穴的妙用甚多，可參考「小節穴的妙用」一章。

一側的腳踝不舒服也可以健側腳相同部位解之，總之，針法要練到隨心所欲爐火純青的地步，在真正使用時就能針針直中要害，病人的疼痛可即刻解除，而醫師也有造福病家的成就感。

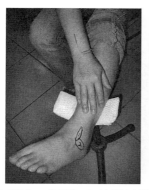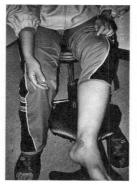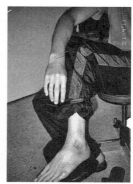

由左至右，圖1為左外踝扭傷扎右手尺前對應線及尺下一、二線，圖2為內踝下緣扭傷扎在陽谿穴，圖3為左外踝脛骨前緣扭傷扎在左手尺下一、二線。

二十八、骰骨扭傷復位後或未全復位所存餘的痠痛要如何處理？

　　腳踝扭傷，最容易發生的是在外踝這個地方，其次是內踝，再其次才是骰骨，這是因為腳部骨頭生理結構與人活動力學的關係。關於內外踝扭傷後遺症，另有專章敘及，這裡僅就有關骰骨的扭傷做一說明。

　　足骨分為跗骨、蹠骨、趾骨三群，跗骨（即踝骨）；由七塊骨頭所構成；這七塊骨頭分別為（1）距骨（2）跟骨（3）足舟骨（4）第一、二、三楔狀骨，位於足舟骨前，由足之內而外側依次排為一排（5）骰骨，位於跟骨前與第三楔狀骨相鄰。所以骰骨僅是跗（踝）骨的其中之一塊。有歌訣曰：「上距下跟舟狀骨，一、二、三楔骰一邊。」

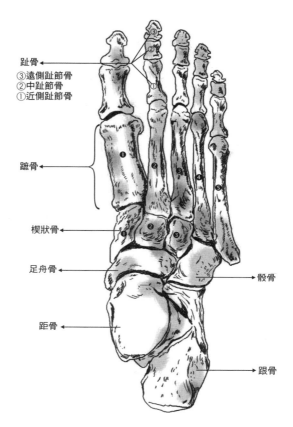

趾骨
③遠側趾節骨
②中趾節骨
①近側趾節骨

蹠骨

楔狀骨

足舟骨

距骨

骰骨

跟骨

　　踝的扭傷按力道的不同，可分為內、外踝及骰骨或楔狀骨的扭傷，
當外踝受外力撞擊或自己足部的著力點不對時，最易發生扭傷，如果發
生在骰骨附近的地方，骨頭常有向外翻撕裂的感覺，非常疼痛，治療的
步驟一定要先讓其骰骨復位，復位後再敷藥並固定，促其瘀腫消散，使
其達到痊癒的目的，但若處理不當常會有存餘瘀痛後遺症發生，這可能
跟復位不完全、瘀腫未全消散或病人未連續治療有關，這個存餘的瘀痛
後遺症，如用傷科處理方式難以讓其病痛症狀痊癒時，這個時候就要搬
出對應針法來做輔助，對應針法的特點的是不在原痛處下針，只在他處
相應的部位下針，經驗上勝過傳統的針灸療法，針法如何？假若骰骨所
存餘的瘀痛是發生在第五趾上緣，則可在對側手背的第五指本節處尋找
相應部位下針（定名為骰骨一線），針感部位若取得正確，常能針下立

起沉痾，如果痠痛發生在四趾上緣，則尋找對側手背第四指本節相應部位下針（定名為骰骨二線），同樣有針下即效的優良效果，其餘依此類推。

十餘年前，吾之內人就曾有一次載小孩上學時，在回家的途中被冷不防從巷子裡突然竄出的一個送報生當頭撞上，她跌在地上抱腳呻吟，我趕去處理時，她已不能站起，必需用人攙扶，因為撞擊撕裂的地方正是骰骨，而且相當嚴重，只好把她送到中壢，由盧醫師處理，這才把撕裂受傷的骰骨復位，之後還療養了一段滿長的時間，疼痛不舒才漸漸消除，還好沒有留下存餘的痠痛後遺症。之後，凡是遇到相似的病症，我都以同樣方式處理，幾乎都會達到預期的效果。

由於推拿師的素質參差不齊，是故骰骨扭傷未及時復位或復位不全所造成的痠痛後遺症經常可以看到，碰到類似這種情形的痠痛症以對應針法處理最快，可以說是相當值得提倡的方法。這理有一幀圖片，即是處理此種痠痛的針灸模式，讀者可以仔細參考，書中亦有多例驗案說明。

右腳骰骨扭傷後遺症，用推拿不易治療，用對應針法甚效，把針扎在左手骰骨二線有特效。

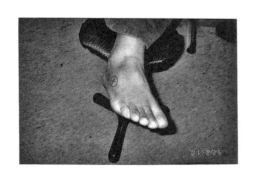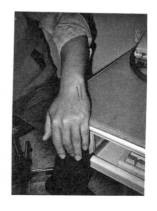

同樣，左骰骨扭傷推拿不癒，扎在右手骰骨二線，立即得知效果。

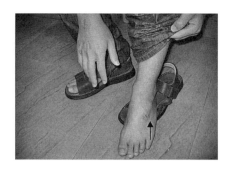

二十九、治網球肘與高爾夫球肘的省思

　　網球肘又稱為肱骨外上髁炎，是一種伸腕肌腱炎，常好發於必須要用手肘手臂大動作或機械式使力的勞動者，它是一種肱骨外上髁、橈骨頭、肱橈關節囊等處所發生的無菌性炎症，一旦產生無菌性炎症，很容易引起肘關節及其附近組織的疼痛，其痛可擴散至前臂或肩背而引起肘關節或整隻手臂痠痛無力，嚴重的還甚至引發肘關節屈伸不能而影響工作及生活作息。

　　多年前，曾治一中年以勞力為工作的工人，他就是最典型的肱骨外上髁炎的患者，橈骨頭疼痛非常，手臂彎曲不能伸直，稍一伸直則疼痛莫名，當然，因為肘臂的疼痛而停掉了工作，休息的這段期間到處求醫，希望能趕快把炎症治好，可是，天不從不願，沒有想到這樣一醫就醫了半年，病情一直如故，後來不知在那兒聽到我有在放血替人治痠痛的消息，而輾轉前來就醫，當時我對嚴重的網球肘所使用的方法是放血，因為痛者不通，把痛處的地方點刺出血，然後把瘀血吸盡之後，自能快速治癒此疾，我對該患者只施術二次，第三天便病癒如初，又回原來公司上班去了，折騰近半年的網球肘經由放血治癒，這個特殊的案例，我印象深刻。

　　事隔多年，由於環境的變遷，以推拿、熱敷為號召的傷科診所到處

林立，因此，放血的醫技便日漸凋零，放血雖然不失為治內科或疼痛症的一種好方法，但要放的恰到好處而且能立即產生療效卻也並非易事，隨著時代的變遷，要從眾多傷科診所夾縫中脫穎而出，不研究其他實際而又有效的方法，終將被環境所淘汰而不易生存，於是才走入了頭皮針及對應針法的另一世界，我發現單以網球肘為例，純用傷科手法或純用十四正經的針刺法，或揚刺法，療效皆不如預期，雖然理論上「經之所過，病之所治」，肱骨外上髁炎有大腸經、三焦經、肺經、胃經、膽經所經過，但實際應用起來，療程長，針刺多，且療效並不明顯，但應用對應針法，即內經所言的繆刺、巨刺論說法，病在左取之右，則療效立竿見影，且只要一針即見效果，不必死記經絡，方法簡單且療程短，當然，若能配合手法推按肘上下的肌腱效果更快，網球肘的對應部位在對側脛骨與股骨交接處下緣凹陷處，針要沿骨膜扎下，有緊澀感覺時方為得氣才會效果好，把肱骨外上髁炎治癒後，所存餘的附近疼痛，再把針刺點移前，則其餘之疼痛亦可迎刃而解，如果網球肘造成的手臂疼痛，則以其他對應解之，如腓下一、二穴皆可利用，或直針阿是。這樣的方法，比起吃活血化瘀、行氣止痛的中藥如《活絡丹》或光行傷科手法等，會有效的多。所應注意者，針阿是時以斜刺為佳，若針刺骨膜過深，往往會傷及骨膜或血管，導致愈針愈痛。

網球肘若按正經去扎，以三間效果最好，扎三間的同時可加上二間作為倒馬以加強療效，臨床屢試屢驗。

下網球肘又名肱骨內下髁炎，在上網球肘的下方，受傷的病因跟前面所述相近，打高爾夫球的人易患下網球肘，故又稱之「高爾夫球肘」，下網球肘為手太陽小腸經通過，後谿為小腸經腧穴，腧主體重節痛，故多少還是有效，若其下的軟組織也疼痛的話，要加上神門一針。如若使用對應針法，則以高爾夫球肘穴最佳，位置在網球肘的反面，針法同網球肘。

不管是網球肘還是高爾夫球肘，西醫的治法都是局部直接打類固醇，雖然很快就能使症狀改善，但復發的機率多，個人認為還是使用傳統的中醫治療比較好。

預防本病的發生非常重要，在未完全復原之前又再重複工作很容易復發，不可等閒視之，要注意的是：1、不要過於勞累你的手肘，2、在必要使用手肘時一定要先做好暖身的準備，3、睡眠要充足，營養要足夠，這樣你才有體力去發揮你肘部的肌肉，不致再度受傷。

右手肱骨外上髁炎，扎對側膝內的網球肘穴，右圖這位先生患有肱骨外上髁炎治療甚久不癒，做屈伸動作會痛，他說他在他處已醫到沒有信心了，我急以對側膝的網球肘穴對應，右手肱橈肌側下方亦疼痛非常，此處我以腓下一、二穴對應，針後不到十分鐘，兩處的疼痛都消失無蹤，他甚感好奇，怎麼一下子病就好了，直呼不可思議。

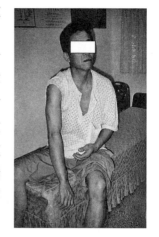

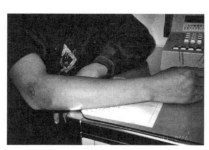

網球肘亦可扎同側的三間

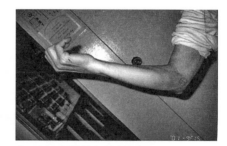

高爾夫球肘扎同側後谿

三十、足跟痛最令人傷腦筋

患扳機指雖然疼痛難過，但只要不碰到它，至少還可以忍受，雖然不能隨意用手工作，但因不必要用到腳支撐，所以還是可以走來走去，影響工作的程度不大，但是患有足跟痛的人士那可就完全不一樣了，嚴

重的話會變得寸步難行，尤其每當早上醒來腳要踩上地面的那一剎那最是痛苦不堪，必須慢慢的著地，要活動一陣子，適應了疼痛之後，才能慢慢走著出去，患足跟痛的人，不能那麼幸運的活蹦亂跳，穿鞋子也要很講究，需要買氣墊鞋來穿，甚至醫生還建議病人在鞋墊後跟挖一孔，為的是避免局部軟組織再度受到擠壓刺激引起疼痛。男性患者患足跟痛則須終日與氣墊鞋為伴，女性患者假若是位愛美人士就只能把高跟鞋丟到一邊去了。我有一位女性患者姓蔡，她就對我說，在把足跟痛治好後，第一件事就是要穿那塵封已久的高跟鞋。

　　患足跟痛的人形容其痛如錐心，這種感覺是那些未患足跟痛的人所沒有辦法體會的，所以患足跟痛的人大部分都在求醫，希望能早日擺脫足跟痛，但是天不從人願，按照目前中西醫的治法，不是用消極的避免，就是沒有良好的對策，前面提到的那位女性是位女老師，到處求治足跟痛，○○醫院中醫部、某西醫復健診所、某中醫診所及某○復醫院都去求治過，但換回的答案是通通無效，有一次她來我診所，原本的目的是減肥，卻偶然聽到她的朋友在問足跟痛的治療情形，這才好奇地跑來問我，本來她也不知道我這兒有在治足跟痛。她說，她才是真正的足跟痛患者，她秀出她已穿多年的氣墊鞋給我看，哦！原來她說的話不是假的，俗語說的好，在醫生面前不講假話，她問我說會不會治？我回答她說：「試試看吧！」她拜託我給她治療，在未治之前她還對我說只要能治好她的病，牆上必會多出一塊匾額。這種場面話我聽多了。於是，我採用慣用的對應手法，先在腳上找出正確的壓痛點，再去對應對側的掌根扎針，由於她的腳側面也有足跟痛，因而也一併找出掌尾指側的掌骨扎針，只下三針，足跟便已完全不痛，她說：「好神奇哦！」，我說：「像這樣的治法要多扎幾次才能斷根。」她說：「只要能治好就好，多幾次沒有關係。」之後，每一個星期來拿減肥藥時，都給她針灸一次，真的扎了幾次之後，足跟痛便完全消失了，不過，牆上並沒有多出一塊匾額來。

　　回想以前，碰到足跟痛的患者，大抵都採局部扎針，或採局部放血法，但那些方法對醫生及病人來說都是很痛苦的，雖然其間亦有得效

者，但失敗的例子也不少，自從採用對應針法後，雖然把針扎在掌根（大陵穴）也會痛，但比起扎在腳底或局部放血的方法好得多，因此，從經驗上來講，對應針法還是有其必要。

為什麼會發生足跟痛呢？究其病因，乃是足跟部肌腱或骨膜發炎異常所引起，發生的原因，有的是平日較少運動，或未做暖身而遽然從事劇烈運動，長時間的久站或長途跋涉，也會造成局部軟組織的損傷，尤其從高處跌下所引致的挫傷，更會引發本病，年齡較大的退化性關節炎，骨質疏鬆所引起的骨質增生，都會形成本病。

因此，足跟痛就形成四種型態：

一、足跟皮下脂肪纖維墊部分消退：這是由於體力虛弱勞損日久所引起，跟中醫所說的肝腎功能不足有關，以致久病後足跟的皮膚變軟，跟底皮下脂肪纖維墊部分萎縮，而使得病人站立行走時跟底部疼痛。

二、伴有急性滑囊炎：經常站立及在硬地上行走，在跟骨結節下產生一滑囊，滑囊常因發炎而致疼痛。

三、長有跟骨骨刺：跟骨骨刺發生於跟骨底面結節部分的前緣，由於跖腱膜和足短肌在其附著處受牽拉發炎，而產生骨刺。

四、從高處跌下，足跟先著地而引起的足跟骨裂或骨膜發炎。（此症要用到小節穴及五虎穴）

中醫認為足跟痛是腎虛所造成，所以中醫對於足跟痛的用藥，大抵都是以補腎為主。用藥的區分大致是這樣的，足跟痛兼有足脛時時發熱的，是屬腎陰虛證型，用藥宜用六味地黃丸加龜板、肉桂；女性的患者有用四物湯加味。不能持久站立，或稍稍行走即出現足跟痛的，則屬腎陽虛型，治宜桂附八味丸或右歸丸了。足跟痛併發腫脹沉重的，是腎虛兼有濕症，可用史國公藥酒或換骨丹治療。有關足跟痛的用藥有的也可用挑紅四物湯加牛膝、雞血藤，痹症型的足跟痛要用獨活寄生湯或三痹湯較好，腎性足跟痛如為陽虛就用右歸丸，如為陰虛則用左歸丸為佳。

對於未長跟骨骨刺的足跟痛，以及發生輕微的足跟痛採用對應針療法非常有效，但對於已經長骨刺的跟骨痛，治療的方法積極的無非是應

用西醫外科手術把它拿掉，大陸流行的小針刀對跟骨骨刺也可做這樣的手術，我曾多次看到我友葉醫師治療此病都能圓滿成功，可惜我未善加學習。對於跟骨骨刺的足跟痛，不管放血或者針刺都不能達到應有的療效，怕開刀的病人也就只能消極的穿減壓鞋，將鞋內跟骨著力處挖空，使痛點懸空，令骨質增生部位不與鞋直接接觸，來達到改善疼痛減緩的目的。

　　對於足跟痛的針灸療法，看過許多報導，有人取合谷穴，有人取足跟部的阿是穴，有人取承山穴，有人取太谿、崑崙，有人取大陵、風府，董氏奇穴用正筋、正宗、正士也有的有效，但不是每個人都那麼幸運，在孫培榮的針灸驗案裡，曾經提及足跟痛用足踵穴，位置在足後跟骨下赤白肉際陷中，使用雞爪針法，三進三退，瀉罷出針，其疼痛立止。但論及取穴原因，大抵都與解剖生理學有關，因引起足跟痛的原因都與小腿後的肌肉結構有關，小腿後面的肌肉有腓腸肌、比目魚肌以及阿基里斯腱，如果這裡的肌腱硬化或萎縮就會卡壓流至足跟的血液及神經，而阿基里斯腱止於足跟，是故當血液循環不能到達足跟時，營養便無法供給，於是引起氣滯血瘀，足跟痛於是逐漸產生。對應針法對以上症狀雖然適用，但產生足跟痛的原因其根本並不在於足底，因那只是疾病的現象，真正要治好足跟痛還得從小腿上變異的肌肉結構去著墨。這就是對應針法所未盡的地方。如果對於足跟痛能正確的採用對應針法，如大陵穴及跟點，又加上其他針法，好的機會會更快，如在硬結的肌肉上下針並加上電針刺激，則硬結的肌肉將易於軟化，讓血液有個良好的迴流環境，是則治足跟痛的療程必會縮短，如若又能加服補腎陰腎陽的藥，那麼吾人定可把足跟痛治的很好。

　　有一位退休的王女士不幸罹患足跟痛，歷經半年到處求醫，大醫院的檢查與治療自不在話下，據言那些大醫院的醫師給她的解釋她不能接受，治療當然沒有得到滿意的效果，足跟痛只有越來越嚴重的趨勢，她喜愛桌球運動，閒來常與球友廝殺一番，現在患上此病走路都有困難，何況其他。她自己形容沒法打球那就像要她的命一樣，人生頓覺黑白。究其原因，此病乃過度使用或重複使用肌肉使然，因此其小腿上的諸多

肌腱皆產生硬結，我在其硬結處多處下針並加予通電數次使其肌肉軟化，製造一個血液流暢的環境，還好終於把其難纏的痼疾治癒。

　　因此，足跟痛的保健是：做適度的運動即可，不可過度，中年以上的人士更應注意保養，含有膠質的食物要多吃，運動過度產生痠痛時趕快休息按摩，否則足跟痛勢必將隨之到來。

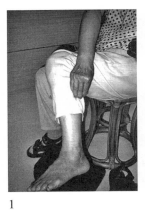
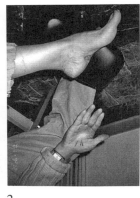
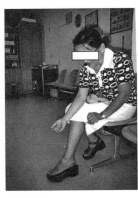

1　　　　　　　2　　　　　　　3

圖1是一位退休的數學老師，因挫傷而引起左足後跟痛，屢次治療不癒，我以對應針法治之，進步甚快。圖2為左足底痛走路不能，以右手對應後，走路輕快許多。圖3是一位女老師，穿的是氣墊鞋，足跟痛在外側，以掌側對應，效果良好。

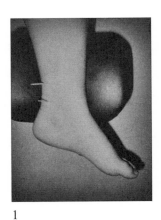
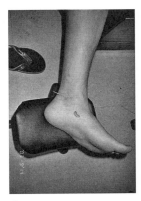

1　　　　　　　　　　　2

圖1這位小學生的足跟痛是痛在水泉的地方，扎正經的太谿、復溜即可。另一位學生則痛在然谷的地方，扎太谿即癒（圖2）。

三十一、手指骨膜發炎的證治

　　常見的手指骨膜發炎，大約包含兩種情況，一是手指關節的扭挫傷發炎，二是大拇指本節，也就是幸骨指關節的發炎，這些骨關節發炎的人，可以說大部分都有外力波及的扭挫傷史，學生則以打球運動發生的居多，軍人及一般工人則是以工作受傷居多，碰到這種病症，首先要用傷科手法拉開骨關節，然後敷藥處理就會漸漸好轉，但是碰到發生時日已久的，或已經經過傷科處理一段時日，或是一開始就沒有把關節拉開復位的後遺症，恐怕就要用到針灸來輔助，才能把疼痛減輕把療程縮短，我第一次應用對針法就是扎在大拇指本節發炎已十多年的病人身上，當時我想，既然患者都說病程已有十幾年，什麼方法都用過，那麼我為什麼還要再尋老套式的方法去治療呢？因此靈機一動，便拿針扎在對側手大拇指相同部位的地方，沒有想到，這一扎，把他十多年的病居然一次治癒了，至今而後，疼痛就沒有再復發過，這個成功的病例給了我日後研究「對應針法」的信心，使我完成了「對應針法」的著述。

　　手指骨膜發炎也是一樣，利用左有病則右畔取的原則，左手中指發生骨膜炎，就扎在右手骨膜相同部位的地方，很快的就可以得到舒緩的效果，比起推拿、敷藥效果勝過許多，書中有許多珍貴的鏡頭，都是講手指骨膜發炎的，讀者不妨細細端詳。

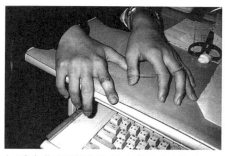
左手食指骨膜發炎扎右側相同部位

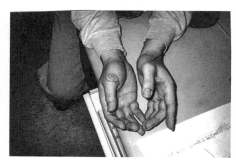
左手大拇指本節痛用右側相同部位對應

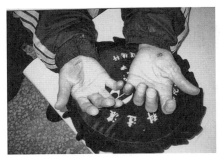

左手大拇指陰面跟部痛用右手對應

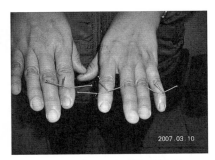

若兩隻手皆有，則兩隻手皆扎

三十二、大小腿無力抬起的成因及證治

　　大小腿是屬下肢系統，支撐著上半身的重量，由於人是雙腳站立的動物，行走主要是靠下肢，因此下肢發生病症時立即會影響到主要的工作和活動，下肢的健康與否，吾人不能不隨時隨地去注意。

　　下肢的上半段指的是大腿，其骨骼主要構成為大腿骨（也就是股骨）其上附著股四頭肌（股直肌、股外側肌、股內側肌），另外尚有縫匠股，長收肌、恥骨肌、髂腰肌，其後附著股二頭肌、及半腱肌、半膜肌，股薄肌及大收肌在內側面，髂脛束及闊筋膜張肌在外側面，下半段是小腿，小腿的骨骼由脛骨及腓骨所構成，前面附著脛骨長肌，腓骨長肌及趾長伸肌，其後附著腓腸肌，比目魚肌及跟腱，腓骨短肌及趾長屈肌亦在其後下方，大小腿的關節面有髕骨附著，其下有許多韌帶牽引。股骨之上連接著骨盤，因此大小腿之無力有許多原因是骨盤歪斜形成肌筋膜等的牽引拉扯而造成，而骨盤的歪斜又與外力撞擊或本身姿勢長期不正有多少關係，如果大小腿的肌腱勞損或挫傷不癒也會造成血液循環的障礙，或神經受緊張的肌肉卡壓而形成無力的狀態，因此大小腿的無力所形成的成因是多方面的，所表現出來的症狀也各不相同，有的主訴是無力，有的主訴是痠軟，有的主訴是脹麻，有的主訴是緊繃，對於病

人的主訴，吾人應細細推敲仔細辨證，然後給予正確的治療方向，這樣才不致產生誤判。

　　根據病情處理方式的不同有如下數種；一、如果純屬單一的抬舉無力症狀，吾人可把它歸類於大腦皮質傳導的不良，有這種症狀的病人大抵都不能明顯清楚的指出病兆點，此時應扎頭皮的人字縫，由於神經經過頸部時是交叉的，因此其針法應成相反方向針之，行成「左病治右，右病治左」的治療方式，這樣才能喚醒大腦皮質的應有功能，叫醒睡著的運動中樞。二、如果是挫傷或勞損後而形成的大腿抬舉無力，應針對病因處理，新傷用傷科處理方法，舊傷則則用理筋手法，若肌腱有按壓痛點，用上法效不佳時，可用針灸輔助，可直接針阿是，也可用對應法則，大腿的痠痛可對應對側的手上臂，傳統的針灸則以風市為中心，療效皆有，端視當時的辨證而定，只要把痠痛代謝掉或把無力喚醒，大腿的抬舉就會變得有力。三、下肢的無力，有的是運動過久乳酸無法適時的代謝，有的是工作站立太久導致氣滯血瘀血液無法迴流的痠脹，像這種情形讓肌肉休息，使損傷的肌肉修復，組織正常運作了，抬舉無力的症狀自會消除。四、有些雙腿無力並非挫傷，也非勞損，而是缺少運動所引起，肌肉的有無力氣是要靠運動去鍛鍊，持之以恆的鍛鍊久了，肌肉自然有力，大腿的無力抬起自不會發生。五、如因骨盤不正而引起的長短腳，也會引起一側的大腿肌肉被牽拉而緊繃，這時應以調整機體的結構，讓結構平衡了，肌肉自然會放鬆，血液自會開始循環順暢，大腿又開始恢復應有的力量。

　　小腿的無力成因大抵與上述相同，不過值得一提的是，脛骨、腓骨的移位也會造成小腿的無力

　　因此把移位做一矯正是必要的，另外，過於跑跳導致小腿的肌肉使用過當，也會使小腿後的肌肉形成快速的僵硬化，由於乳酸堆積過多一時無法完全代謝，易導致肌腱炎或足跟痛的產生，屆時也會影響到小腿的機能，由於人體有垂直力學的關係，小腿的機能退化終將蔓延至大腿，最後形成大腿的抬舉無力。

　　大腿的抬舉無力臨床上不時可以看到，要避免此症的發生，適當的

運動，避免肌腱的勞損，注重睡眠休息，有病發生時尋求正常的中醫醫療管道都是必需的。右圖是左大腿抬舉無力用對側人字縫扎，很快即恢復原有的功能。

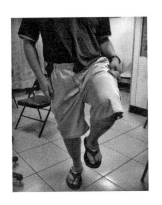

三十三、足運感區的運用經驗

　　足運感區定位是：在感覺區下點後1公分，旁開前後正中線1公分，向前引3公分長的水平線。主治對側腰腿痛、麻木、癱瘓，還可治療小兒夜尿、皮層性尿頻、皮層性排尿困難、皮層性尿失禁、脫肛等。

　　足運感區可治的疾病已如上述，但對腳麻方面，我對之情有獨鍾，因此我有許多運用足運感區治腳麻的許多成功寶貴經驗，茲舉兩例與大家分享。

　　其一，有一位老榮民，是位退役軍人，他患有左腳麻的老毛病，自患病起算已有一段很長的時間了，因為腳麻，加上本來就有腿疾，所以走起路來，總怕出意外，故出門總是扮著拐杖，他腳麻的毛病到處求醫總是治不好，心裡非常懊惱，後來不知是什麼機緣經由他的同伴介紹，才想到要來找我試試，他的同伴也是因腰部挺不直被我醫好，所以才敢強力推薦介紹他來。

　　對於老先生腳麻的毛病，從病因上講，有可能是年紀大了骨盤不正腰椎間盤的壓迫所導致的，如果檢查是真的，而且病情又很嚴重，導致影響行走的話，可能要考慮其他方式的治療，但若情況大致上還可以挽救的話，則不妨先試試中國的傳統醫術針灸（當然還有其他的方法）。腳麻有時是知覺傳導的障礙，有時是腰薦椎出了問題或是骨質增生壓迫神經，何妨試試頭皮針的足運感區，我從這位老先生兩耳根與矢狀縫連

線的中點作基準，經過督脈中線呈45度角向足運感區扎一針，相隔寸許又以同樣手法再扎一針，運針數十下後，隨即叫他試試，老先生拄著枴杖走了幾步路，馬上綻開燦爛的笑容，直說「已經不麻了」。看他有如此神速的進展，心中暗暗欣慰，用足運感區治療腳麻還真靈驗。他坐在診療椅休息時，還跟我閒聊，一直稱讚中國的針灸醫術。

初診之後，不見他來複診，療效能持續多久，我無從得知。

皇天不負苦心人，終於有一天等到老先生的再度來訪，算一算與上次初診相隔，整整半個月，他說他這次前來，並不是為診治腳麻而來，問他不持續治療的原因，他說上次扎那兩針便完全好了，一直沒有再麻過，這次是要帶他老伴來診治耳鳴、重聽之疾的，我聽了之後，除了替他高興之外，同時也肯定了頭皮針的療效。

其二，腳麻的症狀用頭皮針治的病例很多，可以說不勝枚舉，最近有一位林老先生被腳麻所困數年之久，尤其是腳的中趾更麻的幾乎無法安睡，聽人說針灸可以治療腳麻的疾病，起先他也不太相信，因他自己也有多次用針灸求治腳麻的經驗，可惜屢次針灸都無療效，是故沒有太大的信心，說實在的，這次前來他心情的感受是：既擔心又無奈，我聽他訴說病情後認為他除了本身脊椎骨的病變之外，神經的感傳也有問題，他的症狀最先讓我想到的治療方法便是頭皮針，我以對側頭皮的足運感區為主軸，不料兩針一下，頓時自感麻木全部消失，他甚覺驚奇，跟以前的針法與感覺全都不一樣，直呼這個針灸怎麼那麼好用。事隔兩個月之後來複診稱怎麼腳又麻了，我心知肚明地請他趴在診療床上從腰薦椎開始一直至環跳、秩邊一針一針的下，約三十分鐘過後腳又不麻了。沒隔多久他因病癒，為了感恩特地送來一塊匾額，上面刻了幾個字：「華佗再世」，誠令我安慰不已。

一般而言，只要提到腳麻，總會歸究於骨骼的老化，使得椎孔間變窄而壓迫了神經根，照理，治療的方法應該牽引椎間盤使其不產生壓迫才是，問題是，對於年紀大者這些方法不一定適用，而為什麼這兩例只扎頭皮針就能改善所有的症狀呢？這是醫學上值得探討的地方。

三十四、小節穴與五虎穴的妙用

　　小節穴位於大拇指橈側，向上方推至掌指關節前方凹陷赤白肉際，為大魚際的中央。針刺方法是握拳取穴，用一寸半針，以30度角向大陵穴方向斜刺，斜刺至大魚際穴一寸二分左右，針入時會有強烈的痠脹感。

　　傳統經穴沒有「小節穴」的穴名，聽說此穴乃由楊維傑醫師在董氏奇穴研究與臨床實踐中所發現的，主要是用來治療足踝扭傷疼痛的患者之用，據稱，小節穴對於足踝扭傷疼痛有強烈的消炎止痛作用，我臨床碰到此症常加以試用，我的心得認為：對於足踝扭挫傷的新傷還是要先加以矯正復位，如果沒有矯正復位，針之只能減輕疼痛而已，並沒有太大的作用，只有在矯正復位後，或是已經過多次的推拿、敷藥仍存有後遺症時，再對小節穴施針其效果才能得到真正的發揮，尤其對於足踝扭傷而找不出痛點在何處的病症，或只覺得某個姿勢不舒者特別有效。

　　腳踝扭傷的後遺症如果仍能找出痛點，此時的小節穴僅能作為備穴之用，最好還是要按對應針法扎針，先把疼痛的病位解決，那樣會比純用小節穴的好，唯有當找不出痛點時，才是小節穴的最佳適用時機，在那種情況之下的足踝痠痛，也唯有小節穴才能解決這個問題，這是作者應用小節穴的多年的心得。

　　根據楊維傑醫師所述，小節穴除了擅治足踝扭傷的後遺症之外，還可把它的治療範圍擴大：

（1）由治療腳踝骨而衍化為治療對側的腿痛、腓腸肌疼痛、坐骨神經痛以及梨狀肌綜合症。

（2）由坐骨神經痛衍化到腰疼，用於腰肌勞損、外傷性腰疼、椎間盤脫出、腰椎管狹窄，以及壓縮性骨折綜合後遺症。

（3）由治對側下肢痛衍化到治上肢痛特別是婦女三十腕、肘肩痛，更進一步還可治療胸背疼痛。

小節穴的適應症具然擴充如上，故當碰到上症循正規療法不應時，

何妨加上小節穴試之。

五虎穴位於大拇指掌面第一節之橈側，共有五穴，取穴時使大拇指彎曲，可見到兩斜橫紋，在橫紋端盡頭連線赤白肉際處是穴，內共分為五等分，其中點為五虎三穴，近端為一、二穴，遠端則為四、五穴。扎針時個人喜用對刺法，由一穴往三穴貼骨扎為第一針，由五穴往三穴扎為第二針，這樣效果較好。當然，單獨選用五虎穴之任何一穴亦可。

在解剖學上，五虎穴有指掌側固有動脈形成之血管網，及蚓狀肌、骨間肌，並有橈神經與正中神經之分支的指背側固有神經通過。

五虎穴屬金制風如虎，其功用亦有五：

一、消炎、緩痙、鎮痛。二、能通、能利、能清、能瀉。三、既去龍火之實邪，又補心君之不足。四、入骨之功，有金水相生之效。五、癒斷骨，療折傷。能幫助骨漿的增生，促進骨骼的癒合。

根據五虎穴的屬性，及其治療適應症，個人對全身之骨痛常用五虎穴對刺，常有止痛消炎的效果，用在腳踝扭傷或挫傷痛入骨內的痛症，頗有心得。

五虎穴還可用在急性痛風發作時的止痛作用，對於原因不明的頭頂心痛，扎太沖穴效果不彰時，加上五虎穴常有意想不到的效果。五虎穴在手太陰肺經上，因少商有退熱，治喉嚨痛、扁桃腺發炎的作用，故本穴亦可加強緩解高熱及增強扁桃腺抗病的功能。五虎屬金，金生水，水能制火，且金剋木，故由於大腦皮層過於亢奮而引起的失眠、煩躁，推而想之，腦部的疾病配用本穴療效必能提高。

五虎穴為肺經所過，能治療肺經的疾病，想當然耳。五虎穴藉肺的肅降之功，故能消炎、緩痙、止疼。從其肅降之功上可以了解五虎穴降伏龍，使火歸於命門。火一歸原則龍火不為邪而君主明，心君之官旺則神明出，故諸證自除。

本穴入骨之效明確，故入腎效甚佳，而可治療體內較深層的疾病。並用腦腎同科之觀念可知對腦疾有一定功效。

總之，從其穴性可以知道其有消炎、緩痙、止疼痛的功效，可知其在表有解表之功；從其入腎主骨，可治療體內較深層的疾病的功效上，

得知其在裡有清熱之功。所以掌握了本穴穴性，再加以靈活運用的話，功效必能好好地發揮。

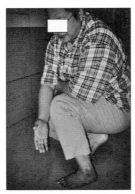 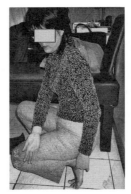

上圖兩位小姐，皆患有左踝關節扭傷史，遲遲治療不癒，我在其外踝處找不出明顯痛點，知其為深部的扭傷，此種症狀就是小節穴的適應症。

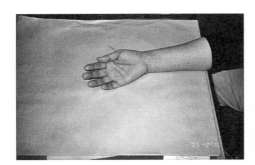
小節穴的針法

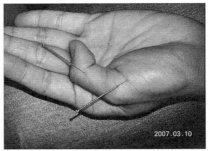
五虎穴加上小節穴

三十五、談腰部扭傷及腰痛

　　腰部是人體的中心支柱，人體的脊椎是以腰部為最大，腰共有五個椎體，其特徵為五大、四翹、三最長，腰椎具有前後左右旋轉的功能，直到接至薦椎時而止，薦椎不具有自己移動的本能，這種性質與胸椎相類似，頸椎可以前後左右旋轉移動，直至胸椎則不能，故從垂直力學來

論，腰椎與頸椎可以互相對應，故腰椎的病變可以影響頸椎，頸椎的病變也可以累及腰椎。

腰部有許多肌腱附著，有腰大肌、闊背肌、豎棘肌、多裂肌、腰外肋間肌、腰內橫突間肌、腰外橫突間肌，兩邊相等，在眾肌群之間也有經絡在其間相通，假若腰部使力不當而扭傷，會立即牽扯附著腰部的肌腱而使扭傷部分的肌腱發炎，肌腱發炎就等同氣滯血瘀，自會造成經絡不通的現象，不通則痛，輕微的症狀尚可以忍受，嚴重時則坐臥不能，更嚴重的甚至連動彈都不得，應立即治療，如果不立即治療或治療不當，會形成軟組織的退化、萎縮、或腫脹等質變，而終將被腰部痠楚所困，最後形成不能久站亦不能久坐，將逐漸影響工作情緒至劇。

處理急慢性腰部扭傷，針灸的方式，歷代臨床醫家皆認為「委中」最有奇效，在針灸四總穴裡就有「腰背委中求」的記載，背腰部有足太陽膀胱經經過，足太陽膀胱經佔據背腰部經絡的絕大部分，共67穴，是十二經中最長的經絡，為多氣少血之經，故腰部急性扭傷時，只要在離脊椎正中脊突三寸以內，都可以膀胱經的五輸穴治之，委中為五輸穴中之合穴，為氣血之所聚，扎委中一穴，只要取穴精準，針下時得氣有如魚吞釣，或如電掣，則膀胱經氣立通，通則不痛，是則急性腰扭傷之疾可迎刃而解，如若效果已得但仍覺不彰，可再行針運之，會隨然生效，不甚滿意時可再加承山作為倒馬針或加另一側委中以為同氣相求，以增強經氣舒通之效果。對於急性腰扭傷有人喜用人中穴，但人中穴痛感強烈，一般人不易接受。有人喜用手背之腰腿點，對於彎腰不能自如確有療效，腰腿點的穴位要取穴精準，否則效果會大打折扣，個人認為，對於急慢性腰扭傷，「委中」還是最好用的穴道。委中、崑崙扎的好，連帶膏肓處菱形肌的痠痛都能得到一定程度的緩解。

對於體質虛弱或深層肌肉萎縮的急性扭傷患者，經氣的傳導必然變慢，扎委中、承山的效果仍然不濟之時，要改扎阿是，阿是扎的好，一樣有效，至於，溫灸或不溫灸應視病人狀況而定。崑崙亦屬五輸穴之一，對於穿窄褲的年輕女性可變通用之，亦能取效。此外，腰扭傷的部位要分清楚，若發生在側腰部，則委中無效，側腰部離足太陽膀胱經太

遠，取用膀胱經的穴道必然不彰，側腰部屬於足少陽膽經所過，故發生於此的腰部扭傷或痠痛，就應取足少陽膽經的穴道，而膽經的穴道以合穴陽陵泉為最佳，一般一針即能產生效果，若再加上足臨泣作為倒馬，則對治療側腰部的扭傷或痠痛的治癒率必將大大的提高，但如若側腰部的肌腱變硬，則經氣的傳導必慢，此時以扎阿是為佳。

　　腰部的扭傷或痠痛，如若發生在腰脊的正中央應如何處理？發生在腰脊正中央的扭傷時用傳統的經穴不易治療，尚須配合對應針法方佳，治療的方式分五方面：1.腰椎屬督脈，正脊椎的痠痛或扭傷可用頭骶對應法，把針扎在頭部強間至腦戶，或後頂至強間的地方，不應時再加腎經的太谿、復溜，或小腸經通督脈的後谿。至於發生在薦椎附近尚未偏離膀胱經的腰部痠痛，委中仍有效果，不應時可直接在八髎穴上扎，或直接針條索狀的阿是。2.腰脊正中央痠痛如是脊間韌帶損傷，如用1.法無效時，可直接在脊間韌帶上針刺，碰到韌帶即止，不可過深，3.如上述兩法皆無效時，則應用X光判讀，看是否與腰椎質變所引起的症狀有關，譬如腰椎沾黏、腰椎薦椎化、腰椎脊間盤突出、腰椎側彎等，這時除了要用針灸外，尚要應用到脊椎矯正或十二經筋手法。4.不是扭傷所引起的腰痛用以上諸法治療皆無效時，則應考慮內科上的問題，內科許多疾病亦會導致腰痛的產生，如感冒、經痛、腹脹、腫瘤皆是，以陰陽學說來論，腰部屬陽，腹部屬陰，腰痛不癒，有時要應用鬆陰解陽之法，也就是說有時腰痛是屬腹部諸臟器的問題，如經痛腰痠，唯有先解除腹部的疾病，腰痛才能緩和或根治。腰痛屬腎的疾病因素甚多，腰為腎之府，輾轉不能，腎之疾也。腎又為腰之關，不可不予注意。

　　腰部的急慢性扭傷或純屬腰痛症，針灸雖非常有效，但就有許多人士不敢接受針灸，對於不敢接受針灸的病人，要利用傷科或經筋手法治療，如為內科疾病所引起者，則應先辨證論治再行用藥，用藥正確，對於疾病的幫助很大。

　　腰部正在挫傷腰痛的話，由於組織正在發炎狀態，傷科手法應謹慎行之，內服、外敷藥可加速組織之復原。總之，治病的方法愈多，成功的機率才能跟著提高。

《內經素問‧刺腰痛論第四十一》亦有論治腰痛的治法，症狀多種，是吾人有時會沒有注意到的，臨症時可以翻閱參考，或許對診病治病有某種程度的幫助。總之，不管腰扭傷或是腰痛症，或是腰肌勞損所形成的腰痛症，除了個人論述及《內經》所云之外，若能再加上解剖生理學的概念，更可以增長治療本病的智慧，使醫療技術更上層摟。

例：陳先生，75年次，病例號碼：0001460，2012/3/17來診，自訴腰部痠痛不能使力，彎腰或站立時必須用手扶東西才能站起，原因是這兩天連續打籃球過於劇烈導致腰部拉傷，他自述痛的地方在腰部，確切痛點並不清楚，這種情形就要循經取穴了，我取委中及崑崙雙腳皆扎，留針二十分鐘後，即可彎腰自如。

三十六、論治坐骨神經痛

坐骨神經是由第四至第五節腰椎神經組合及第一至第三節骶骨神經組合而成的神經束，因這部分的脊椎關節功能失調而引起神經束及血管受壓的痛楚、麻痺，及肌肉痿縮都稱為坐骨神經痛。坐骨神經分佈區內產生的疼痛，一般而言，疼痛的範圍分佈在臀部，大腿後側，小腿後側及後外側，腳的背部及底部。

引起坐骨神經痛的常見原因有兩種，一種是原發性的，如酒精、維他命的缺乏，及由骨盆及髖區而來的感染、重金屬引起的退行性病變、糖尿病等，第二種是繼發性的原因，脊椎內的問題有椎間盤壓迫神經根增生性關節炎、骨刺壓迫、受傷後蜘蛛膜發炎、骨折、椎體本身的感染與腫瘤、髓內腫瘤、先天性畸形如脊椎前脫位。另外，脊椎外的感染及腫瘤的壓迫也會引起。至於像髖關節脫臼或骨盆腔以外其他地方的感染也會引起體神經痛的機會。而外傷及腫瘤也會引起反射性坐骨神經痛。

坐骨神經痛的臨床症狀為：腰痛伴隨坐骨神經支配區的疼痛麻木與肌肉衰弱。除腰臀外，大腿後側，向下放射至小腿後側或小腿後外側，

足跟部及足背外側，或足底部。疼痛有時伴隨著灼熱感。如果疼痛是發炎性的，觸摸時的壓力會增加疼痛感，另外，任何動作造成坐骨神經的牽拉，也會加重疼痛。

由以上敘述得知，坐骨神經痛確實是惱人的疾病，嚴重者常會不能走路，一拐一拐的，走幾步路又要休息一下，病人感覺疼痛異常，常造成病人的生活起居不便以及賴以維生的工作困擾。

脊椎神經根的壓迫以及腫瘤的壓迫或是因內科疾病所造成的坐骨神經痛，可能不是僅用單純的針灸就可以得到完全性的治療，有時還必須要配合他法輔助，但是僅就一般性的坐骨神經痛而言，以針灸治療是具有相當肯定的療效，以經絡循行而言，坐骨神經這個分佈區有兩條經絡通過，其一是足太陽膀胱經經過的秩邊穴，其二是足少陽膽經所經過的環跳穴，如果以針灸治療，我們可以直接把針扎在該兩穴位上即可，只要穴位正確，針感取得，是可以得到效果的，更好的方法是採用遠處取穴法，應用五腧穴的原理來選擇適當穴位，這樣由於不是把針扎在坐骨分佈區上，不是採用局部阿是就比較能測試當場的效果，因此，就以筆者的經驗而言，取足太陽膀胱經的合穴委中及足少陽膽的陽陵泉會是更適當的方法，往往對於坐骨神經痛能針下即效，達到疼痛立即消失的境界，除非病久頑固，肌肉萎縮、緊張卡壓神經、人胖病位深，或是由於扭挫傷所致的疼痛病位偏離了該兩條經絡，這時才要加上局部的阿是，這時的阿是要按照臀部肌肉的走向及厚薄採用較長的針施針才會有效，或是採用局部秩邊、環跳深針之，否則，一般的坐骨神經痛採取該兩經絡的委中、陽陵泉便已足夠，如若坐骨神經痛的原因是由腰神經根受壓迫所造成，針在腰神經根的出口處以利神經的傳導是非常重要的。董氏奇穴中對於坐骨神經痛另有一套治法，方法是取健側靈骨、大白，患側則用遠端取穴束骨，應用牽引針法，或束骨與京骨倒馬皆可，皆有異常的功效，讀者不妨試之。

若純用手法，可用十二經筋原理先舒緩腰薦及骶關節的肌肉或肌腱，讓血液有所供養，則治療坐骨神經痛的病症會有加成的效果，對於本病之用藥，若發生在左下肢痛甚，痛時晝輕夜重，則以疏經活血湯為

主，加上芍藥甘草湯（去杖湯）或三痹湯治療，有人用內容物含有馬錢子的方藥去治療。疼痛劇烈俯仰不能拒按時，也可考慮地龍散或小活絡丹和芍藥甘草湯的合方，兼有婦科慢性盆腔炎疾病、腹痛喜按、四肢逆冷的可用當歸四逆湯加減，緩合期方用加減補筋丸或健步虎潛丸去調養。

檢查坐骨神經痛有兩種常見的試驗：

一、直腿抬高試驗：凡腰背痛伴有下肢放射痛者，均應做本試驗：其目的在於檢查腰神經根有無受壓。讓患者平臥伸直後分別抬高下肢，正常人可抬高70度～80度，少數人可達90度或超過90度，如髖關節無病變而不能達到70度，就說明有明顯牽引痛存在，說明腰骶神經根有受壓或炎症現象。則此試驗為陽性。

二、屈頸試驗：目的是使韌帶緊張，查出外傷的部位，可配合直腿抬高試驗法，檢查腰骶神經根是否受壓。病人取仰臥位，醫生一手置胸前，一手置枕後，然後緩慢用力使頭前屈1～2分鐘，如發生腰腿痛，即為陽性，說明有兩種可能：脊柱外傷或神經根病變。

案例：多年前有一位陳○仙女士患坐骨神經痛，不能碰觸，一碰即痛，所以我沒有扎局部而改扎委中及陽陵泉，不到二十分便漸漸不痛，至三十分時再度按壓即全然不痛，這個例子令我印象深刻。

下圖這位吳女士老是患腳麻筋緊，又講不出確切位置，我用局部環跳、秩邊、上秩邊扎之非常有效。

1. 游○賢先生患坐骨神經痛，不能工作，走路一擺一擺的進來，經我多次治療後痊癒，她太太說以前病發作時動都不能動，現在卻經常不在家，跑的比她還遠。

2. 范林太太，六十餘歲，住在鶯歌，曾患坐骨神經痛，經常痛到不能起來，西醫叫她趕快開刀，她怕開刀想找中醫試試，後來不知是什麼原因找到了我，當時我在鶯歌建成中醫服務，我用秩邊、環跳等諸穴治療，

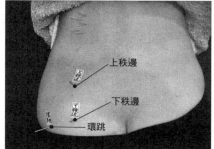

記得針灸還不滿十次，便把她的病治好了。隔數年之後，我在土城中央路二段開業，不久又看到她來，她說最近坐骨又痛，我又以同法治之，也是不久便好。

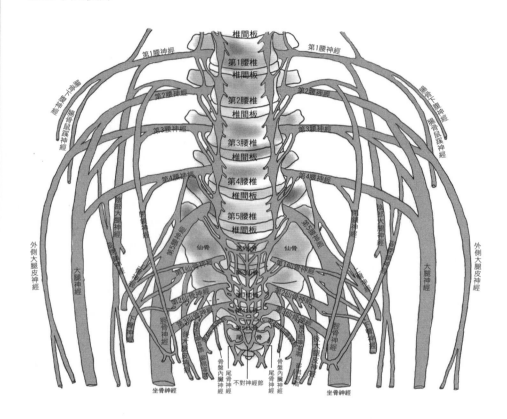

三十七、頭項肩背強硬的對應針法

　　如果醫生碰到一個這樣的患者，說他從頭項到肩背到處都是僵硬的，非常緊繃不舒服，有如泰山重壓，如果不用藥物處理，僅要求醫者針灸，這時你將怎麼處理？相信對於這個問題很多醫者都無確切的回答，最後還是勸患者去熱敷或推拿一番，若勉強施針的話，大概離不

開風池、肩井、膏肓諸穴，其實對於這種類似的病症，更好的處理方法是這樣的，只要從頭、項、肩，一一檢查看看有沒有特殊的痛點，如果沒有特殊的痛點只是僵硬的話，就可大膽的應用頭皮針的方式針之，針的位置是以百會為中心點，左頭項肩背痠痛，則針從百會向右45度角反方向扎之，右頭項肩背痠痛則針從百會向左呈45度角反方向扎之，下有一圖片可以參考，這樣的扎針方式，既簡單又有效，只要針有緊澀痠脹之感，再運針十數下，則一般的頸項肩背緊繃的不舒服感立刻解除，除了舒緩所有症狀之外，還能使眼睛一亮，暫時性的聰耳明目，如果按照傳統的扎法，要下的針可就多了，而且也不可能有如此明顯的療效，但是，若風池、風府、肩井、膏肓、肩外腧、肩中腧……等等的穴道，按壓有痛點的話，那麼上述提到的針法就不那麼管用，這時就按十四經絡循經取穴了，風池、肩井的疼痛找膽經的陽陵泉去扎，肩外腧、肩中腧的不舒，要找小腸經的後谿去扎，膏肓穴、肺腧穴的疼痛要扎膀胱經的委中，後項天柱穴的按壓疼痛則找崑崙、束骨，頸椎或督脈的不舒服找百會穴往下扎，要各個擊破，治這種病才能順手。

　　如果用藥呢？是因濕氣重而引起的頭項肩背不舒，要用羌活勝濕湯，那是因為上部的濕氣，唯有風藥才能袪除，如果頭項肩背緊繃的症狀，那就要用能舒緩肌肉緊繃的葛根湯才能解除，但是，在該部位碰到外力衝撞有扭挫傷史的則又要用傷科的藥，此時的扎法可能要加上以痛為腧的阿是了。

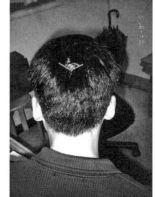

　　頭項肩背痠痛的原因，熬夜的人居多，中年以上的人也易罹患，也許是過度使用了頸椎的關係，讓頸椎的生理屈度改變牽拉了周圍的肌腱神經所致，所以避免這種疾病的發生，生活作息的正常是非常重要的，保健重於治療，這是老生常談的話，為了避免罹患此疾，你何妨洗耳恭聽一番。

　　例：洪○蘭女士，病例號碼：0001940，45歲，2012/3/17早上初診，自言雙肩肌僵硬，頸部一轉則有彈響聲，若頭低下則胸悶不堪，醫

了好幾年都不曾痊癒過，我在她的百會穴左右45度角斜扎，各運針二十下，至於頭低下則胸中滯悶者，我以手法鬆解頸旁的前斜角肌，用彈撥法令其筋鬆，其症當場即解，直呼好神，連連稱謝而去。

三十八、淺論頭項尋列缺

在四總穴裡，有所謂：「肚腹三里留，腰背委中求，頭項尋列缺，口面合谷收」這樣敘述的歌訣，對於肚腹三里留，即腸胃系統的疾病找足三里，腰背扭傷或痠痛的疾病針刺委中或在委中刺絡放血，口面的諸般疾病去找合谷穴調補氣機，這些都是吾人所熟知的，足三里屬足陽明胃經，治諸般胃疾，委中屬足太陽膀胱經穴，治腰背經絡氣滯不宣之疾，合谷屬手陽明大腸經穴，故治頭面諸疾，這些道理都是大家所熟知的，唯獨頭項為什麼尋列缺的理由尚需仔細說明，因為列缺屬手太陰肺經，手的三陰諸經是從胸走手，根本不走頭，那又為何能治頭痛或項不可以顧呢？原因值得探討，故特在本章中詳述。首先，吾人要瞭解表裡經的關係，「肺與大腸相表裡」，手太陰肺經循行路線按內經說法是：「肺手太陰之脈，起於中焦，下絡大腸，還循胃口，上膈屬肺，從肺系橫出腋下，下循臑內，行少陰心主之前，下肘中，循臂內上骨下廉，入寸口，上魚，循魚際，出大拇指之端；其支者，從腕後直出次指內出其端。」肺太陰之脈既是下絡大腸，最後又直出次指內廉，故明顯指出肺經跟大腸經互相銜接，這是吾人首先應該明瞭的，而大腸屬手陽明經，手三陽從手走頭，故可治頭上諸疾，列缺為肺經的絡穴，絡穴的屬性是在聯絡表裡經的，也就是說絡穴除了可治本經原來諸疾之外，還可治其所表裡經的該經疾病。手陽明大腸經循行的路線是：「大腸手陽明之脈，起於大拇指、次指之端，循指上廉、出合谷兩骨之間，上入兩筋之中，循臂上廉，入肘外廉，上外前廉，上肩，出髃骨之前廉，上出於柱骨之會上，下入缺盆，絡肺、下膈，屬大腸。其支者，從缺盆上頸，貫

頰，入下齒中，還出挾口，交人中，左之右，右之左，上挾鼻孔。」故列缺也治手陽明大腸經所治諸病。

列缺，一名童玄，又名腕勞，為手太陰肺經絡穴，因下絡大腸，故別走陽明，手陽明經其支者，從缺盆上頸，貫頰……，按經之所過，病之所治的原理，故頸項扭傷痠痛不可以顧的疾病，列缺亦可以治的原因即在於此。

列缺穴性，有宣肺祛風、疏經通絡之作用，而頸項的扭傷，即俗稱的落枕，病因常是肺氣不足以抵抗外邪，導致夜臥時風邪侵襲肺經經絡而起，因此要兼顧肺與大腸經兩者疾病的關係，所以選擇了絡穴「列缺」。頭痛項強，頸不可以顧的病人臨床上相當常見，因此古人把它列為四總穴之一是有其道理的。列缺所治項目甚多，不過比較常用的還是頭項諸疾以及咽腫、咽乾、咳逆喘急的病症，其中比較特殊的用法是可以治陰中痛、溺血精出、小便堅濇、胸部打傷之瘀血、三叉神經痛諸病。

列缺在解剖學上其位置在肱橈肌腱側與外展拇長肌腱之間，橈側伸腕腱的內側。有頭靜脈，橈動靜脈分支。佈有前外側皮神經和橈神經淺支的混合支。

列缺雖可治項扭傷諸疾，但臨床上還是要加以區分的，吾人把側面的頭項分為三部分，頸前1/3是手陽明大腸經所經過，肺經絡穴列缺可以達到這裡，頸前的肌肉會走到前胸的胸大肌，若頸側的中央偏後則有手少陽三焦經天髎、天牖經過，肌肉走向先是胸鎖乳突肌後是斜方肌，頸後側走向前側的為手太陽小腸經的天窗、天容經過，肌肉的走向也是屬斜方肌，瞭解了經絡及肌肉的走向之後，應用列缺時就比較有概念，看落枕為何部則針應針在那條經，三個部位的扭傷都可加上列缺，效果更能加強，所要說者，扭傷若在頸部前面那是屬足陽明胃經的路線，若在後項則應扎在膀胱經的腧穴，這樣才能區分針刺時應用時機，不致懵懵懂懂，不清不楚。另外，後項部的扭傷或後仰不利，還可考慮董氏奇穴的正筋、正士，有時按病情也可考慮通督脈的後谿，但後仰不利時，拉開頸椎關節做適度的矯正使其歸位會更有效。

茲舉實例以說明：

1. 有一位年輕的男性患者，他的左腰側扭傷已有十幾年的病史，一直治療不癒，此病之外，在他的左項天柱穴尚有一處明顯的壓痛點，筋下有囊形結節，他問我有沒有辦法治？我說可以，你不妨一試！他雖不太相信，但又不得不再嘗試一次。首先，我在他左側的委中一扎，十多年的腰部扭傷就這樣不翼而飛，接著要扎他後項的痛點阿是處，他馬上有所顧忌的說：「醫師，聽說脖子的地方不可以讓人隨便亂扎。」我說：「是的，不能隨便亂扎，但我是醫生，不會給你隨便亂扎。」話畢，我想既然病人有此顧忌，為了避免醫療糾紛，於是，改扎崑崙，崑崙是足太陽膀胱經的腧穴，上病治下，「瀉絡遠針」故刺之當然有效，他形容本來脖子甚緊，左右轉動總是沉悶不舒，經你腳上一扎，已舒緩許多，那些不痛快的感覺全都不見了，這一例由於頸痛在後項，並沒有使用到列缺。

2. 有某李○敏小姐者，93年12月8日初診，自訴於93年8月26日跌倒挫傷左肘，之後傷勢逐漸蔓延到肩部，連帶巨骨、缺盆及頸，症為肩關節痠緊抬起吃力不舒，經常背痛至醒，我根據所述，用同側列缺治頸項之不利及痠痛，用對側魚際治胸大肌連及肩關節的痠痛，針後頸項可以活動自如，手臂抬舉亦較前舒，次日複診言，肩背頸缺盆痛已解決，僅餘巨骨穴的疼痛，其痛讓其肩臂痠重且抬起吃力，我以健側三間扎之，肩馬上就覺得舒服多了，上臂也立即可以抬起，商量後她願意讓我照相，故特在此刊出。此為有扎列缺而癒之實例。

列缺一穴在用治急性項扭傷痠痛方面，用迎隨補瀉之瀉法較多，若要用補法，可迎而補之，針尖刺向指尖即可。

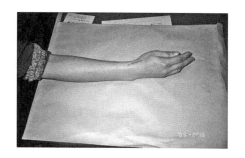

三十九、脊椎正中痠痛的治法

　　發生於腰兩旁的痠痛如果是在足太陽膀胱經之內，可採用該經絡的五腧穴治療，譬如委中、承山、崑崙即是，都可以很快的達到該有的療效，常能針到病除，足太陽膀胱經三寸以外的腰痛就剩下足少陽膽經了，一般足少陽膽經的腰痛，發生在側腰部，遠處取穴應取膽經之合穴陽陵泉，可一針見效，如果側腰部剛好在離脊椎中央三寸的邊上成條索狀者，則不管膽經的陽陵泉或膀胱經的委中效果都不佳，此時以在痠痛點上直接扎最好，但是發生在正脊椎中央的痠痛呢？則因為屬於奇經八脈，無五腧穴可扎，因此頗為棘手，作者對於發生於正脊椎中央的痠痛，應用頭骶對應方法，取頭皮穴的百會至腦戶這一段來對應整段的脊椎，取得了良好的療效。

　　脊椎包括了頸椎、胸椎、腰椎、薦椎及尾骶骨，造成脊椎痠痛的原因不一而足，有工作勞傷引起者，有運動受傷引起者，有扭挫傷所引起的後遺症，但是亦有很多不知其原因為何者的，或許將此莫名的原因歸類於脊椎本身的病變吧！

　　論起治法，頗為棘手，正脊椎中央都為骨頭的結構，若脊椎正在痠痛，推拿恐為不易，有時施予推拿反而越推越痛，易得到反效果，若不推拿，只熱敷、拔罐、敷藥，療效常不如預期的理想，徒然拖延時間而已，放血雖為治療痠痛的其中一種良好方法，但放血學問深厚，一定要

掌握其中原則，放得其法，才能得到良好的療效，放血的方法如沒有掌握常是徒勞無功，若採用傳統針法，大抵皆是取督脈的命門及腰陽關，療效幾乎沒有。作者為了此症左思右想，終於根據頭皮針是透過中樞神經感傳的原理打破了傳統用針的原則，大膽引用了頭骶對應的方法，還好，經過多次的實驗，終於慶幸地取得了良好的療效，比起放血療法或傳統針法或傳統傷科手法常有過之而無不及。

頭皮如何對應脊椎呢？

吾人可取百會至後頂對應胸椎的上下段，病在上則取之上，病在下則取之下，只要病位對應正確，針感緊澀得氣，針下鮮有乏效者。至於腰椎的痠痛則可以對應後頂至強間，腰骶部相當於薦椎的痠痛則對應於強間至腦戶這段，而一般的尾骶骨挫傷疼痛則選擇對應腦戶上下了，頸椎痠痛則直接針百會，不應時還可加後谿。

這是種很另類的對應方法，作者屢試不爽，常針下即效，立起沉痾，省卻了應用他法的許多不必要的麻煩，也大大地縮短了療程，特在此不吝提出。若壓迫神經引起麻痛，可用拔罐吸出裡面之積液，有不一樣的療效。

但是，如若脊椎的脊突移位造成痠痛，針之不效時，仍應以脊椎矯正為佳。

如為脊間韌帶的損傷，頭骶對應仍無效時則直接扎韌帶，以針尖輕輕碰到韌帶即止，不可過深。

四十、脊椎旁開一寸以內穴位的痠痛如何處理？

足太陽膀胱經經過背部離脊椎寸半及三寸的地方，由理論推之，所有發生於膀胱經上的氣滯血瘀，都可用膀胱經的五腧穴治之，例如委中、崑崙即是，但是，若離脊椎一寸以內的地方發生疼痛，則非膀胱經

所經過，但是膀胱經有夾脊上行的特性，此時扎委中、崑崙等穴還是有其療效，如照一般扎法，大抵都採用阿是，要不，就是採用華佗夾脊，因為華佗夾脊是經過脊椎旁五分的地方，是屬於經外奇穴，它沒有經絡，因此發生在脊椎一寸以內的疼痛便頗為棘手，對於此種病症治法，我曾思考再三，如果應用對應的原理取穴，效果不知為何？經亦曾云：「前病可以後取」，故從而推之，後病當亦可前取，足少陰腎經之脈起於湧泉，上走入任脈旁五分，任脈與督脈相對，互相聯擊，因此，若後病前取的話，則脊椎旁五分的疼痛應可利用腎經五分穴位以治之，又因，腎經夾脊內上行，通過督脈，因之，碰到這種病症，則大膽採用腎經太谿，不料一連數例，都能在針下太谿穴後病症隨之去除，可謂基本上實驗成功，這可證明採用對應針法的思考邏輯去治療這類疾病，基本上能做合理的解釋，特於此提出心得，以為共享。如果這個方法還是行不通，採用阿是直接扎亦非常有效。

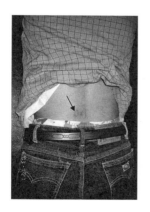
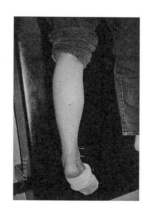

四十一、膏肓痛的治法種類

「膏肓穴」是在足太陽膀胱經離胸椎第四椎下旁開三寸的經絡上，其上有斜方肌及菱形肌通過。「膏肓痛」在民間泛指，背部肩胛骨靠

近脊柱端部位的肌肉痠痛。由於這個部位缺乏強而有力的肌腱支撐固定，因此很容易因不良姿勢而造成肌肉磨損受傷。患膏肓穴區疼痛的患者非常多，有的成圓形狀，有的成片狀，有的成條索狀，亦有的痛成一個小面積的。有膏肓穴區痠痛的人，日子非常不好過，常該處痠痛得不能入睡，嚴重影響工作，究其痠痛原因可說有許多種，比較常見的有：1、由落枕而引起，落枕大部分是由於過勞，以致頸肌僵硬加上睡姿不良所致，除了頸部胸鎖乳突肌疼痛之外，有的甚至累及斜方肌及頸夾肌及附近的肌群，終而蔓延至菱形肌下的膏肓痠痛，2、由於常使用手臂工作，長期勞累後發展到膏肓而停滯不動者，水泥工、搬運工、提重物的人、做手工者、打高爾夫球的人常患有此症，3、騎機車不慎跌傷手肘，由於手肘撐地著力點在肩胛骨的關係，久治不癒之後，最後也會因氣滯血瘀把疼痛引入膏肓處來，所謂的「病入膏肓」，指的也就是這個意思。「病入膏肓」是一句大家耳熟能詳的成語，古人認為，心的下方有一小塊脂肪稱為「膏」，橫膈膜上方有一層薄膜稱為「肓」，膏肓之間屬於藥力難以抵達的地方，因此後人便用「病入膏肓」來形容病勢嚴重，總之，「病入膏肓」總是不好的徵兆，那麼，一旦真的病入膏肓，就真的是那麼難醫了嗎？其實並不如想像的那麼難，只要膽大心細，掌握用針要訣，其實本症並不難醫。

怎麼去治膏肓穴痠痛的毛病呢？我在此僅提出幾個行之有效的方法：

一、膏肓穴是足太陽膀胱經所過，膀胱經的合穴在委中，合穴的入臟最深，經氣也最強，五腧穴內「所入為合」即指此意，因此利用槓桿原理，應遠處取穴扎委中，對於一個身體健康且又身體健壯的人，因經氣的感傳良好，只要取穴精準，刺激量拿捏得宜，對於膏肓穴的疼痛，不管病程多久，一扎委中就有效。幾次就有良好的反應。董氏奇穴的重子，重仙對膏肓痛、肩胛骨上緣的肌筋膜痛，亦有良好的療效。

二、對於身體虛又病情較重的的病人，扎委中後膏肓處疼痛雖然會減輕，但減輕的程度不多，仍會留有餘痛，這時候要加上另一

側的委中或同側的承山作為倒馬針，以作為加強經穴刺激的效果，如若在一般的情況之下，第二種方法仍然可以治癒難治的膏肓痛。

三、扎了委中及承山之後，難以得氣、感傳效果差的患者，可說是「病入膏肓」，這個時候就要放棄扎委中、承山，因為針灸畢竟也不是萬能，總是會碰到瓶頸，為什麼沒有效？這有幾種可能，第一是年紀大了，肌肉組織變得纖維化，尤其肌肉下有條索狀的結節存在者更是難以感傳，第二，多病而體質虛弱的人難以得氣，因此無效，第三，脊椎側彎的人肌肉被牽拉至一邊，生理結構被破壞，也難有感傳，第四，內臟因病引起膏肓痛者，要從根本原因去醫，第三種原因的膏肓痛通通要加上阿是，要以痛為腧，多扎幾次就會有效，所應注意者，扎膏肓要直刺，針尖直達病所，不要只為了安全深度怕氣胸而把針尖偏向，這樣斜刺的效果微乎其微，扎膏肓穴附近處要膽大心細，定要深淺拿捏得宜，而且一定要直刺，這樣才能產生應有的療效。

四、已經以痛為腧扎膏肓穴數次後，仍然沒有進步，要警覺是不是有其它的問題，如帶狀疱疹長在膏肓的後遺症，及心臟的問題常會痛至膏肓，這時治法就要隨病情而變，該服藥的就要服藥，不能等閒視之。放血療法對於久治不癒的膏肓痠痛有即刻舒緩的效果，放血得宜，常能立起沉痾，痛則不通，通則不痛，瘀血若能盡去，當然痠痛就能煙消雲散。

五、如果碰到水肥型的人，或久病不癒的病人，有時放血還不太管用，胖的人脂肪多，針要深刺，用三稜針深刺有時還放不出血來，瘀血不能盡去，是故無效，久病虛弱的人，血液循環不良，沒血可放，也無法產生效果，這時候就要用針灸埋線，把羊腸線埋在痠痛的部位內，讓它持續不間斷的刺激穴道，只要羊腸線被組織吸收，慢慢的痠痛自然也會越來越輕終至痊癒。

六、有的人用陽陵泉及足三里下一寸去治療，效果如何，不妨試試。

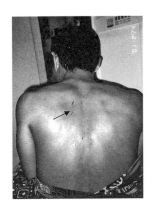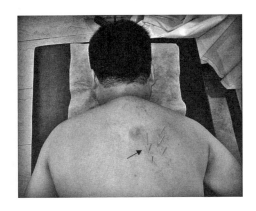

　　以上所列，是作者平常所用對於各型各類膏肓穴的治法，我想大抵方法如是，對於平日所遇到的膏肓穴瘦痛已足以應付，其中值得一提再提的是，對應針法是不以痛處為腧為最高指導原則，所以當讀者碰到類似患者，以作者所列的方法循序漸進為原則，那麼再難的膏肓穴瘦痛對今後的你而言，將不再是困擾的問題了。

　　膏肓穴區的瘦痛若扎委中、承山仍然無效時，要以痛為腧直接扎阿是，但扎時一定要直刺才會產生預期的效果，如果怕氣胸而斜刺，那不如不扎。如果直刺又不如理想，可採放血法治之，不過放血就要拿捏得宜才會得效。此外，菱形肌的痛若合併同側手上臂麻，則很可能是同側頸第五、六椎神經與頸椎椎體過於壓迫或沾黏，這時可能要從頸的問題去解決，可推拿，可針刺，可矯正，但頸椎椎體沾黏不能活動自如時要考慮到小針刀的治療。

四十二、令人頭大的扳機指

　　講到扳機指就令人頭大，令人傷腦筋，說實在的，扳機指相當不好治，幾乎難倒所有的醫生。

　　首先讓我們來認識一下扳機指的名詞，再來討論扳機指發生的原

因。

　　我們聽到的扳機指只是俗稱，正確的名字是：如發生在拇指者，稱為拇長屈肌腱鞘炎，發生在其他四指者，則稱為屈指肌腱腱鞘炎。其發病的原因是因手指屈腱肌在掌骨遠端處的腱鞘狹窄所致，常伴有局限性肌腱增厚。

　　患扳機指的患者，絕大多數都有勞損史，或者病人過度地反覆使用手指所致，但也有少部分病人原因不明，主訴大都是拇指痠痛無力，拇指根部靠掌骨的地方按壓會痛；其他四指若也患扳機指，同樣也會產生手指痠痛無力，手指的根部都有不同程度的壓痛感，只是沒有拇指那麼強烈而已。扳機指的特徵是：手指在屈伸時有彈響聲，有時扣起來，伸不回去，必須要用另一手去推開，非常的不便。晨起時疼痛嚴重，活動一陣後情況會好些。因為患指在彎曲時，常會突然停留在半彎曲或閉鎖狀態，再用力屈指時，就出現手指如槍機般突然跳過，最後才能完成屈指動作，有時伴有彈響聲，有時還能看到患指有彈跳情況，所以才有扳機指的俗稱。

　　扳機指不容易治好，西醫骨科都是在患處局部直接打類固醇，復健科則用超音波掃瞄等儀器復健，民俗療法有用隔薑灸者，用十四正經的傳統針灸手法，效果並不理想，但是如果用內經的「交經繆刺」，「左有病則右畔取」對應法來對應對側的腳底相應部位，則效如桴鼓，但因腳底較痛，可與阿是輪流扎之，本文書後附錄圖片可為參考。當然患此症的病人如能配合內服通經活絡的藥物，如大小活絡丹之類，效果會更持久，但患本病的原因與一定程度的過度勞損有重要關係，故避免再次過度勞損才是最好的方法。如果是其他四指發生扳機指，扎針的部位就要根據所患是那一指的部位而變，譬如是食指發生扳機指，則扎針的部位要在對側腳底的次趾下，其餘依此類推。此外，左手大拇指患扳機指的人，可否扎在右手大拇指根部呢？答案當然是可以，不過依功效而言，病情比較嚴重的須扎在腳底以為對應，比扎在對側手的效果來得大。採用對應針法扎在腳底唯一的缺點是比較痛，所以在不是很嚴重的情況下我現在都以直接針為主，不過雖是直接針還是有其技巧存在，以

針輕輕碰到患處而針又能站穩最好。對應針法的療效的確比起其他方法來得快且有效，這是它的優點，等到扳機指比較鬆時再與阿是輪流使用。

另外，所要說的是，扳機指只是發生症狀的結果，真正的根本是在其上所影響的肌腱、筋膜要給予推拿按摩使其放鬆，讓血液對扳機指諸多肌腱有所供養，這樣患側的組織才得以修復，扳機指也才能真正治癒而不易復發，不過，在治好此症時，患者又重複不斷使用原有肌腱的話，則此症又易再度復發。

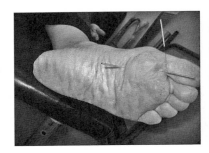 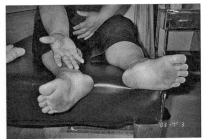

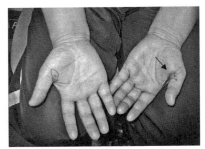

扳機指也可用左右對應的方式治之。

四十三、肱二頭肌痠痛怎麼治最快？

最近有個病人來求診，說他的手肘不能彎曲，一彎曲他的肱二頭肌就痠痛，我摸了摸他的肱二頭肌非常結實，因為他是一名工人，平常

的工作就是在搬東西，所搬的東西都有相當的重量，我想他是因為長期搬提重物肱二頭肌使力過度受傷所致，而引起肱二頭肌肌腱的勞損或稱疲乏，相當於肌肉的發炎，對於這種情狀的病症，一般的處理方式大抵採用熱敷、薰蒸、推拿、敷藥的方法，讓組織發炎狀況慢慢的復原，當然這種方法亦然有效，只是緩不濟急，俗語說，醫學的學問是浩瀚的，一山還是一山高，其它更好的方法還是有的，以筆者經驗，若以針灸而言，應用對應針法最快，可以馬上讓疼痛立即舒緩，針下對側手肱二頭肌後馬上可以向上彎曲，不用耗費太多的時間，這位患者在他處中醫診所並不是沒有治療過，只是治不好而已，這是事實，我用對應針法所稱的等高對應在他對側的肱二頭肌上相同部位扎上幾針，針完即刻舒緩，立時可將手往上彎了，這就是對應針法奧妙的地方，此症如果循十四正經的傳統針法，效果就不是那麼理想，這種病症，可不可以對應對側的大腿膝膕上方？答案是肯定的，只不過肱二頭肌對應在對側大腿，必須趴著針，實在不便，尤其對於女性，若穿著褲子就直接扎進去著實不太衛生，因此，以這樣的對應方法就不被採用。此症的病因其來有自，解鈴還須繫鈴人，用理筋手法從肱二頭肌的起止點推按，再加局部的揉摩有時要推到胸小肌，讓緊張的肌肉放鬆使血液循環順暢，一樣的也可把此症治好，不過效果沒那麼快，如果不想用對應，那就直接扎吧！

　　我有一位患者左手肱二頭肌肌腱發炎，手不能伸直，因為伸直會痛，因此在走路時總是要把左手插進褲袋裡，病程已經一年了還是治不好，非常煩惱，他跟某大醫院的醫師是同學，他給他的醫師同學看，該同學說他的手不可能會好。傷心之餘於是上網找到了我，我認為是肌腱炎沒有治療好，於是給他針灸，對應及阿是輪流扎，我記得不超過十次吧，他的手便可以伸直了，後來他又回去跟他的同學講；他的手是被一位中醫師針好，還把手伸給他看，他的同學居然說不可能是針好的，一定是你本來就快好的，他聽了很不舒服還跑回來跟我訴苦。

四十四、肱橈肌腱勞損痠痛如何針刺最快？

　　肱橈肌腱受損，發生於勞力的工人相當的多，以往對於這種病症的治法，大抵還是以傳統的推拿為主，若是針灸，大抵都是扎局部的曲池、手三里等穴，因為肱橈肌肌腱的源頭大抵相當於曲池、手三里的地方，也難怪針灸會取穴於此，如若採用對應針法，扎在對側手肌腱的相同部位則常能測試效果之有無，可惜一般的醫者都沒有採用，徒然讓好的方法埋沒。肱橈肌腱受損還可令同側手大拇指次指麻木，針法也是一樣，扎在對側手相同的位置，本書內已有一篇論手麻的篇章敘之於前，讀者可自行參考，肱橈肌受損形成的痠痛要一段很長的時間推拿、敷藥，或西醫的復健方能復原，採用對應扎法可以縮短療程，避免浪費不必要的時間，對應扎法除了扎對側手的相關對應位置外，也可以取對側腳的外側，而且效果不錯，常能當場立起沉痾，把疼痛消失得無影無蹤，是打破傳統的新方法。希望喜愛針灸者能善於應用。

　　肱橈肌肌腱的勞損雖然針刺效果甚快，但因形成此症的原因是使力不當，或過於勞損，因此使用手法把受損肌腱的上下組織或局部組織給予理筋推按，亦可輔助患部使其提早恢復原有的功能。

　　本症除了可用等高對應法之外，亦可用交叉對應，手三里處的肌腱痠痛對應足三里，曲池下的肌腱則對應對側腳的陽陵泉，此陽陵泉的位置要比正常的陽陵泉位置稍高，陽陵泉與足三里的連線上可再加上一針，作為倒馬以加強療效。

　　肱橈肌的受傷還是要做適當的保養，不要過當使用該處的肌腱才是維護之道。

四十五、腕隧道症候群

　　「腕隧道症候群」，簡單的說，就是腕部正中神經通過腕隧道時，受到環腕韌帶覆蓋過緊被擠壓而壓迫了正中神經的正常傳導，而形成了本病。

　　「腕隧道」為一纖維及骨頭所形成的通道，位於手腕的掌面，頂部為環腕韌帶覆蓋。當環腕韌帶受到扭挫傷時，其瘀青腫脹，或腕管內屈肌腱發炎肥大或纖維化佔據有限的空間，會壓迫脆弱的正中神經而產生「腕隧道症候群」。發生腕隧道症候群的原因尚有與類風濕性肌腱滑液膜炎有關的發炎性水腫、腕關節骨刺、腱鞘囊腫、脂肪瘤等。

　　這些症候群最常發生在中年以上的婦女。疾病初期病人主訴手指麻木灼熱與刺痛，此疼痛在晚上或睡醒時特別明顯，病人常因麻木及疼痛而驚醒，但病人一旦揮動患手後，手指麻刺痛又可解除。

　　麻木的症狀主要在食指，其次是中指拇指及無名指，小指不會受波及，後期患者掌際肌肉（拇展短肌、拇對掌肌）萎縮、麻痺及肌力減退，或拇指、食指、及中指之橈側一半感覺消失。拇指處於手掌的一側，不能掌側外展（拇指不能與掌面垂直）。

　　檢查是否有腕隧道症候，有兩種測驗可以顯示，第一是Phalen's test；抓住病人的腕關節使其急速屈曲達60秒之久，或可令病人用手背相互壓迫成直角狀，如果麻木和刺痛感發生於正中神經所分佈的區域（例如拇指、食指、中指及部分無名指的掌側面），則此試驗為陽性，表示有腕管症候群。第二，Tinel's sign；於正中神經通過腕管大約在手腕正中的大陵穴處，用你的手指輕敲，若有刺痛或被電到的感覺發生於正中神經所分佈的地方是為陽性檢查，表示有腕管症候群。

　　針刺治療，取足部的陽陵泉、足三里，及董氏奇穴的四肢穴（在三陰交上一寸五分）及腎關為一組穴道，針對側的解溪亦能緩解，腕管症候群是屬虛症，因此在中渚、外關溫針外，加服歸耆建中湯及乾薑、附子、肉桂會有莫大的幫助。由於本病是環腕韌帶卡壓了正中神經，或者

是正中神經通過環腕韌帶時被其下的周邊組織發炎、水腫病變所擠壓，因此應用手法治療時，舒緩上、下臂及腋下緊張僵硬的組織甚為重要，這樣可以提早使正中神經通過腕隧道時不被再度擠壓。

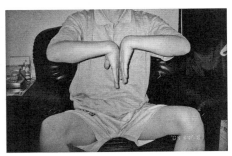

Phalen's Test

四十六、周邊神經壓迫症候群

「周邊神經症候群」顧名思義即是周邊神經通行在解剖上較為狹隘的位置時，受到鄰近組織異變而擠壓，例如腕隧道症候群，摩東氏蹠部疼痛……等，或者只要周邊神經受到持續性或間歇性的壓迫而產生一系列的病變，皆可取名為「神經壓迫症候群」或「壓迫性神經病變」。

神經性症候群的症狀及表徵和神經受壓迫的程度以及壓迫的持續性或間歇性而異，被壓迫之神經之分佈區一般都會有肌肉無力和麻木疼痛的感覺。

在作者臨床的經驗裡，常會碰到此類病人的主訴，有的抱怨腳面與足背經常性的不舒服，有時輕輕一碰就痛，有時帶有麻感，此症候並不一定有明顯外傷史，但就不知是什麼原因，使患者會在穿鞋子時感到受外物擠壓的疼痛明顯增加，例如一位姓陳的女同學，向我訴苦的她的腳背痠痛老是不會好，每天都是麻麻痛痛痠痠，她指的位置是在太沖穴周圍附近的腳背，按其症狀之訴說應是周邊神經壓迫症候群，我隨即用對

應針法在對側之合谷穴扎上一針，多年的疼痛僅此一針隨即不翼而飛，又有許多患者抱怨足蹠部疼痛，不敢穿鞋子，作者僅在健側的橈骨莖突扎上兩針，足蹠部立即沒有了疼痛。

現在的女士因為愛美的關係，流行穿尖頭皮鞋，鞋子狹隘的空間裡常會壓迫足蹠部而導致腳蹠部的疼痛，這些都是壓迫性的神經病變，是當今文明病、流行病之一。

中醫認為神經性壓迫症候群是因外傷勞損，或素體陽虛，風寒濕三邪侵襲內舍，瘀滯肢節，經絡受阻，不通則痛，於是引起諸多質變，神經受壓迫者，為「痺證」範疇，血管受累者，為「氣滯血瘀」。

本病有時不在正經正穴上，因此採用傳統經穴治療效果會大打折扣，此時「對應針法」可予適當應用，應可發揮臨門一腳的功能。

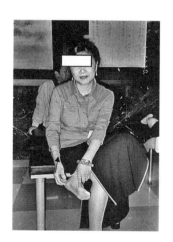

四十七、胸痛、肋痛的論治經驗

脇痛是肋痛的一種，肋痛是泛指背後脊椎連接至前胸胸骨柄的肋骨其上所產生的痛，而脇痛只是發生在身體的兩側，只是部位稍有不同而已，有許多情況會引起脇肋痛，這裡只談較常見的數種。脇痛有時只

是肝氣的不舒，或胃局部疾病的反射，當肝鬱氣滯或胃脘痞悶脹痛時，常會有這種情況發生，這時的脅痛或脅下肋間痛用疏肝理氣的肝藥或行氣降逆和胃消導的胃藥就會有效，假設使用針灸治療，會常用支溝、內關，足三里、陽陵泉、內庭等穴，但是如果因扭挫傷而引起的脅痛或肋骨痛，則大部分都發生在肋骨之骨膜上，挫傷在胸肌上的易治，撞擊至肋骨骨膜上的難治，症狀輕的用敷藥或進行推拿都有效，但症狀嚴重的用上法效微，包括上述傳統針法如內關、支溝……等均效果有限，以我個人經驗認為治療時先需以手觸摸找出肋骨骨膜上之痛點，然後直接針刺，方能產生最佳效果，若已病久，則胸肋骨上必有筋結，亦在筋結上刺之，一般而言，輕者數次即可痊癒，重者次數稍多，這種刺法類同阿是取穴，如用斜刺或沿皮刺，只有在瘦人身上方能使用此法，稍胖或脂肪肥厚的患者，沿皮刺法不能刺到病位，故還是以直刺為佳，唯在直刺時要膽大心細，摸準肋骨上的筋膜或筋結才能往下扎，才不致於發生氣胸或內臟臟器出血的問題。這種在肋骨上的直接刺法，以經驗多的醫者行之為佳，經驗少的醫者應行小心，經驗所知，若不敢進行胸肋骨上直刺，而多採遠處的內關、支溝等穴，效果必然緩慢，故有甚多的脅肋扭挫傷後遺症的患者及久治不癒而被病磨所纏的患者比比皆是，想當然他們身心必受到極大的痛苦。其次論及胸痛之因，胸痛有因胸陽不振所引起的痺痛，其症為胸痛徹背、背痛徹心，中醫病名為胸痺，以栝樓薤白白酒湯通陽即可，此屬內科上的問題，如果是胸椎移位也會引起胸痛或胸悶，碰到此症當用胸椎矯正法使其歸位，其症方能解除。如因心臟病引起的胸痛，如心絞痛、狹心症等，則應從心臟血管疾病論治，有一種胸大小肌拉傷或前斜角肌筋緊勞傷而造成氣結於胸骨柄的胸痛，也會使胸骨柄其上的肌肉結構異常，按之揉之痛甚不舒，此症宜鬆解前斜角肌或胸大小肌，然後在胸骨柄上的肌痛點上下針，亦可令其速癒，婦人莫名其妙的胸骨柄上痛常因內衣穿太緊有關，像這種發生在外表的結構上的改變，光服內服漢方：如血府逐瘀湯或復元活血湯或疏經活血湯……等其效必微，發生在胸骨柄上的痠痛，也有因長期姿勢不良所造成，如長期駝背而擠壓了前胸，或打電腦時間過長等引起胸椎結構上不正常的

改變，最常見的則是胸部被重物所壓，或車禍撞擊，或跌打挫傷，可立即引起胸部的瘀血疼痛，若傷及前胸肋骨上其痛更是異常，稍咳或呼吸則痛（因肺部被擠壓），難過異常，此時應內服復元活血湯、七厘散等活血化瘀的方藥，活血散瘀使瘀血消散，外治法上除外敷藥外，同時還要在肋骨上直接進行針刺效果方快，病情嚴重者尚可進行放血，極瘦之人方可用沿皮刺法，但如若發生在婦人身上，可就麻煩，因女姓朋友前胸有乳房，脂肪層厚，一般醫者為避免醫療糾紛，大都不願在此處針刺或推拿，只做敷藥電片治療，如此會使病情拖延，而終至遲遲不癒，變生他症，如醫者能在黃金時間內進行針刺，而患者又肯配合則其效果立現，作者治療此類患者不計其數，都以此法收功，而因氣岔引起胸悶且痛者，宜先開椎後服行氣舒隔的方藥方是，如果由於肋痛、胸痛久不癒，則常會引起結構上的改變而變生他症，治療起來則更加困難，以下特舉數圖以資參考，此治驗心得刊出盼能對此類患者有所助益。（註：胸骨柄上的疼痛，可針上星解之）

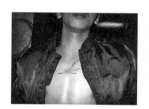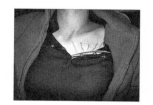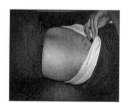

四十八、五種痠痛症的有效療法

　　痠痛症，本來就不易處理，若能善於治療痠痛症，就如希波格拉底曾經說過的話：「能治療痠痛者亦可稱得上『神醫』了。」

　　儘管治療痠痛的方法很多，但到目前為止就是還有許多奇奇怪怪的痠痛症治療不好，所以在行醫的生涯當中，不斷地努力研究企圖發掘更新更有效的方法是責無旁貸的。

最近，在治療許多痠痛中，我用經筋的觀念領悟了一些新的對應針法，以及一些傳統循經取穴法的應用心得，特把它介紹於下：

一、大腿內側的內收肌肌腱發炎，以往都是在頭皮針耳後根連線與矢狀縫相交接點為中心做功夫，假如大腿右內側痠痛則以該中心為基準把針反向橫扎，反之亦然，但若用手腳對應法則，則該內收肌的疼痛是要針在健側上臂肱二頭肌與三角肌交接點的內側筋結處，可以得到立即的緩解，這是利用人體結構對應力學的關係，把針扎在病兆反應處，我試用多例，多有效果。

二、肩胛骨內上角的痠痛，以往都是以痛為腧，採用直接扎的方式，這個部位相當於手少陽三焦經的天髎穴區附近，當手臂自然垂下時，肩胛骨內上角自然就會呈現出來，可用手觸摸得到，當手向上高舉時，則肩胛骨呈反向陷下，這是自然力學的作用，此時用手就觸摸不到，這個地方為什麼會產生痠痛？講來應該有甚多原因，有的是因長期的姿勢不正確，也有的是因扭挫傷所引起，不過最重要的原因乃是過度使用手臂，而積勞成痠，無法讓乳酸即時代謝，又經絡在軟組織內行走，軟組織勞損了，經絡亦必然氣滯不通，故要讓其通則不痛的方法，發現遠端的中渚穴效果甚佳，往往一針見效，經絡一下子便被強烈的經氣疏通而不痠不痛了。

三、腰部痠痛的原因吾人已談了許多，側腰部的痠痛正好在肋下及腸骨中央，此處為足少陽膽經所過，經驗上用陽陵泉或加足臨泣有特效，但若位置不在正側腰而是位置偏前跑到腹部來時，則扎膽經穴位效果甚微，肝膽經雖互為表裡而且經絡也有相接，但以臨床經驗論，此處痛仍要以肝經為主，個人喜用太沖，效如桴鼓，這樣治療的例子，在書後針灸治療記實裡有一例說明。

四、發生在腸骨上角的痠痛常有人患，腸骨上角邊緣與後肋之間有許多筋膜連繫以保持內臟的穩定，如果有內科上的疾病、外力引致的扭挫傷或五勞七傷都會引起腸骨上筋膜上的質變，有的

成顆粒狀，有的成條索狀，或成硬結的筋，這些質變就會引起腸骨上的下腰痛，真正的治療方法是要把質變緊張的筋膜軟化，讓血液恢復原有的供養，軟化的方法有理筋、推拿等，有用針灸，如果用針灸必定要刺在腸骨上角質變的筋膜上，讓其產生痠脹，這樣才能把緊繃的壓力釋放出來，通則不痛，終而除去腰部的疼痛。

五、蹠骨骨膜發炎的疼痛，臨床上經常見到，不過此病症的罹患人士，大抵都與蹠骨結構特別突出有關，這種蹠骨的突出跟天生遺傳有重要的關係，有蹠骨結構異常的人常為穿鞋子而困擾，常帶來生活上的許多不便，但有些蹠骨並不是非常突出的人有時也會有痠痛的發生，原因可能是足底內收拇趾肌的攣縮有關，因此，治療時，放鬆腳底的肌筋膜讓蹠骨結構產生改變有非常必要的關係，針灸可用以左治右的方法對應針刺，也可用手腳對應的方法行針，在本書書後有圖片可以參考。

以上五種不同類型的痠痛型態及針刺法已說明如上，讀者若遇此型式的痠痛時，不妨試用參考。

四十九、軟組織損傷症候群

人體的最基本結構是骨骼，之後骨骼上才附著眾多的軟組織，諸如肌腱、肌肉、筋膜、韌帶、滑膜囊、神經血管、皮下組織及皮膚等，稱之為軟組織，構成一個完整的人體，其內包含有臟腑及各種器官。這些軟組織在成長過程中不易受損，即使受到其他因素而損傷也易於修補，但是隨著歲月的累積，人們由成長而致衰老的過程中，若不加以正當的保養，這些軟組織必當急速的老化萎縮，雖然有的人並未有明顯的扭挫傷史，也會有軟組織的損傷，這又是為什麼呢？這是因為人體使用體力時超過極限所致，人們要活便要動，但中醫的醫理所強調的是順乎自

然，過動或都不動都會損傷筋骨，過動會使軟組織不能在一定的時間修復，如工作太久而產生的肌腱勞傷等即是，所謂久站傷骨，久站傷筋，都是屬於中醫「傷筋動骨」的範圍，而懶得動的呢？又會使軟組織沒有使用及鍛鍊而急速退化，這些過與不及的現象都不是正確的，只有中庸之道不急不緩才是最正確之道。這些現象在我們古代的老祖宗對於保養之道就早已注意到了。

軟組織損傷的原因有許多，有外力因素的暴力撞擊、強力扭轉、牽拉壓迫，或跌僕閃挫，如果沒有這些外力因素，則軟組織的勞損常因素體本虛、勞累過度或不斷持續的活動或運動，積勞成疾所引起，如理髮業整天站著替客人服務常會使膝蓋痠軟無力，一般吾人所瞭解的骨折、脫臼亦會伴隨著或多或少甚至更嚴重的軟組織損傷，這些現象尤其見於手術後的後遺症最多，臟腑器官功能上或病態上的質變也會引起肌筋膜的變化，終而導致包圍在外面軟組織的損傷，中醫理論認為：經絡之病會累及臟腑，經絡在軟組織內行走，軟組織的損傷必然會影響經絡的阻滯，經絡不暢病久及裡勢必傳導至內在的臟腑，因此，積久的軟組織損傷必將引起人體外在結構的改變，人體的結構一改變則將會引起人體機體前後左右內外上下的不平衡，機體一不平衡偏離了中庸之道，又勢將由外及裡而使內在的有形器官產生了質變，因此而產生了一系列的疾病。大陸最新的軟組織外科學的誕生就是基於這些思維邏輯而產生的。

軟組織損傷是造成筋傷的最多原因，也是臨床最易見的疾病，吾人實在不能不加以重視。

軟組織損傷會造成那些疾病呢？這對現代人來說是不可不知的。

1. 會造成血管舒張功能紊亂：傷處局部發熱、皮膚緊紺腫脹、慢性充血。
2. 營養性紊亂：像是肌肉萎縮無力、水腫無法代謝、骨質疏鬆、脫鈣、關節易於痠軟等。
3. 韌帶鬆弛：關節不靈活或喀喀作響，日久不癒，很可能形成慢性損傷性關節炎。
4. 扭挫傷後所形成的關節炎，常使關節力量軟弱，天氣變化則痠

軟無力發生，進而影響工作。

5. 若挫傷骨關節，常使關節骨化，或關節周圍韌帶肌腱纖維化。

6. 最容易導致肌腱、肌肉成僵硬的條索狀，而使關節肌肉痿軟無力，進而影響內臟器官。

對於軟組織的鈣化，纖維化、成條索狀的僵化等，吾人除了推拿、理筋之外，還有什麼治療方法可以輔助？以作者經驗而論，軟組織的僵化如還在初期狀態，還可用循經取穴或用對應針法以加強療效，但一旦僵硬成條索狀的僵化型態，恐怕以上針法的效果都將不如預期，此時以痛為腧的直接扎法加上溫灸最為得當，先把條索狀的肌腱尋找出來，再在該條索狀按壓最緊張處、最痠痛處給予針刺溫針，那是最有效的方法。作者有許多如此的病例都是在這種情況下治好或改善的，如果在不痛之後再用經筋手法調整結構以治其本，那是最妥善的方法。

軟組織損傷臨床常見，但隨著損傷的等級以及退化的程度，自然組織恢復的時間各有不同；軟組織的損傷又跟生活習慣、工作性質、飲食起居有絕對的密切關係，要治好軟組織雖有時容易，但事後的保養並不簡單，因各種因素的未改，常使軟組織的病變又跟著回來，所以希波格拉底曾經說：「能治療疼痛者為神醫」，吾人雖不敢盼望做到神醫的地步，但能盡己之能朝神醫之路邁進，至少是吾人該去達成的目標。

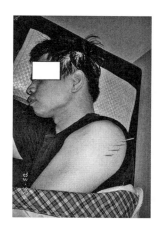

五十、腰背委中求

在十總穴裡面，有寫到「腰背委中求」的字樣，是所有從事中醫的同道都知道的道理，但是能真正應用於臨床，且又能得心應手的卻不多見。

委中穴是很平常的，但要怎麼扎才能產生最好的療效呢？依我臨床所驗證者提出如下讓同道分享，亦即先扎膝膕橫紋中央，針慢慢的順順的捻轉下去，只要沒有碰到阻力，沒有纏針的現象，以一寸半的針大抵都能全數扎下，頂多留個一、二分在針孔上而已，當徐徐針下後再向左或向右捻轉一下，讓穴位取得針感，那麼發生在腰部的扭傷，或背部包括膏肓穴的痠痛都能得到立即的舒緩，對於針感感傳強烈的人士而言，還常能一針見效、立起沉痾，除非腰背的疼痛已走向深層或病史已久、肌肉僵硬已走向纖維化，使得感傳效果較差，必須加上阿是穴之外，一般的腰痠背痛大抵能在針委中後得到一定程度的舒緩。

委中是為足太陽膀胱經的合穴，經氣最強，入臟也最深，故感傳效果也最佳，腰背部的經絡幾乎為膀胱經所佔住，故委中所治療的面積甚廣，除了腰背部之外，薦椎部的八髎以及臀部的大腸腧、關元腧、小腸腧、膀胱腧、中膂腧、白環腧，更有甚者，連秩邊所發生的坐骨神經痛也都可用委中一穴而得治癒，就算沒有治癒，也可以得到即時的舒緩，除非病位深，委中感傳不到，才需用三寸針去刺激之外，一般都可迎刃而解。

秩邊所發生的坐骨神經痛可扎委中，環跳穴所發生的坐骨神經痛則扎陽陵泉，兩穴配合常有意想不到的效果。

如果以上的腰背痠痛（包括膏肓痛）及臀部痛扎同側的委中效果不佳時，則可加上承山作為倒馬針以加強瞭效，或者加上另側的委中以取其同氣相求，亦可使原本的療效加強。

委中穴已照上法取穴，亦取得針感，但在治療效果上卻越來越差時，就要懷疑是內臟引起的毛病，尤其是腫瘤、癌症及脊椎的病變更不

可等閒視之，此時請患者入院檢查則是必要的手段，以免耽誤病情，而發生無謂的醫療糾紛。

五十一、我用陽陵泉的經驗

人體有十二條經絡，而行於側面的為足少陽膽經，膽經共有四十四穴，其中最常用且最神妙難述的莫過於「陽陵泉」。

以五輸穴的說法來論，陽陵泉乃是膽經的合穴，什麼叫做「合」呢？合者，北方冬也。陽氣入臟故為合，謂其經脈自此而入臟與諸經相合也。也就是說，經脈走入合時其經氣為最強的時機。由此論述，可以得知，扎陽陵泉一穴，因為它的經氣最強，入臟很深，故通上達下的作用也是最強的。

陽陵泉在足少陽膽經中，它扮演什麼角色？它的穴性有舒筋脈，清膽熱，驅腿膝風邪，疏經絡濕滯之功，主治膝關節痛，坐骨神經痛，偏癱，胸痛，膽囊炎。除此之外，在針灸治療常用穴中尚有「外傷陽陵泉」之說，也就是陽陵泉可治一切外傷的疾患，與八會穴的筋會陽陵泉頗有異曲同工之妙，也就是一切筋的毛病都可以找陽陵泉。所以陽陵泉是一個很重要的穴道。

依我臨床用它的心得把它整理如下：

一、治偏頭痛頗為靈驗。一般的偏頭痛都容易發生在沿膽經走向的路線，用背歌訣的方式，我把穴的走向依序記之如次：【足少陽膽瞳子髎，四十四穴行迢迢，聽會上關頷厭集，懸顱懸厘曲鬢翹，率谷天沖浮白次，竅陰完骨本神邀，陽白臨泣目窗畢，正營承靈腦空搖……】，偏頭痛最易發生的位置就是沿著膽經行走的路線，陽陵泉為膽經合穴，經氣最強，入臟最深，故扎此一穴，即可通上達下，而可偏頭痛輕易的治好。

二、許多人有後頭痛的經驗，這個後頭痛指的是風池的地方按壓

痛，而非指膀胱經的後頭痛，對於風池穴其上下產生的後頭痛，一般的醫者大抵都是在風池穴上下功夫，這是屬於局部的取穴法，方法並沒有錯，但根據內經所云，上病下取及遠處取穴法以疏導經絡的滯氣，效果可能會更好，我若碰到這種症狀，大抵都先取陽陵泉，只要陽陵泉取穴準，針感強，常能一針見效，當場即可測試風池穴痠痛消失的有無，如果針在風池穴上，就沒有當場可以測試的機會，當然療效上大打折扣了。

三、落枕很容易發生在風池及斜方肌的肩井上，風池及肩井都屬膽經的路線，風池穴的痠痛既然可以扎陽陵泉得效，那麼肩井穴的痠痛自然也可扎陽陵泉，我常碰到落枕的病患以及雙肩皆痠痛的患者，常在扎陽陵泉一穴後立即得到舒緩，甚至一次痊癒的例子也有很多。吾人大可不必在肩井發生痠痛時去扎在肩井的直接穴道上，而可扎在遠處的陽陵泉，扎陽陵泉除了可以加速療效及當場可以測試肩井疼痛是否消失外，還可避免不必要的風險。

四、能快速的治癒坐骨神經痛，坐骨神經痛大抵都發生在環跳及秩邊這兩個地方，一般的醫者，在坐骨痛發生的時候，大都直接扎在該穴位上，其實比它更好更快的治療方法是扎在膽經的合穴陽陵泉，我在這一方面積了相當多的經驗，扎陽陵泉可以使環跳穴處的坐骨神經痛得到到立即的緩解甚至當場治癒。有一位老患者陳○仙女士，患右側坐骨神經痛已有許久，痛的地方是右側臀部的環跳，稍一觸碰就哇哇叫，看起來相當嚴重，我先在同側的陽陵泉下針，下針取得針感後疼痛即見緩和，已經可以用手肘按壓測試，但仍存餘微痛，我又在左側的陽陵泉再下一針，以取同氣相求加強效果之意，雙針下後，再用力按壓已都不感覺痛了，之後前來，言經上次扎兩針後，坐骨神經痛即沒有再發過，如果是秩邊外引起的坐骨痛，因是屬膀胱經，則要扎膀胱的合穴委中了。

這裡有一點要提醒的是；如果扎委中、陽陵泉之後，坐骨神經

痛的症狀減輕不多，則此種坐骨神痛是屬於深層的神經痛，肥胖者居多，此時可能要配合 四寸針扎環跳、秩邊以及其他阿是，對於肥胖者來說，三寸針扎下，仍達不到效果。

五、陽陵泉擅治陽面的側腰痛，有許多人的腰痛常發生在側腰部，離膀胱經甚遠此時以委中治療不太有效，側腰部的陽面是屬足少陽膽經所過，因此扎膽經合穴陽陵泉是最好不過，我有一位患者，是經營電腦的老闆，他患側腰部的疼痛已有六年，每天都為此病而卡卡不安，到處求醫吃藥都沒有答案，我僅在同側的陽陵泉扎下一針，六年的病就這麼輕易的煙消雲散，從此之後，他也成為我忠實的患者。

附帶一提的是，如果發生在陰面的側腰痛，令人腰痛不可以俛仰，這是屬足厥陰肝經走的路線，此時的側腰痛，就要找肝經遠處的穴道以為引導了。

六、陽陵泉尚可促進膽汁的分泌，有些人一吃飽飯肚子就脹，這就是膽汁分泌不足的現象，針陽陵泉可使症狀緩解。

七、陽陵泉配太沖、肝點尚可治高脂血症。

陽陵泉不管用在外科或是內科都是很好用的穴道，如果能好好掌握陽陵泉的穴性，把它用在適當的地方，那麼在針灸臨床上，一定能得到很好的發揮。

五十二、放血不失為治療痠痛的有效療法

在還沒有深入研究「對應針法」之前，總認為久治不癒的痠痛用放血的方法就會好，因此凡遇到難纏的痠痛症，在利用十四正經針無效時，或者該患者痠痛在他處屢次求治不癒的時候，都會考慮最後一招的放血療法，諸如網球肘、膏肓痛、腰痛、媽媽手、肩鎖骨痛……等，以

為這種方法在當時來說已經是最快最好的方法了，沒有想到，事隔多年之後，當我接觸了對應針法，又重新複習十四正經經絡的走向及輸穴的應用之後，才知這種觀念不是很對，思路有了很大的修正，原來很多痠痛的病症經所謂的針刺便可治療痊癒，有時根本不必用到放血的方法。然而若照如是說，放血就全不管用了嗎？放血其實還是有它的適用面，因為再高明的針法還是有它的盲點存在，針灸畢竟不是萬能，其不足之處，還須用他法來彌補。放血療法就是扮演著這種角色。因此，為了要使治療痠痛的方法更趨完美，不得慎重介紹一下放血療法的特色。

所謂放血療法，就是利用放血片、或用三稜針，或用大號的注射針，將痠痛的地方表皮刺破，使之達到一定的深度，再用拔罐器把刺出的瘀血吸乾淨之意。痛則不通，通則不痛，利用這種原理，以達到治療痠痛的目的。

針灸跟放血都可以治療痠痛，都是治療痠痛很好的工具，但嚴格來講，它們還是有各自適用的範圍。有些地方的痠痛適用針灸，有些地方的痠痛則適用放血，端看辨證論治而定，在屬於肌肉多而厚的地方痠痛，如環跳、秩邊等穴所引起的坐骨神經痛，則放血就不適合，需用遠部取穴或局部深刺才能達到效果，骨膜的地方痠痛因屬肌肉少的地方，瘀血容易取出，則在針刺無效時應用放血法方屬適當。放血時應該注意：

一、首先要確實找出痠痛點的正確部位，不可以偏差，稍有偏差則會形成該放的沒放到，不該放的又放了一堆，徒然增加病人不必要的痛苦。

二、要掌握針刺的深淺度，病位深，針刺淺，往往達不到效果，病位淺，針刺深，反而影響傷口痊癒的速度，因此，針刺的深淺度，要按病位肌肉的厚薄度而定，要拿捏得宜，方不致徒生困擾。

三、要掌握刺血點的多寡，痠痛面積大卻出血點少，不會有明顯的效果，痠痛部位面積小卻出血點過多，則傷口不容易癒合，而且癒後容易餘留不必要且難看的疤痕。

四、拔罐器要視痠痛面積的大小而定，若痠痛面積小而拔罐器太大，則瘀血不易吸出，反之，痠痛面積大卻用小的拔罐器，則瘀血必吸不乾淨，都會影響療效。

五、事後的檢查也很重要，在完成放血的步驟後，還要再按按看，檢查那一部位是否還有痠痛，如若還有痠痛，表示瘀血去的不夠還要再吸，直到放血的部分全部不痠痛為止，手續方告全部完畢，千萬不要只吸出一點點血，就認為放血完畢，一定要再按再檢查看看，直至完全不再有痠痛的感覺為止方善，如果完全遵照上述放血的原則還不能去其痠痛的話，則該病人的病情必定較嚴重，除了可以再試試針灸埋線之外，病人是否有其他的隱疾，是否要加內服藥，或到大醫院做深入的檢查或是自己技術的檢討，都可能有此必要的心理準備了。

　　針灸與放血各有其法，各有優點，也各有其不及之處，針灸療效所不及的，可以考慮加上放血，放血不能到減輕痠痛目的者，則要加入針灸或一些內服藥，總之要互補長短，才能各自發揮功能，如此彼此密切的結合，才能把療效發揮得淋漓盡致，才能把痠痛更有效地治好。

五十三、扎冠狀縫區能使雙手更為有力

　　冠狀縫區乃是自囟會至懸釐間連線3公分寬的帶區，此帶區對頸、肩、臂，甚至雙手的痠麻無力皆有一定的療效。從伏象的理論解釋，頭上的冠狀縫、矢狀縫、人字縫就像一個人趴在頭頂上一樣，冠狀縫就像人的兩隻鬆開的手向外張開著，矢狀縫就好比胸腰，人字縫就像一個人的兩隻下肢，因此邏輯上說，兩隻手的無力，或手腕末端的旋轉障礙，甚至肩、臂的痠痛麻也可以找冠狀縫來扎針治療。

　　我印最深刻的兩個例子是：其一，曾治一女性泰勞，名叫CHANAKRN，她患了雙手無力拿筷子的怪病，拳頭握不起來，手指使

不上力，因此拿筷子拿到一半就自動掉下去了，沒有辦法吃飯，必須要他人餵之，年紀輕輕，吃飯便要人家餵，心裡當有說不出的難過，她只好到處求醫、到處檢查、到處治療，但是歷經四個月的中西醫治療都沒有一絲效果，非常懊惱，而後輾轉來到我的診所。陪她來的人翻譯給我聽，說她食、中指下兩寸有痛點，手指的動作就像扳機指一樣，西醫檢查說她有類風濕關節炎。我聽了之後，心生懷疑，認為風濕關節炎不是她的本病，她的主訴主要是雙手指頭沒有力而已，並不會痛，拿筷子會自己掉下來，不能自己餵食，這才是她最難過的地方，這種毛病，應該是知覺傳導上的障礙，並不是什麼類風濕關節炎，而頭皮針對知覺傳導的障礙可促使其敏感，因此治療上不是用藥而是用針去刺激，不是用體針而是用頭皮針，冠狀縫猶比人張開的兩手，從脖子以下神經是交叉的，因此治療此類感傳的毛病，由囟會橫扎冠狀縫最為有效，此泰勞兩手都患無力拿筷子的毛病，所以兩側的冠狀縫都要扎，說也奇怪，當扎完兩側冠狀縫之後，再運針幾下，還不到一分鐘的功夫，我令她動動手指，她居然可握拳了，我叫她用力握住我的手看看，真的，力量變大了很多，這一百八十度的改變，讓她高興至極，四個多月的病，就扎這麼兩針，便把怪病治癒，當然令人不可思議。

另一個例子是：有一位年輕的太太她左手腕扭傷已有一段很長的日子，老是覺得當左手往外轉時手腕外側的某條筋就十分不舒服，我很詳細的在該處按尋，想找出壓痛點所在，但尋尋覓覓之下仍然沒有結果，既然找不到痛點，對應針法就無法使用，我只能從感傳神經的障礙去考慮，也是反扎囟會一針，沒有想到，這一扎，把源頭導電了，她的手腕往外側扭傳的不適感便馬上消失。

從這兩個深刻的例子裡，讓我感覺到，凡是手不能握、手無力，手感的異常障礙而無痛點的，似乎都是冠狀縫的有效適用範圍，能好好把握它的穴性，治起病來即能得心應手、如虎添翼。

五十四、針刺人字縫區可治對側坐骨區莫名的疼痛

　　人體頭顱骨縫的刺激區有：額縫區、矢狀縫區、冠狀縫區、人字縫區、顳縫區等多種。每個縫區有每個縫區的功用，其中人字縫區對尾骨、臀、髖、下肢、平衡、視力等病症有治療的作用，其治療範圍類似坐骨神經痛的反應部位。

　　人字縫的定位，是從強間到頭竅陰穴連線為中線3公分寬的帶區，下針時要從強間穴往頭竅陰穴的方向沿著人字縫扎，右側的病症扎左側，左側的病症扎右側，如果得氣，整個對側臀、髖、大腿、下肢的毛病都會隨之而舒緩。

　　然而，要在什麼情況下來扎人字縫方為得體呢？本人的經驗是：發生了沿著臀、髖、大腿而下，有類似坐骨神經痛般的感覺，但認真尋按又找不出痛點，只覺得整個神經系統呈現莫名的痠痛，這就是扎人字縫的適當時機。

　　當病人一覺醒來，或是運動過後，或是某些莫名其妙的原因，突然臀、髖、大腿痠軟，大腿抬不起來，走路一擺一擺，但又摸不出那裡痠痛時，扎對側的人字縫可使這些症狀馬上舒緩起來。筆者有好多次治這種病的經驗，有一次，一位病人每當他的腳抬起來靠在另一腳時，臀部及大腿便莫名的痠痛，但他自己按壓臀、大腿的部位時又不覺得痛，我聽了之後，便在他的人字縫反向扎一針，一會兒那種異狀的感覺便不見了，如果是真正的坐骨神經痛，雖然人字縫也可以扎，但不見得真的有效，在沒效時要配合循經取穴，這是吾人應該辨別清楚的。

　　大腿抬高的程度低於一般人，或自己知道該部曾有扭挫傷史，而導致大腿不能抬高的後遺症，且確認並非感傳障礙的話，那是人體結構上的改變，此時針灸可能不太適用，這時就要使用經筋療法，用經筋的觀念去改變軟組織的結構，這樣才能改善疾患，這是治病的另一種新思維。

五十五、針灸埋線可彌補治療痠痛症的不足

治療痠痛的方法很多，有用內服藥物治療者，有用種種其他外治法者，除去內治法不說，光知道的外治法就有好多種，最常見的莫如「針」與「灸」，再來就是推拿、整脊、薰蒸、熱敷、刮痧、拔罐、放血，在大陸也有穴位注射的，最近又多了一種治痠痛的利器，叫做「針灸埋線」，無疑地，在治療痠痛方面內容又更為豐富了。

什麼是「針灸埋線」呢？簡單地說：就是在中醫理論指導下，將特異的羊腸線埋入腰穿刺針（現在很多人都用24號注射針頭）的裡面，透過針刺，將線植入機體特定部位（穴位），以持久地刺激腧穴，以激發經絡氣血、協調機體功能，達到防治疾病目的的一種醫療手段和方法。它是採用傳統針灸方式，結合近代醫療技術手法，而創出的一種新的醫療方法。除了對一般慢性病諸如哮喘、慢性胃炎等效果顯著之外，對一些久治不癒的慢性疼痛病，也就是所謂的久年痠痛，尤其具有不可思議的療效。

穴位埋線的特點是：

一、調整陰陽、扶正祛邪，中醫認為「陰陽偏盛謂之疾」，「用針之要，在於知調陰陽」。穴位埋線療法所選經穴為治療點，除藥、線的特定作用外，透過針刺作用可起到疏通經絡、調和臟腑氣血，達到陰平陽祕、邪去正復、防治疾病的目的，其功能已為現代醫學實驗所證實。

二、效果顯著，應用範圍廣，穴位埋線集針刺、腧穴、「線」功能於一體，刺激強而持續，時間長而力專，臨床效果好，尤其對一些慢性疼痛性疾病等效果更為顯著。

三、操作方便易行，安全無副作用，穴位埋線方法不受任何環境條件限制，而且操作程度簡單，步驟明確，易為臨床醫務工作者

掌握應用，同時治療間隔時間長，效應持久。

穴位埋線雖然安全、無副作用，但是埋線後的數天之內，敏感體質者仍然有或多或少的反彈痛，也就是說，有時疼痛會比沒有埋線前更為劇烈，不過這是無菌性炎症所產生的一種特殊現象，透過「線」的特異作用，透過穴位的刺激，吸收分化的過程，激活組織細胞功能以改善病理環境，促進生理康復的道路，不必過於坦心驚嚇。

掌握了針灸穴位埋線的特點，吾人就可以將其優勢應用於治療痠痛方面，尤其是久治不癒的痠痛患者若施以此術，則必有如前所說的止痛消炎、疏經活絡、協調臟腑的功能，從而達到治療痠痛的目的，吾人實應善於充分利用之。

茲舉二例痠痛的難症以為說明：

一、有位住在彰化的老太太，七十有餘，人胖，患有嚴重的脊椎側彎症，走路屁股歪向一邊，拄著枴杖，吃力的由其女兒攙扶應診，老太太說，每天一早醒來，最難過的就是起床那一剎那，腰背非常的痠痛，必須要花上一段很長的功夫才能從床上慢慢爬起，起床後要走動一陣子才能舒緩起來，老太太的病不是沒有求醫，而是到處看不好，她的女兒就住在土城市診所附近，特別引介前來看能否醫治？我要老太太慢慢趴在診療床上以便檢查，我發現她脊椎側彎嚴重；所有下腰脊正中都疼痛不堪，不能觸碰，稍一觸碰則哇哇大叫，剛開始我用頭骶對應的方法，把針扎在頭後頂、強間的地方，但不知是病情太過嚴重還是人老感傳不佳，結果一點效果都沒有，由於她人胖，評估之下若要用放血的方法，一定放不出效果，原因是脂肪太厚，無血可出，而且老人家放血太深可能會受不了，因此改採針灸埋線，我在其痛處埋了三針（用腰穿刺長針），老太太埋完線後，又匆匆趕回鄉下。第二次來診的時候，又是由其女兒帶來，這次剛好離初診的日期相距十五天，這次前來，走路輕快許多，我再次檢查她的腰脊正中時，再怎麼按壓也不覺得絲毫疼痛，老太太很高興她的病有好的結果，終於基本痊癒，而我

呢？也很高興從這個例子中得到針灸埋線治癒瘀痛的寶貴的經驗。

二、有個謝姓婦女的例子，她是位年近六十的女性，由其先生帶來，她說她全身都瘀痛，尤其兩腰側及兩側背的膏肓，還有頭部整天都咻咻咻的抽痛，更糟的是罹患了慢性腹膜炎，每天都拉肚子，拉了好幾年，全身沒有一個地方是好的，她真希望我是她疾病的終結者，聽了她這一番話，我自己已先頭痛了起來，不知此病應從何處著手，一陣思考之後，胃腸方面的毛病，我開始用自製的藥丸，腰側瘀痛給予扎委中及承山，但是腰背痛方面，扎了針還是沒有效，次日複診我決定給予針灸埋線，像這種全身都生病已久的人，感傳一定不好，不用這一招，恐怕無法出奇制勝，於是徵得同意，給予埋線，頭部（她的頭部像麵包一樣軟軟的）痛處埋兩針，足三里埋兩針，側腰部埋六針，這才把事情告一段落，三診來言頭痛減少，但腰比前更痛，又隔兩天，她言腰痛已經減緩，至於膏肓痛方面，我採用放血的方法，放後次日也有好轉的跡象，拉肚子方面，服藥一個星期之後才慢慢的有了進步，我如此這般治療之後，她終於脫離了瘀痛的夢魘，雖然未能算得上完全康復，至少病情比以前進步許多，接近痊癒的日子已經不遠，從這個例子，我又多了一個經驗。證明針灸埋線運用得當，還是有它可愛的一面。吾人何不多多利用針灸埋線的特點，去治療難治的瘀痛症呢？

五十六、中風後遺症之處理

急性中風發作，一下子就被救護車送進醫院了，中醫難有插手的機會，只有等到症狀緩和變成後遺症時，中醫才能有條件性的發揮。這是

受限於目前醫療法令的規定，不得已而為之的措施。

　　中風後遺症，常看到的大概都不離實症與虛症，一種是肌肉拘急，一種是鬆軟萎縮，拘急的肌肉痙攣要給予釋放壓力，鬆軟萎縮的軟組織要讓其細胞活化，恢復其最基本的活動功能，雖然理論上是如此說，但實際臨床真正治療起來則非如此簡單，尚需多方面配合才行，對於中風後遺症的處理，要一針、二手法、三用藥、四是病人本身的復健才是，一般傳統十二正經，對於中風後遺症的療效仍然有限，因為中風的病源是在腦部，腦部血管病變種類有腦栓塞，腦梗塞、與腦溢血……等多種，不過所見的中風後遺症大底都是腦梗塞居多，存留的後遺症狀則是半身不遂。腦是神經中樞的主控地，腦血管的病變會引起大腦皮層功能的變化，因此要治中風後遺症透過調節大腦皮層的功能來改變是重要方法之一，改變的方式一般有兩種，一種用手法方式在頭顱骨縫加壓使顱內壓力釋放，期使更容易讓大腦皮層恢復原有的功能。大腦皮層的釋放是要透過顱骨縫，才能易於傳導致顱內，而頭皮針針刺冠狀縫、人字縫、矢狀縫、顳狀縫的語言區、平衡區、運用區、足運感區……等也是透過顱骨縫傳導到大腦皮層，使大腦皮層產生功能性的變化，但頭皮針針刺，只是點、線的傳導，效果仍然有限，如若再加上掌按骨縫施壓，導以念力於掌的旋轉，這是屬大面積的滲透，產生的療效會比針刺更快，若再配合經筋手法，鬆軟僵硬的軟組織，配合適當用藥（藥才是最主要的，尤其是水煎藥），效果才能發揮至最大。

　　凡是屬腦梗塞或腦溢血的病變都是有瘀，在後遺症期以補氣活血化瘀加補陽藥以增加腦部供血量最為重要，如補陽還五湯加薑附桂，也有人善用續命湯治中風偏癱。在後遺症期中如若注意觀察，常可發現病人的肌肉僵硬或鬆垮常成不協調的狀態，這也導致他們的行走不便，行步唯艱寸步難行，用經筋手法或是復健雖可改變肌肉或肌腱的柔軟度，但若不配合適時的服藥以打通瘀積的腦血管，肌腱沒有了營養及養分的供給，則將漸柔軟的肌肉或其他組織很快的又將行硬化，是故服用正確的藥物仍有其必要性。除了頭皮針之外，發現針刺僵硬的肌肉效果良好。

　　至於藥物的用法不是千篇一律，仍需辨證用藥，先治其標再治其

本，清朝王清任的醫林改錯善用補陽還五湯，但據後人應用的經驗認為方中黃耆四兩份量太重，恐有使血管破裂之誤，改為二兩較為妥當，而活血化瘀之藥要加重，活血之藥尚可酌加丹參、銀杏葉，修復神經的藥尚有麻黃、地龍，方中如若加入補陽及強筋壯骨之藥這樣能使療效更好，強筋壯骨之藥有杜牛膝、巴戟天、川續斷、川杜仲、骨碎補、桑寄生、伸筋草、川木瓜……等，其他尚有人參、川七粉以加強內臟之氣，我曾看過報導對於虛症尚可酌加淫羊藿，為的是興奮神經，這些都可以參考。腦神經用中藥是可以慢慢的修復的，這在2012年何秀琴中醫博士所發表的論文已經過證實並獲得專利，不過，真正相信中醫能治此病的人還真是少，導致中醫英雄無用武之地，這才是一大遺憾，也是病人的一大損失。

五十七、肘關節周邊軟組織的對應針法

　　發生在肘關節周邊軟組織的發炎或痠痛，因而導致手痠乏力或因而手麻的病人甚多，究其原因應與百姓吃苦耐勞的個性有關，男人在外拼事業，終日操勞如做牛馬，為的是維持家計，女性朋友勤儉持家，除了做不完的家務事外，還得兼職以幫助家庭的收入，故過於操勞的結果常會換來莫須有的疾病，其中最常見的則是肘部周邊的軟組織發炎以及痠痛。

　　肘關節周邊的軟組織，包含有肱橈肌、旋前圓肌、橈側屈腕肌、肱二頭肌腱、橈側伸腕長、短肌，伸指肌、肘後肌、尺側屈腕肌，尺側伸腕肌，肘上為肱二頭肌、肱三頭肌、肘肌、橈側韌帶、尺側韌帶等，一旦肘周邊的軟組織痠痛時，日久不癒則會蔓延至肘上下的軟組織，更嚴重的還會跨越關節面蔓延至其他地方，常導致手痠乏力肩關節無力抬起的症狀，要知道人體的結構是非常奧妙的，軟組織之內還包括血管、神經、淋巴……等組織，經絡是跟隨在軟組織之內行走，在解剖上看不

到，若經絡或血管被緊張的軟組織卡壓，易造成經氣不通的現象，血流也將變緩，此時乳酸無法適時的代謝，終將導致氣滯血瘀形成不通則痛的症狀，於是各種不同的痠痛便被產生了。

在肘關節沒有錯位的情況下，只有周邊軟組織發炎痠痛時，或由此部位蔓延至其上下軟組織的痠痛病症，吾人應如何用針灸處理？作者經多人臨床實驗獲得結果如下：

一、發生於橈側部位軟組織的發炎時，如為手三里處的痠痛，可以健側脛前肌上的足三里去對應，如為曲池處的痠痛則用陽陵泉去對應，如為肱骨外上髁下的橈骨頭上肌腱的痠痛，則用腓骨下的對等部位腓骨長肌上的腓下一、二穴對應之，橈側韌帶（或稱肌腱），可用魚際去解之，如以上效果仍不滿意時，可用等高對應法去找健側手的相同部位針刺。

二、發生於尺側部位的肘部痠痛，其骨骼為尺骨，附著於其上的軟組織為尺側屈、伸腕肌及尺側韌帶，肱骨內上髁炎可扎後谿或高爾夫球肘穴，而尺側屈、伸腕肌及尺側韌帶的痠痛去找神門針刺最快，神門扎法可以直扎或由手太陽小腸經往手少陰心經方向扎，該兩經絡互為表裡，針此可有一穴兩治的功用。

三、由肘部關節軟組織的痠痛蔓延至肩關節造成周邊的肌肉緊張時，此時病人會有肩關節不舒的情形，且有手痠乏力無力抬起之感，肩關節於轉動時會有異樣的響聲，巨骨下是崗上肌與胸大肌的交接處，要即刻解決此處的疼痛與症狀，三間一穴即有效，如若影響到肱三頭肌、崗下肌、大小圓肌的痠痛時，則要用到後谿的穴道。此時若加上前斜角肌、斜方肌、及肩關節僵硬處肌腱的筋經按壓，對於肩關節的彈響聲會有異想不到的效果。

四、肘關節由於對應力學的關係，人類走路的慣性原理，常會牽扯到另一側的膝膕上下的組織痠痛，這時就要用到肱二頭肌上的對應點或肘窩部的對應點去解之，這樣就可以初步解決發生於肘部周邊肌肉及其上下軟組織發炎所造成的痠痛，如若以上諸法無效時就要用到阿是，若再加理筋按摩，或病人的適當調養，此症應能於最短時間內得到緩解。

總之，此症之發生必有其原因，經絡在軟組織內行走，軟組織的行走跟經絡的行進都有一定的方向，打通了經絡或用對應點去平衡紊亂的系統，用針刺治此症狀應能輕而易舉。下圖男士即是左股內側肌痠痛扎右肘上相應部位而得效的例子。下圖婦人右手肘的肱骨外上髁及橈骨上的軟組織發炎痠痛異常，形成手痠軟無力，尺側韌帶亦發炎痠痛，我用腓下一、二穴來對應，右側橈骨上肌群疼痛立止，尺側韌帶及其上之肌群痠痛，則以傳統經絡的神門解之，肱骨外上髁的痠痛則以健側網球肘穴對應，效果立現。

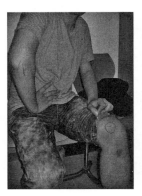 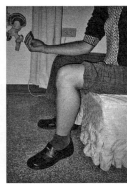 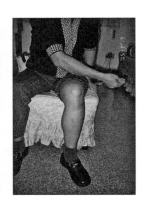

五十八、現代人必須知道的「頸性神經肌肉症候群」

　　什麼叫做「頸性神經肌肉症候群」？簡單的說就是頸部的肌肉僵硬引起器質上的變化失去了平衡所導致交感神經受到壓迫而產生的一系列症候，譬如：脖子肩膀僵硬，老是頭重頭暈，睡不好覺，沒精神，疲勞倦怠，胸悶，焦慮不安……等，當這些症狀越來越嚴重的時候常導致不能工作，不想出門，人際關係越來越差，最後必須看醫生尋求解決之道，而很可惜的是，很多醫生都忽略頸性神經肌肉變化所產生不適症

狀的重要性，醫生在查不出原因的時候（很少醫生會親自用手觸摸檢查頸部肌肉的結構，用自由心證的多，所以造成誤診是經常的事），如果你一直重複向醫生訴說，西醫便誤認為你得的是「身心症候群」，或者是「精神官能症」，而據以開藥給患者吃，可想而知藥不對症的結果只有越吃越糟，這是日本松井孝嘉醫師從事神經外科後多年來所發現的問題，把它寫成一本書，告訴大家切身所應注意的醫療常識，以免被醫師或被自己貽誤病情耽誤治療的黃金時機，本人在臨床上也經常發現這些問題，所以非常贊同松井醫師的看法，故特別把書中重點摘錄，提供給需要的患者參考。

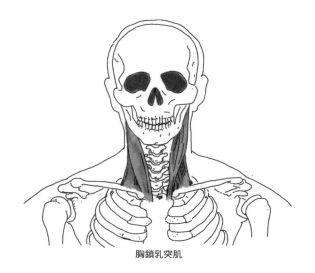

胸鎖乳突肌

　　首先，病人是否罹患頸性神經肌肉症候群？先列出一檢側表，只要看看以下的檢測表，檢查一下自己的狀況，若症狀相符越多，表示病情越接近此症。

　　○ 頭痛、頭部沉重　　　　　○ 唾液較多
　　○ 頭部疼痛、頸部僵硬　　　○ 輕度發燒，體溫在37至38度之間
　　○ 肩膀僵硬　　　　　　　　○ 有拉肚子或腹痛等症狀
　　○ 容易感冒　　　　　　　　○ 想馬上躺下來
　　○ 頭暈腦脹　　　　　　　　○ 容易疲倦

○ 走路或站立時總覺得不穩　○ 提不起勁對許多事失去興趣
○ 嘔心想吐　　　　　　　　○ 天氣不好的日子或在前一天身體
○ 晚上睡不好　　　　　　　　會不舒服
○ 進入有暖氣的房間後　　　○ 情緒低落、沮喪鬱悶
　臉部變紅，不容易回復　　○ 注意力低下，無法集中精神在一件
○ 沒辦法長時間待在暖和　　　事情上
　的地方，體溫調節異常　　○ 沒來由的覺得不安
○ 容易出汗　　　　　　　　○ 覺得心浮氣躁、焦躁不安
○ 即使靜下來的時刻心臟　　○ 沒耐性，沒辦法持續性的工作或讀
　仍然跳得很快　　　　　　　書
○ 看不清楚，視力模糊　　　○ 頭暈、手腳冰冷、身體發麻
○ 眼睛容易疲勞或是疼痛　　○ 胸部疼痛、有壓迫感、有胸悶感
○ 覺得刺眼、或是睜不開　　○ 胸部震顫時而抽痛
　眼睛
○ 眼睛乾澀、或是容易流淚

　　回答「是」達5個以上的話即需治療，10個以上為病情中等，17個以上算是重症。所以脖子或說是頸部的僵硬會造成很多問題，就如上所述，實在值得吾人所注意。

　　頸部是一個神經交錯的十字路口，對人體來說這些神經是非常重要的，縱橫交錯的布滿在頸部當中，在特別重要的幾條神經中的其中之一就是「自律神經」。

　　自律神經在我們察覺不到的地方為我們守護著身體健康，它擔負著相當重要的工作，例如體溫和血壓的調節，也為我們控制呼吸、消化、代謝等功能，如果想要維持生命，就不能沒有它。自律神經分成「交感神經」與「副交感神經」兩部分。交感神經會在人體緊張或感受到危險及興奮的時候產生作用，使身體的主要系統的活動力增加，它會使你的心跳加快，血壓上升，呼吸頻率加速，血管收縮，瞳孔放大，腸胃蠕動變慢。副交感神經的作用則是與交感神經相反，它在人體放鬆或休息的時候運作，它會讓心跳速度變慢，血壓下降，呼吸減緩，血管擴張；瞳

孔縮小，腸胃蠕動更加活潑。人體之所以可以保持健康，就是因為交感與副交感神經在良好的平衡狀態下正常的運作著。但是只要任何一方產生狀況的話，身體健康就會出現問題。這麼重要的自律神經就分布在頸部，所以一旦頸部產生任何異常的狀況時，對自律神經的平衡將會帶來非常大且不好的影響。另外頸部肌肉的僵硬也會帶來很多頭痛的問題：

頭痛大致分為兩種類型，一種是張力性頭痛（又稱緊張性頭痛），另一種則是偏頭痛（又稱血管性頭痛），偏頭痛是頭部血管擴張，然後牽動到神經末梢所引發。特徵是病患感覺像血管搏動的規律性一樣的抽動，會噁心想吐的現象。通常，血管都是左右對稱的一對，所以疼痛會不一定出現在某一邊。至於「頸性頭痛」的張力性頭痛，這一類型的患者人數大約佔了頭痛人口的百分之七十，症狀如下：

1. 從後頭部到脖子肌肉的地方出現悶脹痛。
2. 頭像是被一條帶子緊緊束住似的有壓迫感，覺得頭重不舒服。
3. 幾乎是每天頭痛，有持續的情形。
4. 肩膀僵硬緊繃。
5. 每到傍晚後症狀會越來越嚴重。
6. 病患大都是長時間操作電腦等工作一直維持同一姿勢。

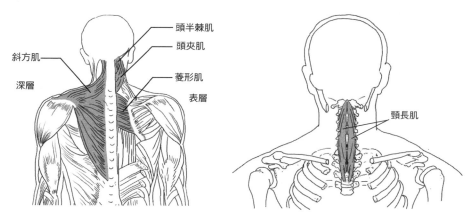

這一類型的頭痛原因是因為頸部肌肉緊張收縮、肩膀僵硬所引起，在眾多頸部肌肉當中，有一個叫做「頭半棘肌」的肌肉，當中有一條會

招來頭痛的「大後頭神經」。如果「頭半棘肌」變僵硬，大後頭神經在貫穿頭半棘肌時會受到壓迫所以導致頭痛。

作者經常看到因頸部肌肉僵硬而引起如上表所列諸症狀的人，我治療的方式是先用針刺頸部肌肉僵硬的部分，拔針後再按肌肉的走向橫撥直撥按壓推柔舒緩，若有胸部抽悶的問題還須撥鬆前斜角肌，頸部的問題必要時再給予拔伸或矯正，特殊情況下會開水煎藥內服以資幫助，則以上諸多症狀大都可獲得諸多改善，所以把頸部的問題冒然誤判成身心症候群或精神官能症的問題實在是耽誤病情，有欠周詳。

頸部肌肉既然扮演重要角色，那麼吾人平時更要善加預防，要預防脖子僵硬，就要知道造成緊繃僵硬的原因

1. 姿勢→不要長時間維持同一姿勢。
2. 受寒→不要讓脖子受寒，天冷時用圍巾保護頸部，洗頭髮後要趕快吹乾，因為後頸部很容易受寒。
3. 緊張→不要一直持續在緊張狀態。
4. 疲勞→不要累積疲勞，疲勞時要趕快休息。
5. 外傷→避免頭頸部的外傷。

我曾看過一位患者，脖子僵硬到只能向左右轉15度，動作很像機器人，此症必須長期治療，可惜她沒有耐心，一共只治療四次，當然沒有成功。另外一位男士，脖子肩膀僵硬，頭只能向左右轉30度，痠痛處我幫他治好了，可惜頭轉角度沒有增多，因為他也沒耐心治療，其他因頸部肌肉僵硬而引起的後頭痛人士很多，有耐心治療的幾乎都可達到預期的療效，中醫的療效是可以肯定的。

頭頸部肌肉僵硬會引起很多毛病，就如上表所列，其他尚有經常頭痛、不易入睡、彈響肩、手舉無力等，但這些症狀卻被患者或醫者所忽略，而導致疾病治不得其法而遲遲不癒，若被誤判為精神疾病，那就越治越糟糕，故不得不加以提醒多加重視。

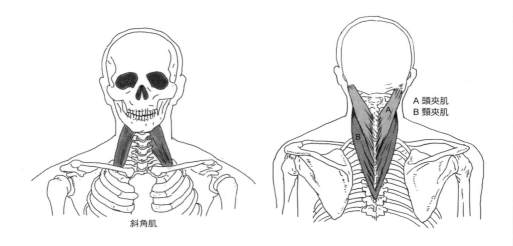

A 頭夾肌
B 頸夾肌

斜角肌

五十九、有關痠痛用藥的參考方劑

　　論及痠痛症的病源，不外內因與外因，外因所導致的痠痛症用傷科理筋推拿手法，或正骨手法，或經筋手法，或脊椎矯正手法，或用草藥浴、水療、火療、刀療、足底按摩、拔罐、外敷、熱敷、放血……等等均有一定程度的治療作用，而針灸方法對於筋傷的治療特別快速，畢竟要採取何種方式治療，端看當時病情而定，如為內因所引起者還須配合內服藥物方善，內服藥物的選擇跟內科疾病的辨症用藥沒什麼兩樣。

　　有關痠痛的用藥種類繁多，但總不離清熱消炎、化瘀止痛、祛風解表、溫經散寒、或補益肝腎、強筋壯骨……等等。

　　讓我們從頭部說起：

　　頭痛有內因及外力撞擊之外因，《和劑局方》的川芎茶調散，適用於外感風邪、頭風引起的偏正頭痛，以及鼻塞、副鼻竇炎之頭痛、頭暈、痰盛或外感風寒引起的腦神經痛，其加減法為：若巔頂痛加藁本，神經性痛加蔓荊子、白蒺藜，高血壓所致的頭痛項強加鉤藤，川芎散出自《衛生寶鑑》同樣有祛風止痛、疏散風邪的作用，因此對於外感

風邪引起的偏正頭痛、頭暈、巔頂痛（加藁本）療效甚佳。九味羌活湯出自《六科準繩》，又名沖和湯為王肯堂方，能治感冒引起的風濕神經痛、頭痛、身痛、項痛、發熱、憎寒、鎮痛，頭痛甚加藁本，肢體痠痛甚者倍用羌活，頸背強硬者加葛根。麻黃湯治感冒頭項強痛而惡寒無汗者，桂枝湯亦治感冒頭痛項強發熱惡風、身體疼痛，然以有汗為區別，葛根湯能發汗解肌，除治太陽、陽明的頭痛外，對肩頸項強痠痛的效果甚佳，故足太陽膀胱經的筋骨痠痛常用葛根湯。《攝生眾妙方》的荊防敗毒散是外感風寒挾濕之常用要方，能發汗解表鎮靜，抑制流感病毒和抗關節炎作用，本方以治療流感四肢痠痛、怕冷發熱、頭痛項強為主。清空膏（出自《李東垣方》）以治療頭部風濕熱上攻於頭，長期不癒的偏正頭痛及腦痛不止。清上蠲痛湯出自《壽世保元》專治偏頭痛、高血壓、顱內疾病以及三叉神經痛。半夏天麻白朮湯出自《脾胃論》善治痰厥頭痛及胃腸虛弱之高低血壓頭痛、頭暈。《雜病心法》內尚有芎芷石膏湯，亦治頭痛偏於風熱者，其加減法為：苦頭痛者加細辛，風盛目昏加防風、荊芥穗，熱盛加梔子、連翹、黃芩、薄荷、甘草。頭痛、頭暈有時治法相同，血虛的宜用荊穗四物湯，氣虛的用補中益氣湯，氣血兩虛的用十全大補湯，《傷寒論》的吳茱萸湯有溫中補虛、降逆止嘔之功，適用於胃內停飲易嘔吐或乾嘔吐涎沫、手足不溫等虛寒引起的神經性頭痛。清震湯只有三味藥，即蒼朮、荷葉、升麻，卻對腦部水腫的真頭痛有不可磨滅之功效。

若是挫傷引起的頭痛，則除了清熱、消炎、止痛之外，尚應增加活血化瘀的藥物，若出現腦震盪的現象則用藥又有所區別，且應謹慎小心。

腦震盪屬於西醫所講的顱內組織（腦）損傷，其臨床表現輕者為腦震盪昏迷數分鐘至半小時以內。重症指嚴重腦挫裂傷、顱內血腫和腦幹損傷，昏迷時間在十二小時以上，若昏聵逐漸加重提示腦挫裂或提示腦幹損傷，昏迷後一度清醒又出現昏迷，提示硬膜外血腫。頸部的痠痛，若屬落枕可用疏經活血湯（出自《萬病回春》），本方有通順筋絡中的滯血，有祛風除濕的作用。適用於有瘀血、水毒或被風寒所侵而引起肌

肉、筋骨、關節及神經之劇烈疼痛，也可用舒筋立安散（出自《萬病回春》）合烏藥順氣散治之，此方治風寒侵襲經絡的落枕非常有效，舒筋立安散因少有中醫師使用，藥廠因而停產。頸部的痠痛或僵硬也可用葛根湯合羌活勝濕湯，也可用芍藥甘草湯加木瓜、雞血藤、乳香、沒藥、當歸、紅花……等；若屬頸部的骨質增生，則要用白芍木瓜湯，方之組成為：白芍10錢、木瓜4錢、雞血藤5錢、威靈仙5錢、甘草4錢，其加減法為：若有腹瀉，加炒白朮5錢、茯苓4錢，頸椎增生加葛根4錢，胸椎增生加狗脊4錢，腰椎增生加杜仲4錢，膝骨質增生加懷牛膝4錢，若用丸劑可用骨質增生丸，組成為熟地10錢、鹿含草10錢、骨碎補5錢、肉蓯蓉5錢、雞血藤10錢、淫羊藿5錢、萊服子3錢，本方主治骨質增生病、頸椎病、退化性關節炎、大骨節病等。

在《雜病心法》內有言道，凡是肩背痠痛重的毛病，都可用通氣防風湯，此方其實就是我們常用的羌活勝濕湯，它總治太陽經風濕在表的肩背痛。當然其中尚有加減細節，可參考《雜病心法》肩背病一章。

背痛屬於膀胱經行走的部分，可用葛根湯治之，若屬菱形肌的痠痛，也就是俗稱的膏肓痛，有一草藥方，組成為：虎杖、穿山龍、紅骨蛇，我的好友盧醫師喜用此方，但是若屬於虛證且膏肓處成條索狀物出現者，可按症狀、病情考慮以下三方，1.葛根湯；2.歸耆建中湯；3.半夏天麻白朮湯。治此病除了服藥之外，還要有充分的睡眠。腰部的痠痛，可考慮獨活寄生湯、腎著湯、青娥丸、六味地黃丸，獨活寄生湯（出自《千金方》）能益肝腎、補氣血、祛風濕、止痺痛，可治風寒濕痺、氣血不足，脈沉細的慢性腰腿痛、婦人妊娠腰痠背痛，以及腰膝冷痛、肢節屈伸不利、麻木不仁、無法行動等，嚴重者要用三痺湯。腎著湯只有四味藥，是治腰重溶溶如坐水中，走路吃力的症狀，臨床上偶而也會碰到此症，方之組成為：茯苓、白朮、甘草、乾薑，這是水毒侵襲，腎陽虛不能溫化的內科疾病。青娥丸只有三味藥，即補骨脂、杜仲、核桃仁，科學中藥沒有做，方要自己配。安腎丸即葫蘆巴、補骨脂、川楝肉、川續斷、桃仁、杏仁、小茴香、茯苓、山藥用鹽湯為引。安腎丸、青娥丸、獨活寄生湯都是治腰痛悠悠虛不舉的方劑。如果不慎

腰部扭傷，屬於氣滯閃挫的，就用通氣散，方為木香、陳皮、穿山甲（現已不能用）元胡、甘草、小茴香、白牽牛。屬血瘀不移痛如錐刺的就要用到活絡丹，其組成為川烏、草烏、南星、地龍、乳香、沒藥，若能加五靈脂、麝香更好。

腰部扭挫傷的方劑甚多，每人有每人不同的經驗，有的方很簡單，如黃柏、三七、乳香、沒藥，也有人喜用草藥的，一般中醫診所都喜用疏經活血湯去加減，個人喜用針灸，因針灸效果甚快，常常在尚未用藥之前就已治癒了，當然挫傷的就要多種方法配合了。澤蘭湯治閃挫跌仆、瘀血內蓄、轉側若刀錐之刺，方為：澤蘭3錢、丹皮2錢、川牛膝2錢、桃仁3錢、紅花5錢、歸尾5錢、三七1錢、赤芍2錢。腰部以下的坐骨神經痛，大概都是用疏經活血湯加木瓜、木通、黃柏、薏苡仁較多。

尾骨挫傷用地龍散治療，組成為地龍、官桂、蘇木、麻黃、黃柏、當歸尾、桃仁、甘草。地龍散可治傷損腰痛脊痛之症或因隧墮或因打撲，瘀血留於太陽經中之症。正骨心法內之尾骶骨痛是指薦椎及尾閭，若蹲墊壅腫，必連腰胯，至於手腕扭傷、肋傷、落枕都可用吉利散來治療，踝扭傷可內服正骨紫金丹，若為習慣性踝扭傷者宜加服健步虎潛丸。若為踝挫傷或其他地方挫傷發生紅腫熱痛時，一樣可用正骨紫金丹治療，不過最好加入大丁癀、倒地蜈蚣及有骨消等，如有水腫尚可用黃連解毒湯合五苓散內服。

傷科診所常見的痠痛屬五勞七傷所致的筋傷的也很多，筋傷可用補筋丸治療，該藥專治跌仆閃挫，筋翻筋攣，筋脹筋粗，筋聚骨錯，血脈壅滯，宣腫青紫疼痛等證。傷損之證，肌肉作痛者，乃榮衛氣滯所致，宜用復元通氣散。筋骨間作痛者，肝腎之氣傷也，宜用六味地黃丸。

復元活血湯出自《醫學發明》，主治：跌打損傷、瘀血滯留脅下，痛不可忍，此方科學中藥用量以6公克為宜，再加七釐散或按證加減單方施治，量過多會使人拉肚而虛甚。

薏苡仁湯有溫經散寒，祛濕止痛之功，凡風、寒、濕三氣雜至合而為痺的手足流注疼痛，麻木不仁，難以屈伸，關節煩疼皆可治之。荊防敗毒散是治流感引起的全身肢節骨楚痠痛。而龜鹿二仙膠補精、氣、

神，能明目益精，可治骨質疏鬆。

健步虎潛丸補肝腎，壯筋骨，治跌打損傷，筋骨痿軟，步覆艱難。蠲痺湯行氣活血，治損傷後期風寒乘虛入絡者。

至於麻症，中醫謂之痺病，有風、寒、濕三痺，也有皮、脈、肌、筋、骨的五痺，《雜病心法》說氣虛之人病諸痺也，宜用加減小續命湯，氣實之人病諸痺也，宜用增味五痺湯，三痺湯是治五痺不已，乘虛入臟，反留連日久，調理痺病之方也，黃耆益氣湯是補中益氣湯加紅花、黃柏，是治氣虛麻木之方，痺又有冷痺、熱痺之分，冷痺症狀是身寒無熱、四肢厥冷，用蠲痺湯，熱痺是肌熱如火，用加味升陽散火湯，血痺是血液循環不良所造成，方用黃耆五物湯（出自《金匱要略》）加當歸、紅花、雞血藤，對於脾虛者，應選擇歸耆建中湯，科學中藥有一方名為八仙湯的，它是出自《萬病回春》適用於氣血虛弱濕痰所引起之手足麻痺及疼痛，除此之外，還能治運動神經麻痺、顏面神經麻痺，順風勻氣散則治氣血兩虛的下肢麻痺，光是腳的麻木牽涉到坐骨神經的則用疏經活血湯。

有一方對風濕痠痛有效的風濕痠痛草藥方也可參考：白龍船根1兩、宜梧根5錢、穿山龍5錢、雞血藤5錢、小本山葡萄5錢、大風藤3錢、刺五加5錢、遠志3錢、石南藤3錢、桑寄生5錢、牛乳埔1兩。

如為骨膜發炎，尚可用消腫方去治：紫花地丁、倒地蜈蚣、大疔癀、虎咬癀、茶匙癀、鳳尾草、柳枝癀、鼠尾癀、黃柏。

腰膝及小腿無力用獨活寄生湯，兩腳無力抬起是腎陽虛，用右歸丸或桂附地黃丸。

最後，我以明代異遠真人的「用藥歌」作者結尾，這是傷科常用方藥，功能

活血祛瘀，用於跌打損傷瘀腫疼痛，摘錄以為備忘：

歸尾兼生地，檳榔赤芍宜，四味堪為主，加減任遷移；
乳香並沒藥，骨碎以補之，頭上加羌活，防風白芷隨；
胸中加枳殼，枳實又雲皮，腕下用桔梗，菖蒲厚朴治；

背上用烏藥，靈仙妙可施，兩手要續斷，五加連桂枝；
兩脇柴胡進，膽草紫荊醫，大茴與故紙，杜仲入腰支；
小茴與木香，肚痛不須疑，大便若阻隔，大黃枳實推；
小便如閉塞，車前木通提，假使實見腫，澤蘭效最奇；
倘然傷一腿，牛膝木瓜知，全身有丹方，飲酒貴滿卮；
苧麻燒存性，桃仁何累累，紅花少不得，血竭也難離；
此方真是好，編成一首詩，庸流不肯傳，無乃心有私。

六十、測驗題

（　）1. 不在原痛處下針，也就是不以痛處為腧，而在相對應的病位下針，卻又能當場測試其效果的針法叫做：（1）對應針法（2）眼針療法（3）頭皮針療法（4）傳統針灸療法。

（　）2. 「交經繆刺，左有病，則右畔取，頭有病則腳上針」，這話是出自那裡？（1）傷寒論（2）金匱要略（3）內經（4）針灸大成（5）竇氏針經指南。

（　）3. 對應針法對什麼疾病有立竿見影的效果？（1）內科疾病（2）婦科疾病（3）兒科疾病（4）痠痛麻症（5）以上皆是。

（　）4. 對應的方式有許多種，包括：（1）手足順對（2）手足逆對（3）頭足對應（4）手軀順對（5）以上皆是。

（　）5. 對知覺的麻痺，感傳的障礙以什麼針法最有效？（1）頭皮針法（2）十四正經的傳統針法（3）對應針法（4）耳針療法（5）手針療法。

（　）6. 對於腰背臀的痠痛症，應取穴：（1）對應針法（2）十四正經（3）頭皮針（4）耳針（5）以上皆可。

（　）7. 正脊椎至尾骨的痠痛對應後頭部相關部位，此法是屬於什麼對應法？（1）等高對應（2）頭骶對應（3）手足順對（4）足軀

順對（5）足軀逆對。

（　）8. 手三里的痠痛可對應那裡？（1）曲池（2）合谷（3）足三里（4）陽陵泉（5）天應穴。

（　）9. 膏肓處的痠痛，經驗上扎那裡最效？（1）阿是穴（2）委中穴（3）陽陵泉（4）重子及重仙（5）以上皆是。

（　）10. 離膀胱經之外的側腰痛如果屬於側面靠後，應扎那裡才有效？（1）委中（2）陽陵泉（3）太沖（4）阿是穴（5）帶脈。

（　）11. 有脊椎病變的腰痛，針法效果皆不甚理想，如果腰痛按一般扎法越扎越退步，則應懷疑什麼病變的可能？（1）癌病變（2）腎臟病變（3）糖尿病（4）脊椎病變（5）以上皆是。

（　）12. 肩周圍炎發生的部位如果是發生在肩貞，臑腧的地方，則應扎在何穴位？（1）後谿（2）委中（3）陽陵泉（4）肩三針。

（　）13. 手腕內側扭傷後遺症，應對應於腳的何穴？（1）丘墟（2）中封（3）太谿（4）崑崙（5）解谿。

（　）14. 對於腳踝的轉動不舒，按壓又無痛點者，應扎對側手的何穴以解之？（1）合谷（2）重子，重仙（3）五虎穴（4）小節穴（5）踝腕扭傷穴。

（　）15. 坐骨神經痛，可扎環跳穴，但若採遠處取穴，則以何穴最快，且當場立起沉痾？（1）陽陵泉（2）足三里（3）委中（4）坐骨點（5）陰陵泉。

（　）16. 膝關節痛扎那裡最有效？（1）膝五針（2）內關（3）肩中（4）對側肘相關部位（5）重子　重仙（6）不一定。

（　）17. 手腕外側扭傷若用對應該扎那裡較好？（1）阿是穴（2）丘墟（3）中封（4）商丘（5）外踝扭傷穴。

（　）18. 手腕正中扭傷扎那裡立效？（1）曲池（2）阿是（3）解谿（4）外關（5）陽池。

（　）19. 肱骨外上髁炎應扎那裡最有效？（1）曲池（2）阿是（3）肘

髎（4）網球肘穴（5）二間。

（　）20. 高爾夫球肘應扎那裡療效才會最好？（1）後谿（2）少海（3）小海（4）阿是（5）高爾夫球肘穴。

（　）21. 對於風池、肩井穴的痠痛，常令脖子轉動不舒，遠處取穴應針那裡較好？（1）阿是（2）陽陵（3）風池（4）肩井（5）足三里。

（　）22. 骰骨扭傷後遺症發炎疼痛，扎那裡可以疼痛立止？（1）局部阿是（2）對應手的骰骨一線或二線（3）局部放血（4）五虎穴（5）小節穴。

（　）23. 凶會穴反扎可治對側手的什麼病？（1）手麻（2）手無力（3）手腕轉動某一個方位不舒又找不出痛點者（4）以上皆是（5）以上皆非。

（　）24. 腳麻扎那裡比較有效？（1）足運感區（2）環跳穴（3）風市（4）陽陵泉。（5）不一定。

（　）25. 對於臀至大腿的抬舉無力而又按壓不出痛點者，找那裡下針最效？（1）環跳（2）秩邊（3）腎俞（4）人字縫（5）阿是。

（　）26. 任何針法都有盲點存在，如果對應針法及正經取穴法等都無效時，而痛點又在較深層的部位，放血難以施展時，可考慮何法以輔助之？（1）針灸埋線（2）推拿手法（3）拔罐（4）刮痧（5）以上皆是。

（　）27. 膝膕筋緊疼痛，常令人蹲下困難，可考慮扎那裡？（1）對側手上臂的肱二頭肌（2）對側的足運感區（3）直接扎委中委陽附近的穴道（4）膝五針（5）不一定。

（　）28. 對於巨骨的痠痛，要扎那裡最有效？（1）三間（2）巨骨（3）外關（4）魚際（5）阿是。

（　）29. 急性腰扭傷扎那裡又簡單又方便？（1）委中（2）腰腿點（3）阿是穴（4）扭傷穴（5）人中。

（　）30. 董氏奇穴中若碰到重症都喜用何穴？（1）靈骨　大白（2）

通胃、通腎（3）通關、通山（4）上三黃、下三皇（5）以上皆是。

解答：

1～5題：15451　　16～20題：45345

6～10題：52352　　21～25題：22454

11～15題：51541　　26～30題：11125

六十一、對應針法應用實例

（一）邱○姬女士，50歲，病歷：00005507，患左肩及上臂痠痛並腫大，上舉困難，需用另一手扶起，上舉時肩鎖關節處卡緊，於一週前睡醒時發現，我檢查關節並無異樣，問之又無挫傷史，故此症應為軟組織損傷，以右側相對位置針之，左肩臂疼痛立止，手亦可抬高過頭。如下二圖：

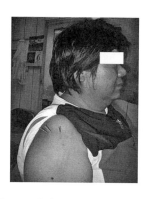 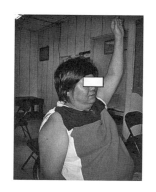

（二）遇到腕正中的筋膜扭傷（腕骨頭並未移位之條件下，若已移位則應先復位），如何處理？若是光用推拿、敷藥則效果緩慢，作者經驗上認為採用腳部對應效果最佳。左圖為李○雯小姐右腕扭傷針刺左腳

解谿處（踝中腕扭傷穴）附近治癒的實例。

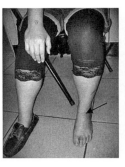
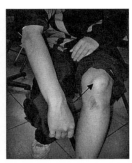

（三）圖右的某小姐曾因跌倒而患左膝內側副韌帶損傷，治療多次患處仍痛，我用右肘的肘腿內側線對應試之，針下不過一、二分鐘即痛止疼消，該小姐非常高興。

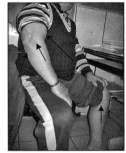

（四）許先生，44歲，病歷：0003606，左膝內側副韌帶損傷已過一個月，自行貼藥不癒，韌帶發炎越來越嚴重，終至蹲下不能，來診數次皆用右肘對應，有膝內韌帶一、二穴，及肘腿內、外側線，再加橈骨頭一針，病情皆快速改善，最後第五診，同上法再加肱二頭肌對應膝膕，隨即可蹲到底。

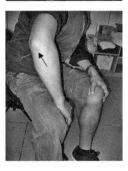

（五）右圖是一位三十餘歲的年輕人騎單車導致右膝臏下韌帶扭傷，一碰即痛，左手食指所指者即是痛處，急用膝內韌帶一穴針之，並加肘腿正中線一針，很快的疼痛立刻解除。

（六）張○○，19歲，不久前騎機車撞傷跌倒，右腳外踝多處骨膜損傷，最初幾診先以傷科常規處理，針法也是應用阿是，情況穩定時的後遺症因老是不會好，最後決定使用對應針法，足後跟的骨膜發炎用1處左手尺側對應，外踝下的筋結2處用尺骨頭下的尺下一線對應，3處的筋結用骰骨一線對應，居然效果不錯（見下圖）。

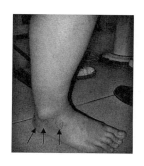 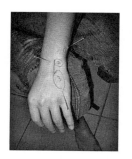

（七）發生在內腕的扭傷，如掌腕骨有移位，則先用手法復位再予理筋，如為純屬筋之扭傷，應以理筋為主，理筋後疼痛並未減少時，此時針法應予介入，我臨床發現以健側腳內面來對應患側手內腕的扭傷甚效，因此而定其穴名為「踝內腕扭傷一，二穴」，下二圖即為用此法對應速效之例。

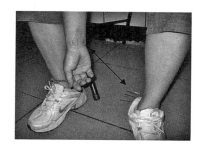 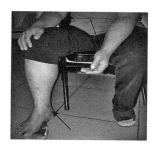

（八）腳外踝的扭傷，在復位後常存留痠痛症，而且很難痊癒的病例很多，雖然直接針阿是有效，但時間較久，若效果不明顯時可用對應針法交叉行之，常有出奇的神效，圖下第一位是左外踝扭傷針右手，第二位是右外踝扭傷針左手，第三位則是左楔狀骨與骰骨交接面上肌腱扭傷，用右手骰骨一線對應甚效。

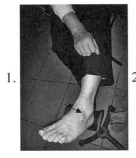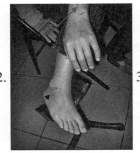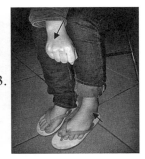

　　（九）碰到扳機指的患者，針灸效果甚佳，可以直接針病位，也可用健側手去對應，因為它是拇長屈肌腱鞘炎，故針屈肌腱鞘處，再加以阻抗，進步很快，連續多次可望治癒。可看（九）圖

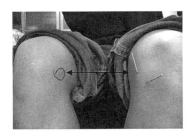

　　（十）不管膝韌帶或肌腱的損傷亦可用對應，如上右圖右膝內側損傷針左健側相同組織，效果一樣有。

　　（十一）左圖這位小弟因練跑步導致左鼠蹊部肌腱拉傷不能使力，無法參加比賽，急著找我針灸，我用右肩相對肌腱對應，才幾分鐘工夫，即恢復肌力，在我面前跑給我看，隔兩日隨即又參加比賽去了。

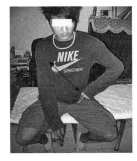

　　（十二）右下圖是左腕尺骨下方受傷按之痛甚，以左踝相應部位對應，用的是踝腕扭傷穴，有效。

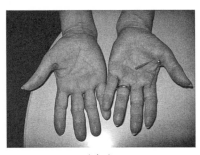

（九）

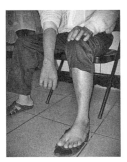

（十二）

（十三）手指骨膜發炎可以直接扎亦可用對應，直接扎是有技術性，手法要輕要快要準直中要害，才能發生效果又不會有副作用方好。右圖是右大拇指第一節骨膜發炎已產生筋結用左大拇指相同部位去針的例子。

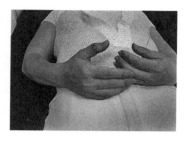

（十四）正脊椎的痠痛都可用頭後部穴位對應，陳小姐，63年次，尾骶骨挫傷癒後又復發，坐在椅子上甚為不舒服，用腦戶對應，一針立即見效。後隔數月又因跌倒被物撞及稍靠左側的尾骶骨，疼痛不舒，又以同樣的腦戶下扎，針下痛處即開始感覺笨笨的，再過兩分鐘痛及笨呆感便消失了，患者直唸：「怎麼那麼奇怪？屁股跟頭有關係嗎？」

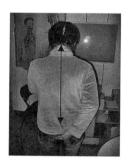 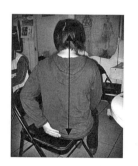

（十五）手腳對應的方式有很多，左下圖的小姐右腳內側骨膜損傷，用左手大拇指本節骨膜對應，一下子便解決了疼痛。

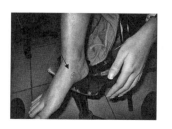 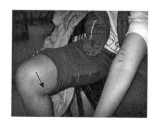

（十六）大腿肌腱的軟組織損傷亦可用對應，不必一定要直扎阿是，右上圖的這位小姐右大腿內側接近股內側肌的地方因車禍撞傷，以

左手肘上肱二頭肌對應還相當有效。

（十七）右圖的許○○小姐，右腕扭傷不能向
下彎，肌腱繃緊會痛，先給予理筋，後用左腳解谿
對應腕正中，外踝扭傷穴對應尺骨前肌腱，症狀明
顯減緩，右腕向下的弧度加大。

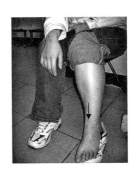

（十八）右圖的楊○○小姐，21歲，是做美髮
業的，每天用右手拇指拿剪刀，因使用過
度導致右手拇指肌腱發炎，因無法繼續
工作而來就診，我用左手相同部位對應
後，桌上正好有一把剪刀，請她試試，
一會兒工夫便可輕鬆自如的使用剪刀
了。

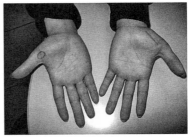

（十九）邱小姐，25歲，右手大
拇指掌指關節處因與男朋友吵架互打，
導致關節發炎腫脹，拇指疼痛不能往
上翹，我用右病取左的方法對應，針後
果然舒緩許多，用對應針法有個好處，
可不必在痛處下針，很快便知進步的程
度，因不在痛處下針，也可減少醫療糾
紛。

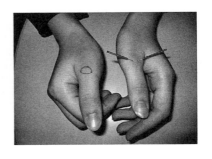

（二十）下頁這兩張照片為同一人，為蔡小姐，2010年6月初因頸
椎壓迫造成手麻疼痛無力不能忍受而開刀，術後雙手臂仍然痠痛不已不
能忍受其痛，形容比開刀還痛苦，尤其是右側手上臂及肘處無力抬起，
初診為6月18日，因考慮術後不久怕有紛爭，又因病人疼痛至無法形
容，故考慮不直接扎而改採對應，將用黑筆畫線的第一處疼痛用對側大
腿偏內側對應，右肘的二處疼痛用左膝的網球肘穴對應，曲池附近的肱
橈肌三處疼痛用陽陵泉，這樣分段治之，十五分鐘過後拔針試之，果然
病情大有改善，輕快許多，次日複診只剩肘處微痛，再針陽陵泉又效。

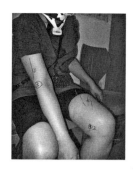 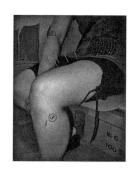

（二十一）左大拇趾足蹠部疼痛，屬周邊壓迫症候群，可直接針，也可針對側相同部位，或針對側手的橈骨莖突，右圖以針對側為主，針後疼痛立減。

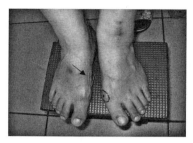

（二十二）關於手麻，如果不是頸椎的壓迫所造成的話，大多數的病患都可利用針灸得到改善或治癒，針刺時必須找所屬部位所經過肌肉群及肌腱路線的筋結點進行針刺，尤其是肱橈肌及屈指肌，有時也可利用對應，也可對應與阿是交叉運用，下兩圖即是右手麻針左手的例子。

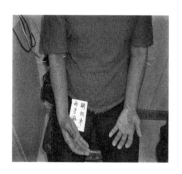 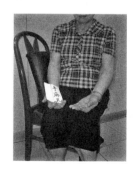

（二十三）嚴林女士，58歲，一週前右肩跌傷以手撐地，導致氣滯血瘀，手不能抬，也不能後旋，右肩峰骨痛，經治療後漸漸進步，若針阿是則第二天更痛，後用遠處取穴及對應，結果效果更好，此為右肩喙肱韌帶痛（左手指處）以左外踝扭傷穴對應之實例。

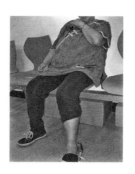
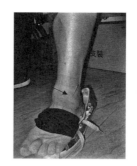

（二十四）右手外腕扭傷，如果不是其上尺側胰長伸肌所引致，也非骨頭移位，則可用左腳踝的外踝扭傷穴加上踝腕扭傷穴對應治之立即見效。（上圖）

（二十五）右腕因運動引起正中扭傷，手往上翹即不舒服，我用對應法扎在解谿處兩針，立即得舒。

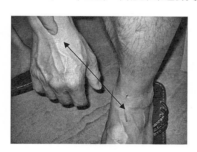

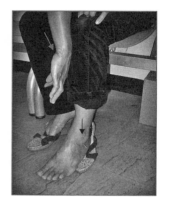

（二十六）左腳骰骨扭傷後遺症，用推拿不易治療，用對應法甚效，把針扎在骰骨二線即可。

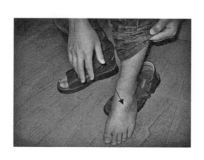

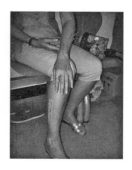

（二十七）上圖右方有一位女士，右腳外側中下方的腓骨肌腱及外踝痠痛甚久，因痠的實在受不了而前來求治，我沒有直接針痛點，就在

她相對應的左下臂針之以對應右腳外側腓骨肌腱的痠痛，針左手尺前對應線及尺下一線是在解除右外踝部的痠痛，針下不一會兒及不感到痠痛了，她也很感到驚奇。

（二十八）潘○豪小弟，17歲，2011/10/7來診是因左外踝下靠近外側的肌腱痠痛，原因是運動受傷，我替他扎針一次即有進步，10/8下午來時只剩左足後跟痛，我把它畫黑線做記號，隨即用針扎在右手大陵穴，不到幾分鐘便不痛了，請他站著試也是不痛，不久便拔針敷藥讓他回去，可看右側示意圖：

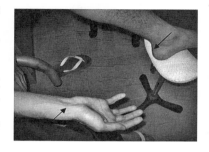

（二十九）李先生，40歲，2011/10/9凌晨因怕停車場沒人，怕門打不開，所以翻牆從牆上跳下，沒想到一不小心腳跟先着地，跌倒在地上痛的要死，正勉強爬起來時另一輛車子剛好進入，如果在等一下他就不用跳了，次日到醫院檢查骨頭沒受傷，但右腳有瘀血，走路時足後跟會痛，10/12來時我幫他整復並敷藥，最後在他所指的足後跟處針上對應的一針在左手尺骨處，也在他

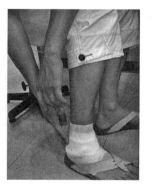

足外踝瘀血處對應左手尺前對應線及尺下一線，之後，再請他走路試試看時，已說不太會痛了。

（三十）肩臂接縫處有喙肱韌帶通過，經常搬重物的人常會在此發生肌腱及韌帶的發炎，不即時治療或治療不當，常會產生痠痛，更嚴重的會使整隻手臂抬高吃力。賴小姐，50年次，即有此毛病，手指處為喙肱韌帶痠痛處，我以左腳內踝前對應線針之，立即緩解。（下頁圖）

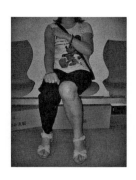
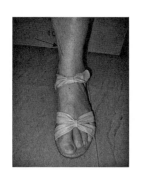

（三十一）大腿內側用上臂對應一樣有效，只要花點心思，就可以成功，那是為醫者最大的成就，有一婦人，稱右大腿內側痠痛已久，但就是找不到確定的痛點，多次看醫生也沒有進行痛點確認就匆促下針了，盲人摸象，當然沒有效果。我可不會這樣做，醫者有盡力救人的義務，否則怠忽職守。我費了一番功夫把痛點找到並畫出，用左上臂去對應，一會兒功夫便把她的問題解決了。（下圖）

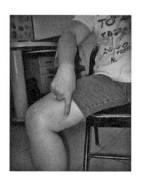
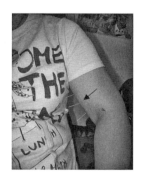

（三十四）右圖的婦人右手肘近肱骨內上髁處痠痛久治不癒，我以同側神門及後谿針之，很快的疼痛即緩解了。

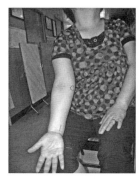

六十二、較難症的痠痛針刺法體會

痠痛一症，人人都有罹患的機會，只是在程度上有易治與不易治的差異而已，簡單或經常遇見的痠痛症，會治的人很多，但少見的或較難碰到的則治起來就比較棘手，會治又很快見到效果的則更少，因此，僅將臨床上所見所聞及治驗體會依實寫出，提供有心人士參考：

（一）頭部挫傷後遺症的疼痛，時有遇及，是吃藥不易解除的，不管挫傷的種類是撞傷、打傷，到後來疼痛的地方總會比其周圍的頭顱骨組織異常，通常在挫傷的地方造成凹陷的機會甚多，凸起的也有，但不常見，有時候仔細用手摳其皮下底部，還可發現細絲樣的筋結，我們可以依筋結的走向齊刺或交叉刺，範圍大時方進行揚刺。針刺時，若感覺痠脹比刺痛多，那就是針法對了，針後必有效果，若一下針則形如針刺般疼痛，即是刺到血管，應速拔出另找針刺點重刺，針感出現，效果立即顯現，次日疼痛即會明顯減輕，病情輕者常可一次即癒，重者則數次可瘥。我有很多頭部挫傷後遺症的患者，其中也包括自己內人，都是用這種針法行之，效果都很滿意。

（二）頸椎部強硬痠痛的病症，中年以上的人士容易得之，年輕一族等喜歡終日與電腦為伍的人，因終日使用頸部的關係，也易有此症發生，頸椎部的強硬痠痛，除了考慮附近的肌肉群僵硬變化的程度之外，還要考慮頸椎本身是否有器質上的病變，若頸椎旋轉或側彎太多，應先考慮頸椎的矯正，直至改善到最大的限度為止，之後再治療附近的肌肉群，若軟組織變粗變硬，血液流動不暢，頸椎酸性物質代謝異常，痠痛僵硬於是發生，吾人稱此症為「頸椎症候群」，治療之法，可在變性的軟組織上按其輕重程度下針，針刺時宜避開頸動脈，針刺時可不必一定按經絡扎針，因為軟組織的變異已經影響了經絡的通暢，這樣的針刺已視同阿是，我曾在上海曙光醫院看過針灸名醫治療頸椎病，也是類似此種阿是針刺法，不過他尋找下針點的方式稍嫌粗糙，大陸的針沒有用管針拍，都是用手抓針尖即行刺下，除了比較痛之外，還不合衛生規格，

如果頸椎壓迫，應多行牽引頸椎。

⟳ 頸椎症候群的常用針法

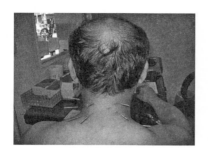
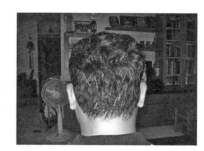
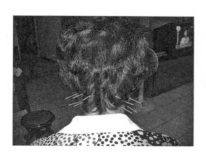
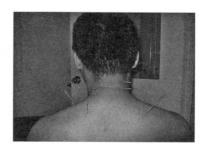

（三）對於頭痛，有的人發生的部位是在後腦勺接近風池、風府的上方，如果痠痛發生時間不久，疼痛處筋結不明顯，如果發生時間甚久，或是病情時好時壞，則其上易有筋結發生，可在其處先行按摩，通常都可得到適常的舒緩，如果頑固不癒，便要在其筋結處扎針，因筋結由上往下牽連，故下針的方向是沿頭皮十五度由上往下刺入筋結中央處，針感處理得宜，效果立現，這種痠痛處理方式及痠痛部位是較少被人注意的，當然，在頸一、二椎偏移時，也會引起頭痛，此時應用矯正手法使其歸位方是治此症的根本正途。

（四）肩井穴的痠痛成因甚多，有濕甚的，有勞損的，濕著的用去濕法，勞損導致軟組織變硬的，則用針法較佳。若肩井下的軟組織尚未發生條索狀的筋結，可用正經的遠處取穴法如陽陵泉、足臨泣、申脈，

但是筋結粗脹或成纖維化時，正經的遠處取穴法則效果不佳，有效的針法是尋找筋結最粗脹、最痛處下針，針此部位應膽大心細，按其下或其周圍軟組織的厚薄度下針，只要部位正確，針下都有強烈的痠脹感，痠脹感越強烈，療效越明顯。有一位在南非經商的張姓台商，肩痛已久，條索狀的筋結甚多，遍循良醫均久治不癒，我就是用這種方法將他治癒的，但肩井屬斜方肌所過，除了過度使用之外，還和頸椎病變有關，若是頸椎狹窄引起，還得從頸椎治起。

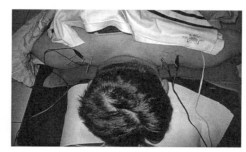

此圖即是針刺斜方肌下硬結再加上電針。

（五）頸部扭傷，如果痠痛的發生部位在上胸椎的兩旁約一寸至一寸半的地方，那是軟組織的病變，是屬於筋的扭傷，要把針扎在病變的軟組織上才是適當的方法，針時可用手指輕摸，可以發現到該處的軟組織變硬，若病人有強烈的痠脹感，則針拔後頸部扭轉的異常感可立即消失，由於這只是筋的病變，所以不是頸椎矯正或針落枕穴就可以解除的。曾針治黃○士先生的姪女，她脖子扭傷，轉動至某個姿勢時特別不舒服，所指的地方即是上胸椎旁約寸許的軟組織，即以此法針之，未用手法一次即癒，這是新傷剛發現時就來醫治，效果才會那麼好，若是陳年痼疾，除了跟舊傷有關也跟頸椎及上胸椎病變有關，治療較為費事。

（六）背部的痠痛如發生在提肩胛肌上，針法可用正經後谿，董氏奇穴扎重子、重仙，也可用左病治右的方法，效果一樣立現，頭皮針則找百會45度角向對側扎，但此提肩肌若僵硬成纖維化質變時，則直接找痛點針才是較有效的方法。發生在肩胛骨內側的痠痛，屬足太陽

膀胱經所過，可先取扎委中、承山、崑崙，董氏用重子、重仙，頭皮針則同前述，但若其下的軟組織變硬時，以上的方法都只能舒緩至某個程度而已，因為軟組織的變硬，會使血液的供氧量不足，經絡的行走會變得不流暢，因此經驗上在以上諸法無效時，要加上扎阿是穴才會發生效果。其他肩胛骨內側上下方肌腱的疼痛，其針法大概亦如上述。背部薄如冰，一不小心針刺透過肺尖，易造成氣胸，因此，針此處膽大心細為要。

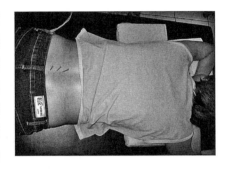

（七）發生在脊椎骨正中央的疼痛，有的是脊椎骨偏移或凸起或凹陷或脊椎間隙狹窄所致，有的則是脊間韌帶損傷所引起，移位、凹陷、突起的部位宜用手法復位，復位後若仍殘遺疼痛，可用頭皮針對應法，頸椎對應百會，胸椎對應百會至後頂，腰椎對應後頂至強間，薦椎對應強間至腦戶，尾骶骨對應腦戶，若是脊間韌帶損傷，可直接在損傷韌帶上針刺，若為棘突挫傷後遺症，在頭皮針對應無效時，可在挫傷後遺症其上放血。有一位七十歲的老太太，腰椎薦椎化，導致薦椎上的韌帶等軟組織疼痛，久坐不能，無法出門，不知為何西醫卻說要開刀，趕緊找我醫治，我用此法針刺，不數次而癒，她高興的回嘉義老家去了。脊間韌帶損傷跟腰椎老化椎管狹窄有關，可直接針，並應多牽引腰椎，並服強筋壯骨的中藥方為治本之道。

（八）人在老化以後，或因其他因素引起脊椎旁寸許軟組織硬化，形成蛋卵，堅硬如石時，這種情況也就是經絡阻滯的表現，最易影響臟腑疾病的產生，碰到此症不可等閒視之，在堅硬的軟組織上針上灸，或是加以電針，可以達到部分軟化的效果，組織軟化了，經絡易於暢通，疼痛及臟腑疾病便可以達到一定的緩解。若此蛋卵變大影響生活，嚴重時可能要尋求拔罐或手術割除之路。這種形如蛋卵的筋結常發生在腰椎間管狹窄症的稍胖或肥胖者身上，婦人居多，在後上髂脊處亦常發現此種筋結，常成治療上的盲點，這是為醫者所應注意的地方。

（九）背膂肌的瘂痛，若伴有軟組織纖維化之情狀，常與長期姿勢不良或營養不足，運動量太少，或工作量太大，乳酸堆積，以及年紀大的自然老化有關，患有此症，宜直接扎，循經取穴及其他針法效果不大，另外，背部脊椎的質變，常會造成兩旁的肌肉不平衡，

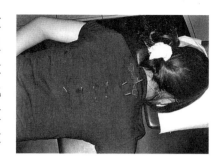

使肌腱拉扯不均而造成瘂痛，壯碩者筋結易找，瘦弱者，脂肪較缺，常可在肋骨上摸到不少條索狀的筋，都宜尋筋結上去扎，若不仔細尋找筋結上的阿是穴，效果不易顯現。特別注意的是，脊椎（尤其胸椎）挫傷過，或脊椎側彎的人最易罹患此症，在能矯正的範圍之內則宜及早矯正，無法做矯正的人，則宜此法加上經筋按摩療法以為復健。

（十）腰部瘂痛若發生在離腰椎三寸，剛好是背膂肌斜下的地方，解剖位置稱為胸腰筋膜，正好跟膽經循行的路線交接，此乃是瘂痛的死角，尋找此處的瘂痛點不易，宜從外往內尋按找之，要45度角向下壓然後再向斜上挑，這樣才能找到條索狀的軟組織，照這個軟組織的最瘂痛處稍斜下扎，才能針到重點，對於軟組織不太僵硬的，用循經取穴法即有此效果，若病久至僵硬時宜直接扎，才是最快又有效的法門。下二圖即是胸腰筋膜的針法，非常重要。

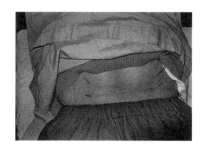
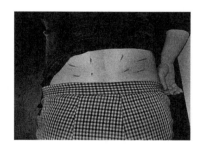

（十一）瘂痛發生在肋骨骨膜上時，是非常痛苦的事情，這種症狀很多是由挫傷所引起，當然由不自覺的扭拉傷或姿勢不良引起的亦有，發生在肋骨上的疼痛，敷藥跟服藥效果都是緩不濟急，而且過了急

性期常會有後遺症存在，例如咳嗽和呼吸時會痛等，治療的方法宜直接在肋骨筋膜上痠痛處扎針，此法最有效而且痛感最少，很瘦的人才可沿皮刺。我曾做過比較，用放血的方法雖然有效，但要刺準疼痛的筋膜不易，同時脂肪厚的人，放血的深度無法掌握，放血比針刺還痛，是故，對罹患此症的人，採取何種治療法是有選擇性的，在筋結觸摸得到的情況下，還是選擇針刺較為不痛又能被接受的方法。以下都是脅肋痛的治療相片。

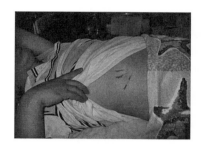 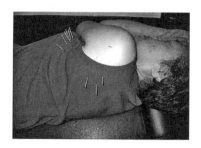

（十二）腸骨上方與腰部背闊肌交接的地方，當有鳥蛋般大的筋結時，常會有不自覺的痠痛，這是一種痠痛的死角，可在摸到的筋結上直接針刺，會有不錯的效果，發生在骶骨上或八髎上的痠痛，以及腰骶骨與後上髂脊間的痠痛，都是尋找筋結處直接扎。婦人罹患此症者甚多。

（十三）屁股不慎直接垂直跌坐在地上，最易發生碰撞的地方就是坐骨，坐骨骨膜發炎引起的疼痛，敷藥難以達到預期的療效，多年的經驗證明直接在受傷的坐骨上以28號針刺，針碰到坐骨後還要再進針一至二公分，這樣才能產生療效，否則必然存有難療的後遺症。

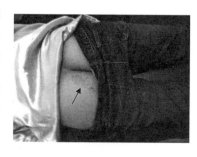

（十四）當人老化或消瘦之後，或是挫傷的後遺症，肌腱筋膜都會變硬，或形成條索狀的筋結，都要直接按筋結條索狀發生處直接扎，用正經取穴效果差。同樣的，發生在臀中肌、臀大肌、闊筋膜張肌、髂脛束韌帶的痠痛，亦以直接扎最好，甚多人士的臀部痠痛或筋緊腳麻都

是以此種型式出現，能治好此種型式的痠痛，你將造福更多罹患此病的人。

（十五）發生在大腿外側肌腱的痠痛，因屬膽經經過，症狀輕微者可扎五輸穴的陽陵泉、足臨泣，也可用對應法則，但症狀頑固者；須直接找阿是，曾治多人大腿外側痠痛，都以此法收功。腿內收肌、大內肌的痠痛，可用理筋手療法，也可對應對側上臂肱三頭肌上端內側，也可直接扎，下例兩圖可為茲證。

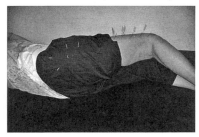
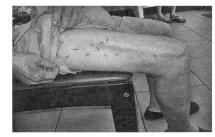

（十六）小腿脛骨前肌深層的痠痛常有人患，肌肉僵硬如石者，用理筋手法或其他按摩法皆需耗費甚大力氣，常事倍功半，用針刺治療，可以四兩撥千斤，易達到預期的療效。張先生患有此疾，經常找人按摩，多年來用按摩法只能稍微舒緩，我用針刺法不數次即癒。

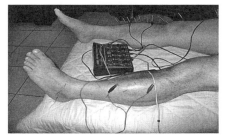

（十七）肩前的喙肱韌帶處痠痛常有人罹患，尤其是勞工界的朋友，由於重複勞傷其筋骨，肩前的多條韌帶會變粗變脹，終致手舉無力，治法上筋粗病情頑固者直接扎，稍輕微者，可用左右對應法則或外踝扭傷穴針刺。

（十八）婦人乳房上方的挫傷，一般的中醫師及推拿師為了避免醫療糾紛都以電片電療而後敷藥，這樣的治法不容易治好，會拖延一段很長的時間，因乳房皮脂多，藥不易滲透至深處，若以針直接針刺，可

直達病所效果甚快。有位原住民，姓江，胸部曾經挫傷，後因常搬重物導致舊疾復發，來時痛苦的由其妻陪同，呼吸胸悶，其膻中穴、劍突、上脘等處皆不能輕碰，一碰即哇哇大叫，右最後一肋亦痛，形狀痛苦非常，這位患者若不先施予針灸，必不能進行推拿，於是先給予針刺足三里、陽陵泉及內關、神庭，不到十分鐘，症狀消去大半，可見針法得宜對治病救急是非常有幫助的。

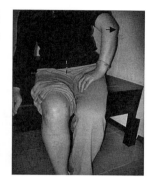

　　（十九）膝蓋周圍的疼痛，使用過度或曾經扭傷，常有筋結存在，在疼痛處直接扎最快。若為大片股四頭肌疼痛，可採肘腿對應法。

　　若病初起，筋結不明顯時可用左右對應法，若膝內側韌帶損傷疼痛無力，可用對側手膝內韌帶一、二穴針之，

　　（二十）後膝膕處久站引起的肌肉異常飽滿，常令患者腿疼，久之更令患者蹲下不能，治法可在筋脹處直接扎，若有筋硬結也要一併針刺，可以很快使病情緩解，但針刺時應注意針刺深度，因內其有很多血管，若針到血管，瘀血馬上凝聚而使腳重抬舉不能，速冰敷促使其消。下兩圖即是膝膕疼痛症候群：

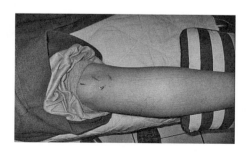
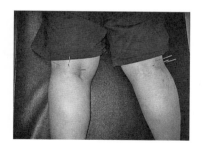

　　（二十一）挫傷後的疼痛應立即處理，挫傷處必有軟組織腫脹之發生，針刺可以消腫止痛，處理得宜可避免後遺症的發生。下圖示挫傷後軟組織腫痛的處理。

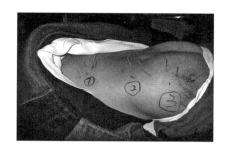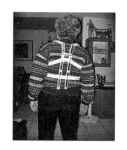

（二十二）若脊椎嚴重側彎變形或極度骨質疏鬆導致長短腳，側腰的肌肉會因拉力的不同而造成不平衡及僵硬，僵硬的結果必氣滯不通而痠痛，治法宜尋僵硬肌肉處下針，針後在該處按壓力量由輕而重，若體虛及年老者按壓後應敷貼消腫膏藥，否則常有反彈痛產生，長短腳者宜墊腳墊以為物理性的矯正，骨鬆嚴重者宜先治骨鬆，上右圖即是此種病例。

（二十三）發生在薦椎正中央脊上韌帶的損傷，讓腰不能久坐或痠痛不已，有的是因腸骨上方有鳥蛋大的筋結所致，有的則是腰椎薦椎化擠壓在一起，如是脊上韌帶的損傷，在頭皮對應不效時採直接在韌帶上針最有效，示意圖如下：

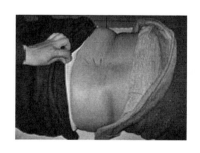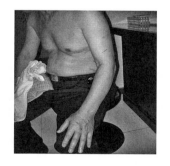

（二十四）單指手麻的處理，有位林〇英先生，如上圖，剛開始的症狀是頭不能往後仰，一往後仰則整隻手都麻，經我矯正上胸椎並針刺後症狀減輕，次日即以左手次指麻為主訴，因頭已可往後仰，理應不會有壓迫的問題，於是針在與食指相同走向的肌腱上，針一刺下即有電傳導至食指，麻易同時消失，證明麻跟經絡走向的肌肉或肌腱是有絕對的

關係。有時不能全在頸椎上下功夫。

　　（二十五）手指關節若使用過度易加速關節的老化，同時指關節間互相擠壓也易變形而產生筋節，久之造成痠痛，治療之法休息為要，若為單指疼痛，可行對應刺法，也可用直接刺之，但若多指則刺之甚痛，可用耳針輕埋，囑咐回去自行輕揉，因埋針在手指也痛，還有一法，可用王不留行子代之，亦屬變通之法。

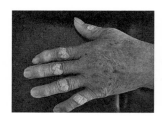 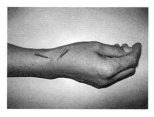 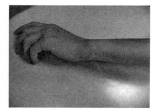

　　手腕痠痛但又說不出正確位置者甚多，此時必須仔細循按方能找出真正痛點，上三圖皆是此種病例，一旦找出疼痛即易解決。

　　（二十六）足跟痛不易治療，對應方法固然有效，但足跟痛的型式甚多，對於怕針的人可用經筋療法把腳底筋結揉散，但這需要花一段很長的工夫，一般的醫師不會親自為之，不怕針的，則可用足踵穴治療，效果不錯。有的人足跟痛是在阿基里斯腱的末端，此處的痠痛應行垂直刺，甚效。後足跟痛可直接刺，也可行對應法，如下三圖。

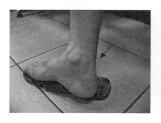 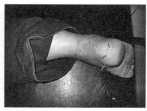 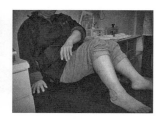

　　（二十七）很多人因某種原因導致肱二頭肌或喙肱韌帶損傷，最後演變成手不能後旋，推拿拔罐復健又不容易好，建議你可用對側魚際針刺，可立起沉痾。如下頁前兩圖。

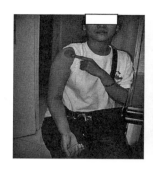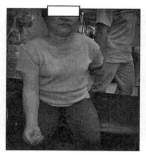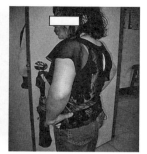

　　（二十八）上最右圖的婦人膝蓋無力不能如常上下樓梯，經針刺膝內韌帶一、二穴後，膝力增大許多。

　　（二十九）住在大園鄉的莊先生，腳踝扭傷後遺症已近三十年，始終求治不癒，後輾轉找到我，我用手足對應法治療，三次即癒。

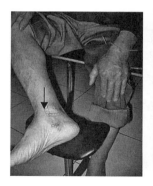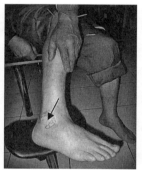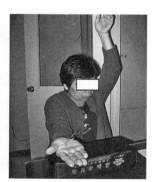

　　（三十一）右上圖這位婦人左背痠痛手臂無力抬起，我在右手找重子、重仙扎，左手立即高舉過頭。

　　（三十二）扳機指除了針對應腳之外，直接針也是不錯的方式，不過要針對部位方有效，針法示意圖如下頁右圖：

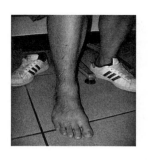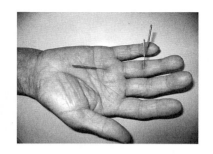

　　（三十三）上圖左這位小弟為國三生，是學校的游泳隊，天天都要游泳，有一次腳踝扭傷後治不得其法還去游泳，導致脛骨前滑囊液滲出，久之鈣化，游泳時腳板不能下壓，我除了扎丘墟之外，還針影響他動作的脛骨前肌，病情很快有了進展。

　　（三十四）江小姐，40歲，98/3/2初診，於98/3/1日提水過多，過度使用肩臂，導致當晚肌腱發炎，左肩臂不能高舉，因上舉吃力，檢查為左背崗上肌及左菱形肌發炎，左肩之斜方肌亦痛，上胸椎亦受傷，頭不能向左，向右尚且可以，頭也不能向下彎，痛甚而不能入睡，斟酌整體病情後，給予如下措施，先取穴陽陵泉、後谿、靈骨、百會、列缺，針後數分鐘，手立可輕鬆高舉過頭，之後再按傷科步驟處理，病人得到即時的舒緩相當滿意，我把前後治療圖拍下。

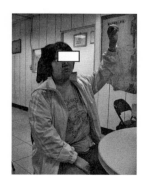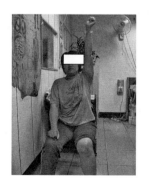

　　其他奇奇怪怪的瘲痛方式不勝枚舉，無法一一舉例，僅就臨床上較難處理卻又時常碰到的瘲痛症，將其處理的方式記錄於上，非常有效，當然，針法不是唯一的治療法，有時還得矯正、手法、敷藥、服藥並

用，皆當視病情而定，僅提出治驗心得供有心人士參考。

六十三、一位老婦人屈指肌腱腱鞘炎及胸椎痛的治療經過

有一位住在基隆的老婦人，在91年秋季時，由留美回台渡假的80歲張佩醫師帶來，那時我正在南深路的九重宮義診，這位老婦人駝著背前來，她說她有兩個嚴重的毛病，其一就是胸六椎的脊突疼痛，其二是右手中指伸不直，中指本節會痛，老婦人所患的病就是吾人俗稱的扳機指，正確名稱為「屈指肌腱腱鞘炎」，兩種病的病史都已十幾年以上，自稱晚上必須趴著睡，因為怕碰到胸椎脊禿的關係，經常痛至醒來，而右手中指因伸直會痛，因此生活作息甚不方便，她因多年求醫不癒很是失望，其中最誇張的是曾經人介紹至一間算是民俗療法的地方針灸，一次針灸費要價三千元，那個人還算是修道中人，據她的形容，針灸的方法是前面先針二十幾針，半小時後再反過來扎後面，同樣也是二十幾針，說是從大陸學回來的針法，花了好幾萬塊都沒效，後來不去了，她為什麼會跟我說這些呢？原因是義診時，胸椎我只在她頭部扎上一針，中指伸不直的毛病，我只扎在她對側腳底對應一針手便能伸直，而且立刻減輕了疼痛，因為我就只針了兩針便立刻減輕了疼痛，所以她心生好奇，問我為什麼你就只針兩針就好，而她給別人針了四、五十針還一點效果都沒有，因有感而發，事後才跟我說出了上面那段故事，之後，農曆年到了，她的病情本已幾近痊癒，後因要打掃家裡以迎接新的一年，大概太累的關係，所以舊病又重新復發，不得不在除夕的前一天趕來求治，我照以前的方法照扎兩針，隨即消除了疼痛，她對我深具信心，希望年後能多找幾個同樣病情的人前來，趕快把別的病也治好，年後不久，她又因右側腰扭傷疼痛異常，速趕來求治，這次的扭傷，遍離了膀胱經，也不在膽經，而且面積相當廣，只好用以痛為腧的方法治療，先

扎針後推拿，病情很快有了進步。

黑箭頭所指為下針處，可惜反光看不太清楚。

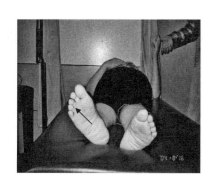
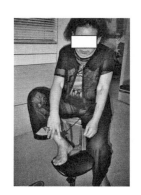

六十四、頭往後仰即手麻

楊先生，中年人，壯碩身材，不知是何因卻患有右手五指皆麻的毛病，自稱只要頭往右後方上仰即右手上下臂整隻皆麻，非常不舒服。剛開始我也懷疑此症是屬頸椎的疾病，但仔細檢查後，發現肱橈肌處有明顯的壓痛點，因此，我還是先解除目前較明顯的症狀為先，我用陽陵泉對應曲池附近的肌群，用足三里對應手三里附近的肌群，針下後不久肱橈肌的痠痛稍減，隨即又在建側手的肱橈肌按同樣的部位對應，此時手麻的症狀逐漸減少，後又在右側的前斜角肌最痛處，也就是臂神經的出口處加上兩針，這時，整隻手麻的症狀頓時改善。

一星期後他來複診，言，上次對於手麻的治療只維持一星期，現在又開始手麻，可是這次的手麻是在前三指，不是整隻手臂，此種描述讓我思考到問題的癥結是在大拇指次指的屈指肌腱發炎，檢查後發現右手大拇指魚際處及食指與大拇指約虎口的反面靠近食指側有硬結點，按之疼痛非常，這就是他手麻的病兆所在，我用健側手相同部位針刺，一下子就解除了他手指麻木的病症，後又說，他的頭往右轉背後有一條筋拉

扯，我知道他講的是右側的提肩胛肌，我又以左側的提肩胛肌對應，一下子不舒服的感覺又消失了，事後再來診察時，以上諸症皆已痊癒。這是頭往後仰即手麻的特殊治驗病例，難得碰到，特以誌之。

六十五、右肩背及臂痠痛無力抬起

這是一個真實的例子，91年11月28日，李先生，54年次，為貨車司機，身材壯碩，由於經常開夜車，導致睡眠時間不定，長期日夜顛倒的結果，引發房事衰退的徵象，結婚已一段時間，仍未生育，西醫檢查謂為精蟲活動力不足的原因所導致，此症，我用右歸丸與桂枝加龍骨牡蠣湯合方，服藥一陣後，性功能症狀頗有進展，至第三次複診時，他向我訴說，他得了一種右肩臂痠軟無力、無法如意順利抬起的一種怪病，因為不能治好，常影響工作及情緒，問我有沒有幫人家推拿，我一向以內科為主，痠痛則以針灸治療，推拿則視情形而定，所以並沒有請推拿人員（衛生署三申五令說診所內不能容留無照的推拿人員，否則視同包庇密醫，可惜政府的政策在2012年的4月中旬又自己推翻自己，遵守規矩的人只有自認倒楣），因此病患常以為我沒有在治療有關傷科痠痛的毛病，這種錯覺實在是令人遺憾。

李先生的症狀，應該是屬過勞引起經絡氣滯不通所致，我要他趴在診療床以方便檢查，結果發現他右側魄戶、膏肓附近有明顯的痠痛點，肩井雖痠但不甚，另一處明顯的痠痛點則是在天宗穴附近，若人趴著，右手往頭前方伸出，則可發現大小圓肌的地方有明顯壓痛點，這些痛點都是屬手太陽小腸經的經絡氣滯不通所致，上兩處痛點光用按摩推拿，效果緩慢，我以小腸經的腧穴後谿及右側膀胱經合穴委中治療，只針兩針，疼痛立消，十分鐘後拔針，請他抬臂試試，結果，已可輕鬆高舉過頭，他試了好幾次，感覺不出任何異樣後，對我說：「好神奇哦！怎麼那麼快就好，令人不敢相信？」，他臨走時，很客氣的直呼：「小姐，

謝謝。」，「宋醫師，謝謝。」為什麼呢？因為我很快的治好他的病。

　　他之後多次前來取性功能的藥，都不見疼痛再發生過，足見針效之確實，此事過後，他終成了我忠實的病人。

六十六、手痠軟抬舉無力

　　手痠軟導致的無力抬舉手臂，常見的有以下數種情形，第一，是因肩周圍炎所引發，有不能前彎者，有不能後旋者，有不能平舉者，有不能上提者，除非肩關節周圍組織產生真正沾黏，否則一般都可用針法或配合傷科手法治癒或改善，第二，是因肱橈肌肌腱發炎所誘發，因為該肌腱的發炎而導致氣滯血瘀，不通則痛引起上下臂痠軟無力導致而不能抬起，肱橈肌的損傷，往往併發肱骨外上髁炎，這一類的疾病，取各部對應點行針刺之，問題常可迎刃而解，第三，是手腕肌腱或大拇指肌腱的發炎，亦會導致手不能抬起，第四，由於頸椎椎體的變化或頸肌僵硬，例如：頸椎彎曲、椎體變窄壓迫頸神經等等都會，例如：陳○玲女士，57年次，患的是第三類的毛病，她在92年3月12日就有此症狀發生，但因開始發生時並不嚴重，等到14日凌晨，即發生劇烈的疼痛，導致手臂根本無法抬起，據她說整個晚上都因手臂疼痛而不能睡覺，好不容易等到天亮，方才準備到我診所診療，剛開始，我以為是肩周圍炎，但經檢查後發現不是，找肱橈肌處按壓，亦只是略痠而已，疼痛並不明顯，後按至手腕部，方發現真正痛點在腕部陽谿處，該處屬伸拇長肌肌腱，及大拇指魚際處痠痛，另一處痛點則在大陵附近，我各取對應點扎之，並加上百會及華佗夾脊，針後即改善甚多，次日又來，再施術一次，即完全痊癒，第一次來時，本來要準備請假的，但當針完即可把臂舉高後，又馬上上班去了，臨走時，她拋下一句話：「宋醫師，我好崇拜你！」，這是個針刺立即得效的例子，第五，是感覺上的障礙，就是只感手臂痠軟無力，也不知如何發生的，這種情況，百會或冠狀縫或對

側足中平都會有不錯的療效，如果是前斜角肌僵硬，或兩邊不對稱，也會使僵硬或不對稱的那一邊手痠軟無力，此種情況若撥鬆前斜角肌，手痠無力就會改善。第六，背後菱形肌及大小圓肌的痠痛也會使手臂無力抬起。

論起用藥，歸於氣虛陽虛的，可用歸耆建中湯為主，但黃耆要加重，加薑黃、雞血藤、威靈仙，有痛點的則加上乳香、沒藥、牛七、元胡，應屬療效不錯的藥物，對於手臂痠痛抬舉無力，謹以臨床發現綜合所述如上。

六十七、頸部扭傷治驗三則

例一：後項扭傷

吳〇筆先生，49年次，在公事之餘，常往南深路山上的一座深具意義的宮稱為「九重宮」裡跑，在那裡做的是義工，他的職務是司機，接送香客信徒山上山下來回兩頭跑，是一種無給職，精神相當可佩，我就是因為以前曾去宮裡義診而認識他的。

他患有鼻涕倒流、扳機指及脖子扭傷經久不癒的毛病，來診是要醫鼻涕倒流及脖子扭傷，自訴曾患有扳機指肌腱炎，已因我之前的治療而痊癒，如今只剩脖子扭傷的毛病遲遲未癒，他的症狀是；後項的部位每轉到一個姿勢便痛，非常不舒服，因他在九重宮裡看我替病人扎針效果還不錯，所以認為這種病應該找我才是，鼻涕倒流的毛病，我認為應用抹藥療法外治才有效果，當時，我先開給內服藥予他，至於脖子扭傷的毛病，要先確定病位才能定出正確的穴道處方，因坐著的姿勢不容易找出痛的病位，只好請他趴在診療床上，我仔細尋按，發現痛的地方有兩處，一處是右側風池，一處是右側天柱，風池屬於足少腸膽經，而天柱屬足太陽膀胱經，因為趴著的關係，所以天柱處的疼痛，我扎在右側束骨，風池穴的痛本來要扎陽陵泉的，因為寒流來襲，天氣很冷，他穿

了兩條褲子，要把褲子翻上來不容易，所以我只好應用奇經八脈中陽蹻脈中的申脈，這個申脈跟一般書上講的申脈位置不同，是要取穴在附骨下足弓處凹陷的地方，這樣下針才有效，陽蹻脈通一身之陽，其經絡循行至風池穴而止，故在不容易把褲子翻上來的情況下，只得改變主意從同側申脈處下針，扎該穴只要一有得氣，風池穴的疼痛馬上可以消失，我僅扎此兩針，經久不癒的後項扭傷疼痛立即有了相當程度的減輕，我再令其做同樣的動作，確定疼痛消失泰半後，再留針十分鐘便取針讓其返回，這又是一次治療後項扭傷的難得經驗。關於項頸扭傷，最常取的穴道是後谿跟中渚，這是因小腸經與三焦經通過胸鎖乳突肌前後的關係，但光用針刺仍有不足，以我的臨床經驗來說，針灸雖能對頸項扭傷的症狀有所減輕，但大部分的項扭傷幾乎跟肌肉僵硬有關，故還得配合手法去理筋並施予推拿按摩方更能產生舒緩的效果。

例二：前頸扭傷

我們都知道脖子的前面為頸，如項羽的刎頸自殺，後面的則為項，所謂的項背痠痛，指的就是後面項連背的部分痠痛，有一位57年次的林先生來看肝腎功能不良的毛病，順便向我提到，他前面脖子兩旁按起來非常痠痛，每在轉動脖子時則會產生不舒服的感覺，他指的兩處地方正是手陽明大腸經所經過的天鼎、扶突兩穴位，這也是正當胸鎖乳突肌所在位置的地方，經之所過、病之所治，可以用遠處的五俞穴治療，於是決定取手陽明大腸經的俞穴三間針刺，針後立即取得效果，疼痛隨之不見，還沒用到推拿等手法病即消失大半，該患者深感為奇，一直問我，他脖子痛跟針手有什麼關係？為了解答他的問題，我只好拿塑膠人像來向他解釋經絡的原理，費了一番功夫，他方有初步的概念，這也算是盡盡醫病的良好關係吧！

例三：頸椎旁扭傷

嚴○先生，61年次，在某天早上一起床即感脖子左右轉困，尤其是左項頸六椎旁5分至一寸的地方自覺左項內側有某條筋不對勁，這就是

所謂的落枕，我看他不舒服的地方是屬膀胱經走過的地方，此經絡正要會合於大椎，於是取同側崑崙穴，針後脖子轉動即有改善，後我又想，腎脈分支夾脊內上行。故頸椎旁的經絡氣滯不通，應可加上太谿，果然再加上太谿為倒馬後病情改善更多，嚴先生再轉轉頭來試試，直說現在比剛剛好很多。

六十八、手抖的毛病如何治？

　　92年2月20日下午，由王女士帶來一位女性患者，名叫蔡某某，55年次，住在板橋市金門街，她有一個重要的毛病是手伸直會痠軟無力，手會抖的很厲害，好似帕金森氏症一般，因為不知是什麼原因造成的手抖，甚是苦惱，只好求治西醫神經內科，但服藥無效，後又轉診給內分泌科，醫師給予檢查甲狀腺素，檢查結果並無異樣，後又轉診心臟科醫師給予照心電圖，但心電圖還是查不出結果，西醫沒辦法只能開給一些鎮靜舒緩之劑給她，她因服藥甚久未見效果，只好放棄，手抖的問題，用頭皮針扎在足運感區及冠狀縫獲得舒緩，運針之後手抖的毛病明顯減少，手抖的毛病一共針灸三次，在未服藥下居然能獲得改善，可見頭皮針還是俱有療效。

　　關於手抖的毛病，有些是屬於腦部神經障礙的問題，有些則不是，非常不容易處理，若屬於大腦中樞的問題，還得從腦部治起。記得我在上經筋療法課時，親眼目睹了一位年輕的小姐，曾因車禍受傷引起右手抖個不停，經黃教授在她的腋下肱骨頭的周圍把筋結打開，頓時手就不抖了，在還沒吃藥的情況下能即刻治好這位被折磨的年輕小姐，著實令人大開眼界。2011年開始，我親眼目睹數位得帕金森氏的病人經在大椎拔罐十數日後手抖的毛病居然完全好了，這還真是個奇蹟。

　　手會莫名其妙不由自主的抖動，那是一件非常懊惱的事，如果你認真留意一下周遭的朋友，可能就有不少人罹患，它雖然不會影響生命的

安全，但卻會影響身心以及工作的品質。

　　有許多疾病會引起手抖，最眾所周知的則是帕金森氏症以及甲狀腺機能亢進，但帕金森氏症的手抖是手不停的揮動，與手臂伸直時手指不自主的抖動病狀與病因都不盡相同，精神疾病與大腦功能虛性興奮會引起手抖，小腦的病變及服西藥鎮靜劑、喝酒過多中毒以及身體極度虛弱也會，過度的勞傷使肌腱受損跟扭傷的後遺症都可能是手抖的一種原因。

　　帕金森氏症的手抖屬於多巴胺不平衡的問題，神經外科在大腦植入晶片來處理，中醫則用滋陰潛陽的方式來平肝熄風以減低手揮動的頻率，對於甲狀腺機能亢進，中醫服舒肝理氣的中藥亦能改善，情緒引起的手抖需實則瀉之，虛則補之的方式治療，有一種是頸椎壓迫的手抖，那可要用矯正或牽引頸椎讓壓迫的環節鬆開，手自可不抖。但是由扭挫傷或過度勞傷所導致的後遺症，則要用理筋手法，按壓造成手抖緊張壓力的肌腱使其舒緩讓其氣血經絡相通則手亦可不抖，這種手抖的方式頗不乏其人，倘若嚐遍中西藥物皆無效時，可試著檢查其胸大肌、三角肌、肱二頭肌及大小圓肌是否繃緊，繃緊時會無法讓兩肩平放於床上，這是衡量肌腱（尤其是胸大肌）緊張與否的方法。倘若真的是這樣，那麼將緊張的肌腱放鬆是最好不過。由扭挫傷及勞傷後遺症所引起的手抖，是屬身體結構上的質變，用藥物是很難改善的。若手抖是屬內科造成的原因則用內科藥物治療，若屬外力因素的手抖則需用針灸及經筋手法治療。

六十九、針灸醫案

驗案一：雙肩疼痛

　　有一女性患者，年紀約三十餘，面貌姣好，患雙肩肩井處的地方疼痛，不能觸碰，她亦曾治療一段很長的時間，她當時是趴在診療床上準

備做物理治療的，我請該小姐翻過身來仰躺，本來想扎她的陽陵泉，因為現代的年輕女性都喜歡穿窄窄的牛仔褲，褲角翻不上來，我只好放棄了陽陵泉，去找同條經絡（足少陽膽經）的足臨泣，當雙針一扎下，小姐立時感覺肩不痛了，廖醫師尚存懷疑，特地又去按壓該小姐的肩井疼痛處，小姐答曰：「現在已不痛，真的差很多。」這是治療肩井穴區痠痛得相當嚴重卻針下速效的病例。

驗案二：乳根處疼痛

有一年輕男性，約二十餘歲，症狀為兩乳根處疼，不能按壓，故呼吸亦感不太自然，因為該中醫院患痠痛症的人眾多，無法詳問病史，只能簡單扼要的判斷，乳根穴是直對乳頭下一肋的地方，屬足陽明胃經所過，因此取穴時應該取該經五俞穴的任何穴之一，依當時位置，足三里穴比較好取，因此決定扎足三里穴，結果，足三里穴雙穴一扎，該患者乳根處的疼痛隨即消失。

驗案三：乳頭直下的最後一肋的下方痛

有一位中年男性患者，患處是正對乳頭直下的最後一肋的下方，即約脾經的腹哀穴處疼痛，不知道是什麼原因一直治不好，看到我跟別的病人扎針有效，立即要求治療，我按照循經取穴的原則，腹哀為足太陰脾經循行的路線而取穴公孫，針下痛感隨即煙消雲散，病人稱謝不已，在旁觀看的該院兩位醫師亦甚感驚訝而來詢問，其實，道理很簡單，足陽明胃經經過腹部時是離任脈二寸，一上胸部便變成4寸，而足太陰脾經在腹部是離任脈4寸，上胸部後則變成6寸，所以該患者所指的患處正是脾經要上胸部的轉折處，上病則下取，離患處越遠的地方則越有效，這好比槓桿原理，要把大石頭撬起，當然是離支點越遠越不吃力。

驗案四：左大腿靠近臀部的地方常感痠軟無力

有一壯年男性，年紀約五十餘歲，左大腿靠近臀部的地方常感痠軟無力，這個感覺一直延伸至下肢的小腿外側，總之左大小腿的抬起非

常吃力，沒有右側大小腿的抬起那麼的自然那麼的輕鬆，這是什麼原因呢？這不是什麼大病，只是一時性大腦皮質某種傳導上的障礙而已，瞭解了病因，扎針自然有了方向，這樣的病就要把針扎在頭部的人字縫，我在強間附近的人字縫與病位反向針下，患者立即感到左大小腿抬起自然輕鬆，兩個月的不舒服就這麼一針便全部解除了。

驗案五：腰四、五椎旁開寸許扭傷痠痛

有一中年男性，腰四、五椎旁開寸許扭傷痠痛已久無法久站或久坐，要我幫他治療，我在雙委中扎下，痠痛立時解除，呈這種方式痠痛的病人很多，年輕力壯者針灸的傳導相當快，對於這種神經敏感感傳相當快的人來說，此法效果特好，但相反的，對於傳導不良的人或者伴有脊椎的其他病變者，效果就沒有那麼幸運了，這時應該怎麼辦呢？這時要以痛為腧，或者改用其他方法，因為針灸畢竟不是醫療法的唯一選擇。

驗案六：會陰處痠脹

有一中年男性，39年次，姓黃，職業印刷，住在台北市，患有會陰處痠脹的毛病，如果坐著超過五分鐘則必需站起來動一動，否則非常難過，西醫檢查謂有輕微的攝護腺肥大，才吃西藥沒幾天，便覺得人很累，病情又沒進步，拖到兩星期以後因為太難過了不得不來，剛開始時向我訴說尿頻連連，小便時不太舒服，我以下焦濕熱論治，開給五淋散10克，龍膽瀉肝湯4克給他，誰知才服藥兩天就跑回來跟我說無效，於是我又重新思考，仔細詢問，後才得知是會陰處痠脹，小便有力，沒有分叉，尿道不痛，這時才恍然大悟，開給了知柏地黃丸單一方，在他未走之前，我在他頭上百會扎上一針，第三次複診前來，他說上次扎完針回到家會陰的痠脹便漸漸消失，可能是針灸有效，隨後的三天亦然不痛，因此這次複診要求再扎。

我為什麼會想到要這樣針呢？原因是任脈起於會陰，督脈起於長強，兩脈在面前交接，利用下病上取的原則，因此認為扎百會應屬有

效，事後驗證，果然如此。

驗案七：兩肩痠重無力抬起

有一女性中年陳姓患者，為某工廠廠長，近一星期來得了兩肩痠重的毛病，重到連手都不想抬，如有物重壓，這在內科來講是屬太陽經寒濕濕中經絡，用藥應用羌活勝濕湯去其寒濕，由於風藥多燥，故稍加四物湯養血以潤之，如用針灸如何立除其症狀？我的方法應是百會向左後方及向右後方呈45度角扎針，因為痠重不痛有一部分是屬知覺的障礙，須用頭皮針處理，果然針後得效。

驗案八：肩關節有明顯響聲

另一位患者名為吳○英，是一位大陸妹，嫁到台灣來，在台灣工作，她的胸四、五椎因去年年底時打掃房間太久而引起痠痛，現在已經四月中旬了還在痛，要求給予治療，我在百會向後頂扎下一針，很快的不痛，這樣治療了三次終於痊癒，這次要求治療左肩關節，左肩關節不是痛，而是在舉臂旋轉時肩關節有明顯響聲，說不上來的不舒服，這又是屬於知覺的障礙，也扎囟會，結果囟會一扎，什麼病也沒有了。

驗案九：三十年前的前額痛針刺得效

顏○○女士，41年次，住板橋市僑中一街，92年2月13日由堂姪女宋○○介紹來診。她的前額及眉稜骨痛已痛了三十年之久，自訴每年都要花十幾張的健保卡去醫院拿西藥止痛，否則會頭痛得無法入眠，曾照腦波謂腦內有長腫瘤，需開刀取出，否則頭痛恐難治癒，因恐開刀變成植物人，經濟無法負擔，因而決定繼續服藥治療，我問她前額最痛的地方是在那裡？她用手指給我看，原來是雙眉稜骨（亦即攢竹穴處）及陽白穴的地方，陽白穴屬足少陽膽經所過，攢竹穴屬膀胱經，當我瞭解了病處，心裡立刻有了譜，我應用上病下取及遠部取穴的原則，攢竹穴處痛取穴崑崙，陽白穴痛則取穴足臨泣，針甫刺下，三十年的前額痛不一會兒工夫頓時全消。顏女士見此疾已除，趕緊又接著訴說，背脊六椎及

腰二椎處二十年前車禍挫傷至今痠痛仍然未癒，每晚睡覺則痛，求醫多年不癒，我聽後不得不又從百會往後頂及後頂至強間的地方尋找對應點扎下，當時雖有輕鬆，但痛未全然消失，次日前來，因她有頸強肩痠的毛病，又先施以針灸，後再在其背胸六椎處放血，把痛點點刺，把瘀血吸盡，等試壓後已全然不感原先之痠痛時才收功，該患者痠痛處甚多，一個治完了馬上又講第二個，我為她一個人花了不少時間，真的很累，針灸健保一次給付只有兩百元還要打折，服務要那麼多項，對醫師來說是非常不公平的，因此她提出腰椎之另一處痠痛改日再治，如若還要再治則須另付費用，沒想到她聽後甚為不悅，第三天之後即不見人影，這就是台灣的健保生態，健保寵壞了患者，真讓良醫難為。以下是針她的實際照片。

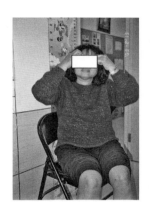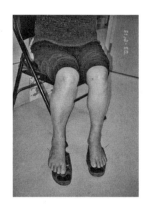

驗案十：腰部扭傷及背痛

　　92年4月25日，來了一位60年次的鄭先生，他跟另一位姓曾的朋友一起，曾先生是來陪鄭先生的，姓曾的朋友年紀大約跟他一樣，昨日因坐椅子不小心一下子左側腰部突然扭傷，當然走起路來就很不舒服，他很注重保養，今日聽朋友說我這間針灸效果蠻好，便隨之前來，我診斷了病情，認為腰扭傷的部位是在膀胱經，因此給他扎了委中與承山，腰部的疼痛隨即消失，這位姓鄭的朋友看了之後，也想扎針試試，鄭姓患

者人瘦，有地中海型貧血，面色蒼白帶青，他自認頸椎曾經受傷，從受傷之後脖子老是不舒服，總喜歡自已扭一扭脖子，甩一甩頭，脖子常發出喀喀的聲音，最痛苦的還是右背大杼穴處，常痠痛異常，有事沒事就要靠著有稜角的柱子，像牛一樣的按摩它，若不這樣做就會覺得很不舒服，我按壓他的大杼穴其皮下處有筋成條索狀鼓起，一看就知該處不知被按摩了幾次，要用針法解決它恐怕不是那麼簡單，要用什麼方法才能治好它呢？是以痛為腧好呢？還是有其他什麼方法？這是煞費心思考慮的，經審慎斟酌後，認為大杼穴該處為足太陽膀胱經所過，取穴自然要越遠越好，這樣才合乎槓桿原理，於是決定扎束骨，扎束骨時發現他人瘦腳底沒有肉，效果恐不甚理想，於是再找比較有肉的金門穴，金門穴也是同一條經絡，想當然應有異曲同工之妙，結果金門一針果然順利成功，他馬上感到疼痛消失，針法似乎又有新的領悟，至於頭頸喀喀作響有聲，我也想扎針試試，看看針法對此症有沒有效果，但問題是要扎在那裡呢？經仔細思考後，我認為這與感傳有關，自然扎頭皮針最效，按頭皮針反射的原理從百會成45度交叉下針可能有效，當針扎下再運針少許之後，他的頸部再轉動時卡卡響卻減少了許多，拔針之後，大杼不痛了，頸部響聲也減少了，臨走時，他還跟我說，症狀一下子消除後還真不習慣！我也被患者上了一課！

驗案十一：顏面神經抽搐不止，針灸幸運得效

　　顏面神經麻痺分為好幾種類型，有中樞型顏面神經麻痺的，有周圍型顏面神經麻痺的，周圍型顏面神經麻痺又分：風邪外襲、肝風內動、肝氣鬱結、氣血雙虧、風痰阻絡五型，但是顏面一直抽搐多年不止的症狀終就已成慢性，都是在急性期未得其治慢慢發展而來，慢性病只得慢慢治了。葉○利先生，46年次，92年來時人還蠻高壯的，他在十幾年前即得了顏面神經抽搐之症，之後雖有斷續治療但就沒好過，觀其左顏面每2秒鐘即抽動一次，講起話來有些言語不清，講話時還會噴口水，好似俗稱的大舌頭，走路時也會不平衡的傾向一邊，這個例子如果照學院派的扎法，可能取穴地倉透頰車，或迎香、承泣、四白、翳風……

等等局部的穴道，事實上，這種病症有時很難明辨是非，我只好先檢查看看，發現左邊臉頰大迎及懸顱、懸釐的地方會痛，因此給我很大的啟示，患處跟足陽明胃經及足少陽膽經有關，於是我取了足三里及陽陵泉，在加上對側的合谷及左側的下3/1段冠狀縫，針後不到半小時，漸漸的顏面抽搐慢慢減緩最後終於停止了下來，我特地屬咐他夫人看著，

他夫人也注意到了，複診時（92年4月25日）來，我特地扎足太陰脾經的公孫跟太白，以及平衡區及暈聽區，扎脾經的意思是在使他言語靈活，而暈聽區多少都接觸了語言三區，故針後講話噴口水的次數也慢慢減少。為什麼要扎脾經，因脾經上膈，挾咽，連舌本，散舌下，因此屬於大舌頭的人扎商丘或公孫、太白多少有效，葉先生第二次複診臉就不抽搐了，十幾年的病居然兩次痊癒，要算是幸運的一個例子。

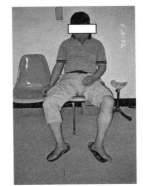

驗案十二：尺澤穴內部深處的按壓痛

尺澤穴內部深處的按壓處，我從沒治過，但因平日即對針灸常有鑽研，故變通的方法較多，92年5月4日，有一位針研班的同學毛先生，約50歲左右，平日以復健推拿為業，大概因工作的關係，搞到自己左手尺澤內部深處疼痛，經久不癒，下課後要我幫他處理，剛開始時，我用對應方法取右手尺澤，但效果聊無，最後只好循經取穴，取同條經之滎穴魚際，結果一針見效，此種經驗不多見，特加記之。

驗案十三：右手天井處常痠痛

有一越南女傭，跟隨主人來看病，她的右手天井處常痠痛，天井穴為手少陽三焦經合穴，按經之所過病之所治的原理，取穴中渚（腧穴），以為平衡，結果一針即起沉疴，後數次複診每次循按均不痛，而改看頭痛之病，可見天井穴的循經針刺法有效

驗案十四：尾指及無名指夾縫處拉傷

星期五晚上，即92年5月9日夜間，王〇益先生帶來了三位同事，都是來看痠痛，有腰痛，有不能蹲下的，有指頭碰傷的，那天晚上我剛好參加同濟會的會議，屁股還沒坐下就接到電話，只好又匆忙趕回診所，這三位患者連帶王先生一共四位都患有痠痛，其中印象最深的便是其中一位他的同事，因打保齡球左手尾指及無名指夾縫處拉傷，那個位置他剛開始說不太準，所以一開始用對應方法對不出效果，直到最後才找出確切位置，一看原來是左手液門穴，我用足少陽膽經俠谿去對，一針即效，所以對應還是要講求位置的正確性的。

驗案十五：腰部痠痛多年卻一針見效

黃先生，近50歲，是桃園獅子會的成員，自開工廠，針灸班上李同學與他相交莫逆，李同學有一晚受邀到黃先生住處喝茶，其間談到腰部痠痛多年的問題，李同學當即推介我說這種病找我可一針見效，黃先生聽後，甚不以為然，認為李同學言詞過於誇張，黃先生認為自己的腰部痠痛已有好多年的病史，也不知針過好多地方，一點效果都沒有，因此絕不相信那有一針見效的事，直至次日，李同學反正沒事特地三催四請邀他前來找我，經過診斷，我看他痛的地方是腰三、四椎旁開5分的地方，該處是屬華佗夾脊的循行路線，我用腎經太谿，以為後病前取，針後令他自己按壓，結果真的找不出痛點存在，針拔後李同學邀請大家一起吃中飯，飯後黃先生又覺腰部開始痠了，我問他要不要再針一次，但黃先生說隔日再來治療好了，沒想到過了第二天，經過一個晚上的休息，一覺醒來腰全然不痛了，真是所謂的痊癒，之後又陪夫人前來看診，但腰還是不痛，他從此開始相信天下間真有一針見效的事。

驗案十六：踝扭傷後遺症

明瞭經絡有許多好處，不會開口動手便錯，臨證時也較不心慌，92年5月14日，小兒的一位同學洪〇統左內踝然谷邊緣，正值第一塊楔狀骨外邊，因在踝扭傷錯位第一時機的求醫治療過程中，沒有將錯位的

內踝關節矯正復位，導致該骨較另一隻腳踝比較凸出的後遺症，這個後遺症就是經常會在打球後痠痛發作，這次來看診的目的就是希望把這個後遺症的痠痛治好，這種方式的扭傷後遺症，當然有幾個月以上的時間了，不用說，剛開始發作所用的推拿手法方式等必已做過，這麼久的後遺症再用推拿敷藥方式是不會有好的效果，我看洪同學痛的地方相當於足少陰腎經的然谷，要應用對應針法並不容易拿捏，於是採循經取穴的方式，把針扎在同側太谿，針下後，請洪同學再試壓原痠痛處，謂痛已消失無蹤。

隔日洪同學來複診，要看的是另一種病，就是原本受傷的那一隻腳踝在用腳掌把腳跟墊高時，踝關節附近的地方會痠痛不舒服，而踝關節附近肌肉的組織並無異樣，這種情況，是因急性期已過，矯正手法用不上來，必須要用針灸輔助，以經驗來說，所訴的疼痛十四正經取穴難以掌握，若改用董氏奇穴小節穴可能效果更佳，於是將健側手的小節穴一扎，洪小弟的疼痛立即消失，而昨天然谷處的痠痛呢？用按壓測試，亦不再有疼痛的感覺，這足以證明昨天的循經取穴是有效果。

驗案十七：左頸六、七椎旁寸許麻痛

王○先生，48年次，住土城市青雲路，他左頸六、七椎旁寸許處，每用手按壓則該處會麻，若至夜間勞累時，則除了麻之外還併發痠痛，病史已六年以上，頸旁曾做過放血治療的痕跡，按病情所訴，應為頸椎壓迫神經無誤，我在大椎穴下針以刺激其神經，意使傳導加強，針後果然隨即不麻，為鞏固療效，在頸六椎下又加一針，作為倒馬，他的右肩胛骨上緣曲垣及肩外腧中央內側痠痛，病史亦久，此為手太陽小腸經經絡之病，應取小腸經穴，後針後谿而癒。

驗案十八：右膝膕上下肌肉皆痛，走路吃力

王○梅女士，住在萬華區，22年次，右膝膕上下肌肉皆痛，走路吃力，此病已久一直未癒，稱運動則更加嚴重，我請其趴下，檢查患處，從膝膕上5寸直下足部跟腱中間的內外側肌腱全部都是痛的，不能按

壓,輕輕一按則疼痛異常,這個描述的區域即是腓腸肌、蹠肌、股二頭肌、比目魚肌、阿基里斯腱所包括的地方,怪不得痠痛無力,從經絡來說,此區域為膀胱經所經過,有委中、委陽、承筋、飛揚等,內側面則為腎經所經過,有築賓、交信、復溜等,要治此種肌腱發炎多年的病以什麼方法治療最好,個人以為令其上所循行的經絡打通為最快速,其次才是其他復建、推拿、服藥等方法,我對這位老太太的治法是不從痠痛處下針,採遠端經絡治療,先崑崙、束骨、京骨,再扎太谿,針後不到三分鐘,整片的肌肉痠痛立即減輕了許多,可以接受按壓,半小時後拔針,走路已可輕鬆自然,可謂是治療多年肌腱發炎的一個典型病例,之後,凡碰到類似例子,以此法治之,大抵有效的多。

驗案十九:右跟腱(即阿基里斯腱處)痠痛

有一位中年男性,他的名字我已不記得了,患有右跟腱(即阿基里斯腱處)痠痛,走路非常吃力、不自然,要我針灸,跟腱的地方並沒有經絡直接通過,只有膀胱經及腎經從旁經過,照經絡中病取旁的道理,針該二經上應屬有效,我曾治過多例此病,但這次改採對應針法,用右病左取的原則,不在右跟腱上扎針,反扎在左跟腱相同的位置上,第一針症狀減輕,第二針則疼痛近無,這證明對應針法有效,若針法能隨症變通,則治癒病人的成功機率必能大大提高。

驗案二十:尺側胰長伸肌痠痛

陳○理女士,54年次,5月19日來拿青春痘的藥,順便要我替她治療右手尺側胰長伸肌痠痛的毛病,這種痠痛令她手臂不能外翻或後旋,已在別家推拿十餘次,都沒有效果,我一看她痠痛的路線係屬手太陽小腸經,立刻給她的右手後谿下了一針,馬上就不痛了,她非常高興,而我的針技又向前邁進一步。隔一天,有一位壯年工人,左手陽谿穴處痠痛,我以曲池去疏通其經絡,亦針之即效。

驗案二十一：久立傷骨引起膝蓋不能蹲站

徐〇芳女士，57年次，是南港九重宮的義工，平常除了替人帶小孩之外，還要到九重宮當義工，非常辛苦，當義工就是整天站著招待上門朝拜的香客，長久下來，不免膝蓋受損，果然，在92年10月20日來拿調經藥時，要求治療她右膝內痠痛的毛病，症狀是不容易蹲下也不容易站起，感覺是痛在膝蓋骨裡面，在外觀上若不仔細看是看不出任何異樣，因這種痠痛的情形是屬膝韌帶及附近肌腱的勞傷，必須用手觸摸去感覺，久立傷骨，膝膕容易緊張飽滿，這種症狀光吃藥是難達速效的，須用針灸外治較快，首先我用對應的方法，把針扎在左肘的內外側相對應的地方，果然在一得氣後，蹲下站起馬上可隨意自如。徐女士在地下室工作長達十二、三小時，濕氣甚重，濟公活佛指引她，此為濕氣作怪，故而開給獨活寄生湯收功。

驗案二十二：右手抬不過肩

周曾〇妹女士，43年次，92年10月22日早上來看診，她是右手抬不起來，且抬不過肩，這種症狀從21日就開始發生，她22日早上發現手怎麼抬不起來，非常緊張，怕從此不能正常工作，故一大早就去西醫那邊打針，因打完針之後未有明顯進步，被朋友發現，該朋友勸她趕快來找我針灸，這位周太太不敢耽擱太久，趕快來找來，我測試她的崗下肌及大小圓肌和三角肌的地方有明顯壓痛點，想應為該二處之肌腱急性發炎，如果以針灸觀點來說，崗下肌、大小圓肌、肩胛下肌都為手太陽小腸經所經過，扎後谿應屬最好，上臂的三角肌痛點為手太陰肺經所經過，應扎肺經的魚際，這兩針扎下，該患者的右手立時能抬過肩，為了加強療效，又在左側腳的足中平下一針，此時該患者的右手更能抬得輕鬆自然，留針十五分鐘後，請患者趴下，我在其右肩胛大小圓肌處施以推拿，讓其筋結舒緩，經過手法按揉後，該患者病症已消失泰半，後再經兩次複診，證明病真的痊癒。

驗案二十三：頸胸椎疼痛

魏小姐，60年次，已婚，住在新莊，她的母親住在土城，曾給我針灸過，因覺得效果還不錯，這次聽到女兒魏小姐左項肩背痠痛已久，常痠至不能睡，雖曾經耐心找中西醫治療連續一年半的時間，但都沒有任何進展，魏小姐茫然不知所措，其母叫她趕快來找我針灸，92年10月21日來看診時，只剩頸七椎棘突上疼痛及胸五、六椎棘突痛，之前的左肩頸及左膏肓穴痠痛我已用陽陵、地五會及阿是穴針兩次治好，這次來就只剩該兩處痛了，痛在大椎處的我則應用頭皮針從百會穴上往下扎，痛在胸五、六椎上的則以後頂穴以為對應，兩針扎下，疼痛立即消失，雖然扎頭皮時痛的哇哇大叫，但一想到扎後頸胸椎的疼痛能夠在當場消失，想想也很值得，她的疼痛病症前後只扎三次的工夫即能有如此之進步，自是高興非常，走出門口時，她很高興的向我們說，一定會介紹患者來的。

驗案二十四：胸椎旁有筋疼痛

曾〇傑先生，67年次，患胸七椎處痠痛繃緊不能按，趁學習之便要求我為他針灸，時為92年10月22日晚間，我剛開始時以為是正胸六、七椎痛，故用頭皮針對應針刺，結果效果不佳，我心生疑感，再為之詳按，發現疼痛點稍偏離正胸椎0.5公分處，有細細條索狀的筋在動，原來是那根筋在痛，腎經從腳底上行入腹為任脈旁0.5公分處，書云：「後病前取，故取腎經的太谿」，又腎經其支者夾脊上行，可通脊椎及脊椎旁0.5公分處的經絡，故扎太谿一針其痛立即消失，這是難得的經驗。

驗案二十五：右腿大轉子股骨外側及腰部痠痛

住在新莊的一位太太小姐呂〇卿，以腳踏縫紉機為業，右腿大轉子股骨外側處及腰薦椎正中接合處痠痛不已，長達兩年餘的時間，一直醫不好，心裡非常懊惱，在這期間，她一直都在找我，因為以前她曾經給我看過，對我非常有信心，這次來診時為92年10月17日，症狀如前所述，腰痛往後仰不舒，初以強間穴對應治療，效果不明顯，二診則改扎

腰薦椎棘突與棘突接合處，這樣連續治療兩次，痛點減少，但第四診時以手按腰部該處仍痛，腰往後仰仍感某個姿勢不舒，五診為10月23日，我再扎強間一次，此時腰往後仰的痠痛感卻即然消失，但該處表面按之仍痛，此時我請她趴下，扎其雙側太谿，似有進步，留針一陣子後，再針復溜以補其母，直至痛感消失，我想此乃因腎脈夾脊上行之故，腎經為陰經，深藏於經絡之內，因扎太谿有效但不甚，只好補其腎經母穴復溜，以加強其療效，果然復溜扎下，腰薦接合處的痛點，即然消失，這足以證明經絡的循行原理是有其一定法則存在的。

驗案二十六：腰薦椎痠痛及腰扭傷

陳○杰先生，職業為公車司機，也許是整天開車的關係，腰薦椎痠痛已久，照X光言腰椎壓迫，這是經常開車者的共同通病，他的左項及左肩都是痠的，有痠痛毛病的人當然非常難過，總想把疾病早去之為快最好，來診時，左肩項痠的毛病我以同側病位的陽陵泉及足臨泣進行針刺，效果甚佳，而腰薦椎接合處正中痠痛的毛病，是屬督脈，初時用頭皮扎針效果不是很好，複診時改扎太谿，扎下速效，從此之後即很少再喊該處之病痛了。我的內人也患過這個毛病，她害怕針灸，遲遲不敢叫我治療，經常在診所都是自己拿著熱敷包在敷，我跟她說，針灸應該能把她的病治好，她因熱敷之後便覺舒服，所以我的話她一直沒有聽進去，天天聽她唸：「怎麼我的腰老是挺不直，一定要動一動或熱敷後才會舒服？」我對針灸治療痠痛頗有心得，我雖不反對熱敷，但對於這種腰薦椎壓迫的疾病，熱敷也僅能止於舒緩，尚不能治這種疾病，直至有一天她在拖地板時又再閃到腰部，痛得要命無法工作，行動受限，最後不得已，才叫我幫她針灸，針自己的太座，若針不好，準是不好交代，特別要謹慎小心，扎頭皮針她會哇哇大叫，想來想去還是扎腳比較保險，考慮許久，最後在雙太谿處各扎一針，針的時候自覺腳被電了一下，這就是針感，還好，沒有漏氣，拔針後，她腰部即可活動自如，臉上出現莞爾一笑，我終於可以放下心裡的一塊「大石頭」，肩膀頓時如釋重負。

驗案二十七：右肩胛骨大小圓肌處痠痛及肩酸手麻

前曾言之的周曾○妹女士，92年10月27日晚間又來複診，她說，她的右手已可自由抬起，病情進步甚多，只剩右肩胛骨大小圓肌處仍有稍許痛處，尚未能完全活動自如，這次我故意不扎同側，而去扎左側的後谿，以證明經絡左右是相通的，結果左側後谿一扎，右臂立可向左側自由移動，患者高興異常，為了加強右肩背痠痛舒緩的效果，我特再加上百會一針，百會扎針的方向是往左側傾斜扎的，為什麼呢？因為督脈統率一身之陽，百會又是百脈之會，而神經的分佈在頸下是呈反方向交叉的，是故針向應與病位反向，果然，針後，患者的右肩背更是輕鬆自如。

這位周女士，於10月27日晚上帶來了兩位吃素的女性朋友，其中一位年紀較大，患的是脊椎老化，因脊椎與脊椎之間間隙太少，壓迫了神經，引起腰以下的神經欠缺養份的供給而有萎縮的現象，因她是長期吃素的，沒法用健步虎潛丸及二仙丸給她滋補肝腎，只好拿植物的藥物給她，而另一位洪○香女士，47年次，也是吃素的，她患有雙手麻甚及肩背痠痛的毛病，我在其頭上百會左右互扎一針，運針十餘下，頓時手麻減輕，而肩痠痛的毛病，則亦以百會左右互扎產生了療效，患者高興非常，為了加強療效，特別又送上了兩針陽陵泉，當然，這針下去，更加強了病情減輕的效果。

驗案二十八：肩痠牽引至膏肓

曾同學的女朋友譚小姐，素患左肩痠痛的毛病，這個痠痛的位置正在左手抬高或放下時用手按壓的關節轉折處，用手按壓即可觸知，自訴若肩痛發作時，常會牽引至左膏肓穴處（即菱形肌），曾同學曾學過推拿，用推拿方法數次並未見功效，他把她帶給我治療，我瞭解了情形之後，先用陽陵泉一穴，效果不明顯，後又加上足臨泣，效果立時出現，左肩痛及左風池穴的長期痠痛，一股腦兒的便完全消失了，曾同學看後收穫良多。

驗案二十九：右手外腕扭傷

蔡〇華女士，46年次，92年11月3日跟隨友人來診，本來她不是要看右手外腕扭傷，而是要看身體其他的毛病，但因在把脈時她的右手不能往外翻被我發現，她才說她的右手外腕扭傷已經治療很久了，但都沒有進步，所以只好放棄，我檢視了一下尺側扭

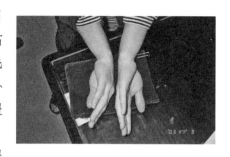

傷的肌腱，認為這種小扭傷並不難治，於是問她願意針灸試試否？獲得她的同意之後，我應用對應的方法，在她的健側左手外腕對應下了二針，針才下完，右手即可外翻，她甚表訝異，經久不癒的毛病，竟然如此快速的獲得解決，心裡自不免高興。

驗案三十：左手肱骨外上髁炎並肱橈肌肌腱炎

黃〇葉女士，45年次，患左手肱骨外上髁炎並肱橈肌肌腱炎，病程一年以上，聽她工作的性質，應屬工作勞損，我囑她針後稍事休息，她答說：「不工作怎麼可能？」按醫學上理論來說，此種病症之得，是屬冰凍三尺 非一日之寒，為積久工作勞損所傷，是故必須盡量適當休息方有復元之機會，黃女士為了餬口，不能放棄工作，在這經濟不景氣的年代裡，誠屬無可奈何，應可理解，她11月3日初診，左手肱骨外上髁痛及肱橈肌肌腱發炎，使她左手不能做外旋的動作，我用對應的方法取穴對側膝內側的網球肘穴並足三里及陽陵泉，頗有療效，疼痛頓時減輕，但11月5日複診時病又復發，此次肱橈肌用右手相同部位來對應，肱骨外上髁炎的疼痛則以右膝內側網球肘穴對應，針後左手即可後旋。不過，因工作重複勞損的關係，這種病需連續治療，並減少工作量，否則不容易治癒。

驗案三十一：打嗝不止

92年8月12日，正值農曆中元普渡，71歲的榮民柳〇芃先生趕來要

看他左側的坐骨神經痛，自訴在兩星期以前坐骨神經即痛得很厲害，不能走路，只好到醫院打類固醇治療，來時症狀已減緩許多，不過因來時匆匆忙忙吃了降血壓的西藥，而引起橫膈膜痙攣打起嗝來，嗝聲長而震耳，自覺胸腔非常不舒服，一進診室，便要求我先替他針灸止嗝，我迅速在內關上各插一針，「內關心胸胃」，有理氣寬胸之效，針下嗝聲漸止，為了鞏固療效，又在足三里兩側各扎一針，還不到十分鐘，嗝聲便止了。

驗案三十二：左乳頭旁開上寸許肋骨痛

黃○鑑先生，60年次，92年8月12日初診，自訴左乳頭旁開寸許稍上的肋骨疼痛不堪，夜臥常痛至醒來，必須用手揉按該處方舒，此痛發生在當兵時，自從當兵退伍後該痛就越來越嚴重，算來至今病已十餘年，因經久不癒故而懷疑是否心臟產生了問題，還好至醫院檢查說沒有異樣，我問他是否曾挫傷，他也答不上來，印象中並沒有挫傷經驗，由此判斷應屬經絡氣血瘀滯不通，我採用針灸治法在他左內關扎下一針，使其有寬胸理氣之效，不到一分鐘，疼痛即有減緩，我看效果出現，又在左手反面的支溝再下一針，疼痛隨即消失，後他又發現其下二寸許又有一痛處，該處痛點處為足太陰脾經所過，我取左公孫一針，針下後該處的疼痛又不見了，為了證明針刺是否真的具有效果，請他再循按原痛處，據言，原來的疼痛皆已消失不見，十餘年的肋痛居然數針取效，他很訝異，我特將經驗記於此。

驗案三十三：右手突然抬不起來

吳先生，44年次，業公車司機，92年8月9日來診說，近兩天右手突然抬不起來，他不知道是什麼原因，請我替他治療，我檢查他的右肩井處有按壓疼痛點，解剖學上該區為斜方肌經過的位置，但從經絡而言卻又是足少陽膽經所過處，按經絡遠處取穴原則，取穴陽陵泉及足臨泣是對的，我把針刺在陽陵泉及足臨泣，他的手立時可抬過肩膀，過兩天複診來看其他病時，詢問前症情況如何？答曰：經針後即未再發生過。

驗案三十四：中指肌腱炎

黃○春先生，44年次，在龍潭某工廠上班，每天都要搖水兩百多遍，終而引起右肱骨外上髁炎，我用同側三間治癒，8月9日又因其他莫名其妙的原因右中指肌腱炎症發作，因屬初發，還未到扳機指的程度，類似這種肌腱炎初發時易治，久病則難治，我迅速在對側的內關扎上一針，右手中指肌腱炎隨之緩解（觸診下不痛），這種針法足可證明經絡是相通的，這樣經數次治療之後，未再復發，此為右病左取之例。

驗案三十五：腰椎解離症

侯○良先生，72年次，正在當兵，他在國中時即患第五腰椎解離症，解離就是腰椎滑脫的意思，而滑脫有輕重之分，共分四期，他到某醫院檢查證明為解離症沒錯，醫院建議開刀，其症是不能做仰臥起坐，稍彎腰即痛，右腳底也痛，走路不能持久，因痛在腰四、五椎之間，剛好在縫隙，此處之疼痛要用傷科手法治療有些困難，是故其病久治不癒是有原因的，脊椎正中央的神經痛，我的經驗認為可用足少陰腎經針刺，因腎經的分支挾脊上行，可以打通脊椎的氣滯不通，脊椎的病都可以考慮腎經，腎經又從任脈旁0.5分上行，按後病前取的對應原則是取穴雙太谿，按此邏輯思維應可取效，果然，行針得氣後，留針十餘分鐘，侯先生即能做上好幾個仰臥起坐而絲毫不覺痛苦，當此證改善之後他又要求我治療其右足底痛的毛病（患者的心態都是這樣，一個病治好了馬上又接著要治另一個。）我也只得按他的意思再給他扎兩針，腳底靠內側是腎經所過，太谿、復溜互為倒馬即可產生作用，調整針感數次後，腳底的痛點消失，直到他自己按不到痛點，證明痛點真的消失，他方高高興興的離去，一次診療就能醫好那麼多病，這對病家來說實在太划算了，不過，醫師做的很累，健保的給付卻少的可憐，健保制度實在應該檢討。

驗案三十六：右腳骰骨扭傷發麻

92年7月27日去北京之前兩天，我內人去外面買便當回來給我吃，

但不慎在買完便當之後突然滑倒，導致右腳扭傷，扭傷的地方在骰骨處，她回來之後我跟她做復位矯正的動作，並替她針了一針，症狀稍有減輕，病尚未癒我就去北京了，回國後她的腳動作仍不靈光，她還向我說，自從跌傷之後腳底開始發麻，老是不舒服，我聽後認為這是因傷後的氣滯血瘀所造成的經絡阻滯，於是我在她右腳崑崙穴扎上一針，這一針之後當時麻即有減輕，次日她跟我說，腳已經不感覺麻了，這情況一直到現在仍未發作過，為什麼針在崑崙穴呢？原因是足太陽膀胱經環繞在足底外側，而骰骨的結構就在腳的外側。

驗案三十七：膝能蹲不能站

92年8月19日，謝○昇先生，44年次，職業為計程車司機，他說，他蹲下去再站起來時非常吃力，必須要用兩手扶持桌椅才能慢慢的站起來，他也沒有什麼跌挫傷史，便莫名其妙的患了這病，心中自有莫名的無奈感，算算得病時間有一年多了，曾經服用許多中藥，但一點效果都沒有，所以想到了我，初時，我亦以為蹲下不能站起問題常出在膝膕處的病變，但我按往常案例檢查其膝膕部，按壓並無異樣，於是，轉而找其上臂肱二頭肌的反射壓痛點，果然找出，從而知問題不在膝膕處，這時只有這一招管用，我在雙肱二頭的痛點扎下，過五分鐘後令其蹲下站起試之，即能蹲站自如，不必用手扶持，他亦甚感奇怪，直問為什麼一下子症狀就不見了呢？

驗案三十八：坐骨神經痛

鄧○煌先生，45年次，患左側坐骨神經痛，痛有定點，連帶左側腰亦痛，X光片正側面各一張顯示腰一、二、三椎椎底內側卡住，腰四、五椎壓迫，骨盤不正，自訴以勞力工作為業，以前曾有跌傷史，平常喜爬山，但每爬山便耗去一個上午，過度使用膝蓋而引起膝痛，他因一度膝痛而來針灸治癒，這次卻因醫院檢查為坐骨神經痛，經民俗療法醫治一個多月都未有進展，他奇怪的是雖病情未有進展，但該民俗療法店生意還是奇佳無比，這就是台灣醫療生態的奇怪現象。這位鄧先生，希望

我能儘快把他的病症醫好，我請他趴下，先找到他的痛點，該兩處痛點是秩邊及環跳，另有一痛處在側腰部，是屬膽經行走的路線，我在左側陽陵泉及委中一扎，坐骨神經痛頓時消失無蹤，但他仍強調側腰部還會痛，於是再加足臨泣作為倒馬針，以取其同氣相求，陽陵泉及委中再提插捻轉用瀉法，留針二十分鐘，起針時什麼痛也沒有了。

驗案三十九：胸悶提不起氣

李先生，54年次，8月20日來診時說最近不知怎麼搞的，也許天氣炎熱的關係，在工地工作暑熱難耐，又不好意思休息，胸悶得氣吸不上來。我問他睡眠的情形，謂夜晚十二點以後才睡，早上六點多即醒來準備上班，我說，照你這樣的作息方式，不遲早生病才怪，原來他真的是不舒服，所謂的不舒服即是胸非常的悶，氣提不起來，像是大氣不足、胸中缺氧一般，他很難過，要我趕快替他針灸治療，我令其躺下在其內關跟公孫各下一針，這兩穴都有理氣寬胸的功效，所以立時解除了他的難題。

驗案四十：右手中指第二節伸不直，痠麻又痛

李先生，92年8月26日晚上前來，謂右手中指第二節伸不直且疼痛痠麻，病程已有多年，常痠麻至不能騎摩托車，每騎機車約十分鐘則必須將手甩一甩，否則很是難過，我聽後仔細尋找痛點，發現中指第二節內側肌腱處有壓痛點，此為多年之氣滯血瘀不散，應為搬重物所傷，我在其對側中指相同部位扎上二針，內關扎一針，手指關節終於鬆開，而且疼痛及麻立即減緩70%以上，針灸有這樣的效果，可算是不錯！

驗案四十一：鼠蹊上部痛

倪周○○女士，18年次，得了胃癌又經過放療，人瘦成三十幾公斤，因右鼠蹊部稍上處不知是什麼原因忽然痛了起來，沒有辦法走路，不得已由其兒子扶著來診，她人身體瘦弱，為防暈針，因此要求她躺著看診比較安全，鼠蹊上部的穴位為氣衝，所以我取遠處的合穴足三里以

為同經絡的上病下取，我只扎一針，疼痛頓時沒有了，問題得到順利的解決，讓我跟病人都很滿意，這也是針灸的難得經驗。

驗案四十二：上胸椎痛、側腰痠、後項痛

92年9月9日有一位上我鼻子內外治法課的同道帶來了三位患者，要求我替他治療，第一位是國小六年級的小弟弟，患有過敏症鼻塞的病症，雖然鼻鏡觀察為下鼻甲黏膜蒼白水腫，鼻涕倒流異常，此是由表症未癒演變而來，我沒有為他做點鼻治療，因為他有胃腸方面的毛病發生，所以只開給桂枝湯與腸胃散合方，只要把腸胃治好，營養就能吸收，抵抗力就會增加，中醫五行學說中土能生金就是這個道理，桂枝湯調和營衛，溫通經脈，又為太陽中風表虛調理之藥，相信服藥後諸症均能自有改善。第二位患者是該小朋友的母親，除了主症之外，還有長久腰痠、上胸椎痛的毛病，一直未能治癒，我在她的後頂上下針，主要是醫治其胸椎痛的毛病，有長期胃脹、胃痛的人，經常會將疼痛反射至上胸椎處，尤其是第四至第六胸椎，針後立即得舒，她的腰痠我用委中跟承山，幾分鐘就得到緩和減輕。第三位患者是另一位女性，她的右側腰及右臀部痠痛已久，該位同道也已用阿是針法針過多次，因效不佳而帶來求診，我搞清楚了位置，在她右側陽陵泉及足臨泣扎上兩針，立即痛點消失，可見此種針法比阿是穴好多了，那位小姐脖子後際大筋外處亦可多年的痛點，我順便扎上束骨一針，亦立時煙消雲散，這是92年9月9日發生的事，因是同道帶來，故將治驗記錄於上。

驗案四十三：顏面神經麻痺

92年9月3日，舊患者李〇雲女士帶她的媽媽前來，為的是要看顏面神經麻痺的病症，她的媽媽名字叫丁〇〇，25年生，血壓高到一百九十多，經常服降血壓的西藥，但是血壓高久了會併發其他症狀，顏面神經麻痺就是其中之一，丁某患的是右顏面神經麻痺，有一星期之久，她一直不願和自己女兒講，女兒回娘家看到母親罹患這種毛病嚇了一跳，急忙將她帶來求醫，我看她右眼閉合，嘴角歪斜，走路正常，判斷應屬末

梢性顏面神經麻痺，是病毒性的，我除開給葛根湯加牽正散內服之外，主要的治療還是放在針灸，我給予陽明經的足三里、膽經的陽陵泉，再加上合谷、迎香、下關、地倉、頰車、攢竹、絲竹空，兩次即有好轉，第三次病情即有明顯進步，原本她不想再來，是她的女兒強行勸她再來複診，所以才不得不勉強前來，第三次除上次針法外，去掉下關，加上睛明，病情進步更多。

驗案四十四：急性腰扭傷針委中、臀部痠痛針人字縫甚效

　　曾○欽先生，68年次，92年4月23日因坐姿不慎引起急性腰扭傷，坐臥不得，24日經人介紹前來，我看他走路進來的樣子，便知大概是來看腰病的，聽他的自訴，果然被我猜中，急性腰扭傷委中非常管用，於是我在委中穴和承山穴一扎，不一會兒就把問題解決，他在拔針後伸伸腰覺得腰已沒什麼事，馬上又回工作崗位上班去了。4月28日，曾先生又來，時約近晚上九時，他說今天很不幸因沒戴眼鏡不小心左膝跪在地上，之後演變成左臀痠痛，因為老是不舒服故老愛用手捶它，我知道這是剛得的病，並未深入深層肌肉，所以這種病並不難治，這不是真正的坐骨神經痛，抬腿試驗一切正常，故這種症狀是屬感傳的障礙，感傳的障礙經驗上要用頭皮針比較有效，於是我在反向的人字縫一扎，說也奇怪，針後只一下子功夫便馬上解除了痛苦，這是頭皮針最奧妙的地方。

　　人性都是一樣的，當這病一好，他就主動要求治療腰痛的老毛病（急性腰扭傷已癒），他的腰痛是靠近腰五椎旁約一寸許的地方，離不開膀胱經的經絡，我找同側金門穴扎針，病痛雖有改善，但仍有按痛，後再補上崑崙，病人的腰痛又立時解除了，這個病例又給了我良好的啟示，腰痛委中求並不是唯一的選擇，有時遠道取穴取其上下平衡往往更有輔助的效果。

驗案四十五：舌頭灼傷伸不出來用針刺改善

　　92年7月16日，有一位60年次的陳○政先生，因陳○銘師傅的介紹而來，他的毛病是舌頭因曾誤食「通樂」而被腐蝕灼傷，雖經癒後其舌

下繫帶乃不存在，故在做舌頭伸出及左右舔砥的動作時已不能自如，他認為如果能令他的舌頭伸縮自如及左右碰觸就已心滿意足，病人有此怪病自是煩惱異常，我雖第一次接到這個病例，但自己告訴自己心不能慌亂，針灸經典有云，經過舌頭的經脈共有五條，第一條是足太陰脾經，上膈，挾咽，連舌本，散舌下，第二條是足少陰腎經經過舌根，……其直者，從腎上貫肝膈，入肺中，循喉嚨，挾舌本……，第三條是足厥陰肝經……循喉嚨之後，入頏顙，連目系，第四條是手太陰肺經，……還循胃口，上膈屬肺……（散佈於舌上），第五條是手少陰心經，走於舌尖，另有一條任脈行於舌下，……循腹裡，上關元，至咽喉，上頤循面入目。這樣說來，要治陳先生的舌伸出不能自如的毛病，就必須把這幾條經絡打通，於是我用遠處取穴法，扎太谿、太沖、公孫、合谷、足三里，針後有所進步，我興奮不已，次日複診，我以太谿、太沖、太白、足三里、神門治之，更有進步，經之所過，病之所治，在此又得了一種新的體驗。此病例少見，特將效驗記之。

驗案四十六：左膝關節疼痛及右內踝扭傷針刺治癒

　　鄭○○小朋友，是土城中正國中的學生，初診時是92年2月24日上午，他說左邊的膝關節以前曾經運動不當扭傷過，但已經過了好幾個月，治療不但沒有進展，反而越來越痛，走進診所的時候是一跛一跛的，我檢查並按壓膝蓋附近關節看有沒有痛點，可是找了半天也沒找著，他一直形容是膝關節裡面痛，因為找不到痛點，只好用開內服藥的方式予服，看看服藥後情況再說，沒想到到晚上十點正準備下班時，他又一拐一拐的走進來，他說左邊膝蓋實在很痛，連走路都痛，我叫他把疼痛的地方指給我看，位置大概是內外犢鼻的地方，但我用手去按壓，外表並不痛，因此我決定不扎犢鼻，我應用對應針法扎在右肘尖兩旁凹陷的對應點，扎完後他又指著右腳內踝也曾扭傷痠痛的地方，位置約在內踝下一寸，據言，病程亦有一段時間，我為了讓他的疼痛消失，次日可以好好上課，也採用對應針法，扎在對側手腕的陽谿穴，扎完後叫他在診所內來回踱步，走了幾趟，他用懷疑的口氣問我說：「剛剛明明很

痛，我就是痛到受不了才下課馬上趕來治療的，為什麼現在又不痛了呢？」我瞭解他之所以懷疑，是因為我幫他扎針的地方不在痛點而是在手部，所以難怪他覺得奇怪，經我解釋之後，他方明瞭，原來不痛的原因是我扎針的關係，當時我沒有用照相機把扎針的部位照起來，現在想來還真覺得遺憾！

驗案四十七：鈉鉀離子不平衡引起腳膝無力蹲下不能

91年底，花蓮的徐醫師找我一起到東湖會診一位腦中風的患者，看在老朋友的情面上，雖然難得一個星期天可以舒緩舒緩，也只好放棄休息的權利，風塵僕僕的開車獨自前往東湖瓏山林約定的住處，徐醫師一星期坐飛機來一次替該昏迷不醒的患者進行針灸治療，當然，每週從大老遠的地方飛到此地替老朋友的夫人針灸，精神誠然可嘉，但是以醫道論，對於中風昏迷患者，一星期治療一次，效果難如理想可想而知，此為腦中風之病，不可等閒視之，應再配合補氣補陽活血化瘀之藥內服為佳，打聽之下該患者目前正在接受羅斯福路某名中醫的中藥，吾等就只能靜觀其變了。

此事之後，我與徐醫師就直接轉往大直其朋友住處，在該處替許多病人針灸，算是盡點義務，其中讓我印象最深的是，有一位中年男子，謂因患鉀離子缺乏症，導致腳膝無力，蹲不下去，萬一蹲下去則又站不起來，徐醫師給予頭皮針治療，效果雖有，但不如預期，我看情形不對，立即加上肱二頭肌上壓痛點針刺，還好，隨即產生效果，針後即可以蹲站自如，比之前針刺進步更多，這種病雖然針刺可使病情轉佳，但僅針灸一次對此病並不能做到完全治癒的地步，還需配合內服補腎陽的中藥如右歸丸之類的方劑才能讓病情轉進，若再從飲食上補充含鉀的食物如香蕉之類，使鈉鉀離子能夠平衡，效果才會大增，可惜這位仁兄遲遲未再接受治療，病情只好一如當初了，這是非常可惜的一件憾事。

驗案四十八：側腰部扭傷已六年一針治癒

92年的某月某天，由李總經理帶來了他的上司林董事長，這位董事長五十幾年次，還很年輕，看不出他是上市某科技公司的老闆，以經營電腦為業，據稱，他患左側腰部扭傷已有六年以上病史，經常求醫不治，常常在不知不覺中轉動腰部時牽扯到該條神經，感到不甚舒服，我按照他所指的地方正好是十二肋下與腸骨之間，（要按很深才能找得到痛處），側腰部在經絡上是屬足少陽膽經通過，明瞭了經絡，扎起針來就比較有把握，根據「經之所過，病之所治」的原則，這種病要扎在同一條經絡上，我以陽陵泉為主，扎在左側的陽陵泉一針，過幾分鐘隨之而癒，請他轉腰試之，他已找不到痛點，留針半小時後離去，之後曾多次碰面，皆言未再復發，他之後也曾帶其夫人前來求治痠痛的毛病，詢問之下都未曾病發，可以驗證，這一針的確對側腰部的疼痛深具療效。

驗案四十九：後頭痛多年不癒，針兩針一次OK

92年2月24晚上，由舍妹帶來了一位姓朱的女士，49年次，住在中壢，是舍妹的鄰居，她是做貿易的，每天晚上都要接電子郵件一直到深夜兩點方能入睡，上班的時間大部分坐著少有運動，久而久之，引起胃腸蠕動的功能不良，打隔不止，並有大便不暢的毛病，因為每天都要到深夜兩點才有機會睡覺，我們人體脖子的支持力有限，終於也併發了後頭痛，只要稍微輕敲後腦，疼痛就會擴散開來，她說為了此病甚是苦惱，不知要找那裡的醫師，要怎麼醫才會好？我聽後檢查了後頭部的穴道，發現左風池穴有明顯的壓痛點，而後腦勺就找不出明顯的痛點存在，只知其痛是成整片放射性的，我用針扎其左陽陵泉及右手後谿，因她怕針的緣故，臉色立刻發青，我立即請她躺下，但就這兩針，多年的後頭痛卻消失不見了，我故意用力敲她的頭，她並沒感到不舒服，這可證明針刺得法是有效的。

以前後腦勺的痛，我用束骨、後谿，不過對於此病也不能一概而論，還是要詳細檢查一番，像這個例子針法就稍微不同，這點是要深切注意的，她的病很可能是作息時間不定而來，我勸她生活作息要適當調

整，這樣對自己的身體才有幫助，如果想活得快樂活得長久的話，花一點時間投資在自己身體鍛鍊方面，如打太極拳或有氧運動之類那會更有意義，我的話，語重心長，希望她能領悟。

驗案五十：針刺絕骨對骨蒸勞熱能做某些程度的改善

　　楊劉女士，38年次，住在土城市中央路四段處，因腰痛多年無法工作，只好到醫院檢查，才發現腰五椎連接薦椎處骨髓空洞，X光片看不到椎體，不得已接受醫師建議開刀固定，但自91年6月開刀之後，腰薦椎手術處一直覺得骨蒸發熱，大凡人一生病總會覺得身體不舒服，她因被骨蒸不時發熱所苦，只好找原來的主治大夫診治，但原來的主治大夫認為手術非常成功，因此只能給病人精神安慰，病人因得不到有效的治療，只得求助於民俗療法，可是經民俗療法治療一段時間後仍然不得效果，後因某種機緣於92年7月經楊〇雪女士介紹來診，我聽完她的細訴再看她的X光片及醫院開給的診斷書之後，歸納起來用中醫的理論判斷，認為骨髓空洞，是腎不能生髓，髓海空虛自生內熱，屬中醫的腎陰虛發熱，用藥可用知柏地黃丸加地骨皮、鱉甲、青蒿、柴胡、龜板之類，但要速效，必須使用針灸，「髓會絕骨」，因此絕骨是最好的穴道，當雙絕骨穴一扎，二十分鐘後，骨蒸內熱即漸漸消退，次日複診，患者言當晚回去直至次日中午甚為舒服，至下午過後又開始骨蒸發熱，我又以絕骨重扎，可惜這次未效，我認為事必有蹊蹺，於是小心重找穴位再扎一次，這一次對於穴道的選取益加謹慎不敢大意，重扎之後，熱又隨之退下，這給我一個很大的啟示，如果取穴不準或手法施治不當，效果還是會大打折扣，這是行醫以來第一次用絕骨穴治病，經驗難得，特以記之。

　　此事隔半年之後，又碰到一女性骨蒸勞熱的患者，是曾同學女友的母親，她雖用過絕骨穴針刺，但效果不佳，後改以內服秦艽鱉甲散後痊癒，從上二病例來看，醫療的方法還是越多越好，若針灸與內服藥配合，可能療效會發揮至更佳。

驗案五十一：眩暈症的針灸治驗

　　眩暈一症在臨床上常見，但眩暈在中醫的分法上又分為二十多種，有肝陽上擾的，有腎水不足的，有痰濁中阻的，有氣血虧虛的，有下元火旺的⋯⋯，要怎麼分，當然也有一些蛛絲馬跡可尋，總要找出癥結所在，對症下藥。對於眩暈一症，針灸也很有效，有一患者劉○銘先生，56年次，以修飛機為業，人很壯碩，氣色亦佳，怎麼近日突然眩暈了起來，自己也不知道為什麼？按其脈象弦緩，量其血壓亦正常，但是他就是頭目暈眩，頭向前俯或向後仰或稍微搖晃就眩暈得難過，一直想要反胃的樣子，以他出現的症狀來看，類似美尼爾氏症，也就是西醫所謂的內耳半規管不平衡，但中醫是以症候論，沒有確實的檢查，不敢定論是否一定就是美尼爾氏症，但有症候中醫就可以據此下藥，美尼爾氏的眩暈，半夏天麻白朮湯相當有效，我開給數日予服，但我一直在研究針灸，在未給藥之前，徵求他的同意，不妨扎針試試，想要知道到底針灸對眩暈一症有沒有確切的療效，因為他以前很多痠痛的毛病都給我針過，療效都出奇的好，不但如此，他夫人有一天手突然抬不起來，本來要請假的，也在針了幾針後，手立刻能抬了起來，馬上銷假上班去了，這次得的病是頭目暈眩，所以很願意試試，我問他最難過的地方是在頭的那一個部位，他說都難過，又暈又脹又眩，之後他把頭往後一仰，說是後腦的地方較嚴重，後谿通督脈，我知道這種病可扎後谿，但扎後谿較痛，因此我找同條經的腕谷，腕谷一扎，他馬上說好像症狀有減輕，他把頭一搖，感覺出兩側偏頭部會脹，按之會痛，這是膽經的路線，上病下取，馬上給予足臨泣左右各一針，針下後，他又說症狀好很多，頭為諸陽之會，共有八條經經過，膽經的已用足臨泣解決，剩下膀胱經的經絡尚未取穴，如果這時用崑崙亦可，但我故意不這樣取，因為他的眩暈症狀幾已消失殆盡，所以我特意取申脈一穴，因為申脈除了是膀胱經之下部穴位外亦為陽蹻脈之起穴，陽蹻脈起於申脈止於風池，故用一石三鳥的方法取穴，可避免多針之弊，劉先生針後情況恢復很快，幾分鐘不到所有眩暈症狀居然解除，給了我很大的信心與安慰，原來針灸在某些時候比服藥還要有效，吾人怎麼可以不對針灸的學問做好研究呢？

驗案五十二：治尾骶骨挫傷新舊病患兩個病例

其一，先說明最近的尾骶骨挫傷案例，有一位徐姓女性老患者，住在樹林育英街，在92年1月11日的時候來診，謂幾天前因騎摩托車被不守交通規則的汽車司機撞倒，不偏不倚的跌坐在地上，傷處正是脊椎最尾端的尾骶骨，自撞傷跌倒開始，尾骶骨處有越來越痛之趨勢，坐在椅子上屁股必須歪一邊，坐一下子就痛，一定要站起來，可是站立一陣子又覺得腰痠痛，不坐下來又覺得很難過，她上班的時間又長，一下站一下坐很不舒服，最後乾脆請假，她來的時候，除了尾骶骨整片疼痛之外，其他手肘、膝蓋也有多處破皮挫傷，但那些痛都還在可以忍受的程度，我先治其主要的痛點，用頭皮針從腦戶往下扎下兩針，又在尾骶骨的兩側用了三寸針尋找阿是穴扎，針後痛點減輕，次日又遵循此種治療模式再次治療，第三天後則疼痛減輕甚多，已經可以安坐在椅子上，第四天再扎後，自認已完全痊癒，故1月6日來是想開診斷證明書，為的是要申請保險理賠。

其二，這是跌傷尾骶骨痛已四年的例子，他年紀很輕，是我大學同學陳○樂的大兒子，因為患了此病久久不癒甚為苦惱，每次坐在椅子上都要非常小心翼翼慢慢的靠在椅邊，深怕患部碰到會痛，有一天我這位大學同學打電話來問我此病有沒有方法治療，我認為應可用針法試試，於是他在某天的晚上帶他的兒子來到我的住處，我搞清楚了他疼痛的正確地方後，決定採用頭皮針的頭皮對應法治療，當我從腦戶扎下一針後，很快的便消失了原有疼痛的感覺，馬上可以隨意坐在椅子上，我們都為他高興，為了加強療效，囑他過幾天再來，數日後，陳同學又帶他來，他兒子說，這幾天沒有再痛過，為了鞏固療效，我再施術一次，就這麼兩次，病了四年的尾骶骨痛就這樣獲得痊癒，這是我治此病印象最深刻的一次。

驗案五十三：坐骨神經痛及左側腰痛

92年4月25日晚上九時許，由王○億介紹兩位痠痛患者前來，她們係母子檔，母親鍾女士36年次，患有左側坐骨神經痛，痛的地方就在環

跳及秩邊處，她常喜用手捶之，坐骨神經痛在中醫的穴道分佈來說正好是足太陽膀胱經的秩邊及足少陽膽經環跳，要患者能當場知道治療效果最好的方法是利用遠道取穴，離患處越遠越有效，這位女性患者左側坐骨痛的時間已有數年，她住在三重溪尾街，她在附近的診所治療的方法據稱大概都是用薰蒸、拔罐、推拿，之後再敷藥，每次都是一樣，因為許久未效，只得換間診所試試，結果別家處理的動作還是一樣，最後一氣之下，乾脆不去了，這次為什麼前來？乃是因王先生的極力介紹，王先生還熱心的載她順道前來，王先生一直交代我說，這兩人是我介紹的，你可不能漏氣，身為醫師的人都知道治病那有絕對百分之百的把握？只能盡力為之，還好，這種病症，我早已胸有成竹，認為她的坐骨神經痛可用左委中及足臨泣治療，沒想到針下不久疼痛便消失了，她還特地用左手拳頭捶了好幾下，但是就是不覺得痛，她非常高興，於是又跟我要求能不能把右側大腿風市上下附近的痠痛一併扎針解決，為了給王先生一個交代，也為了證明針灸的效果，只好再試，右側大腿陽面風市、中瀆上下區間的痛，以經絡來說此症屬足少陽膽經所過，可以應用正經取穴找陽陵泉，但陽陵泉離風市太近，不太合槓桿原理，原則上還是取較遠的穴道比較有效，所以我找足臨泣下針，果然針下後不久，該部的痠痛頓時全消，我令患者自己測試，結果再用手捶也感覺不出痛來，這就證明了針灸確實發揮了效果，我的感覺認為，處在科學時代的新世紀裡，真正細心對針灸下功夫的人士已漸漸稀少，實在可惜，但我相信還是有高手存在的，只是這些人士往往都躲在社會的角落遲遲不被發現而已。該症的疼痛也可以用對應針法，對應的地方是在對側上臂的外側部，那一種有效，就看當時症狀而定了。

　　鍾女士的兒子62年次，姓林，看到他的母親扎針立刻有了效果，不免有些心動，也就跟著掛了號，這是人性心裡的矛頓，並不覺得奇怪，這位年輕人有三個毛病，第一就是側腰部曾經扭傷，坐在椅子上左右轉側到某一個角度，腰部的疼痛便更加劇烈，由於向左轉腰時更是嚴重，這是什麼毛病？如果從經絡解釋就會覺得簡單，因為那是足少陽膽經經絡受了傷，膽經是走人身側面的，因此治療這種類似的毛病就要扎膽經

的五輪穴以為對應了，首先我先找膽經合穴陽陵泉，剛開始時是立刻有進步，但腰向左轉時疼痛尚有一些，我隨之又加上左足臨泣，這一扎，發揮了倒馬的效果，疼痛立即消失。第二種毛病是他右背胸一椎旁寸半處皮下按之有一條索狀的東西稍按就痛，據言自頸部扭傷至今算起來約有十幾年的光陰一直都不曾好過，他並沒有找人治療，認為自己年輕，休息休息就會好，沒想到事隔那麼多年，疼痛依然，這次帶母親前來，親眼目睹自己母親的坐骨神經痛在短時間內就有了明顯的效果，自己被針病情也有很快進步的感覺，所以把陳年舊疾也提出來求治，他的痛處是在背部膀胱經第一行的第一穴，按經之所過病之所治的原理，找距離該經越遠的地方越好，這除了是應用上病下取之外，也合乎槓桿原理，他人瘦，我找束骨扎效果不好，於是再找較有肉的金門穴針之，金門穴一扎，大杼穴的痛點立刻消除。

　　把這兩位病患的問題解決，我如釋重負，終於能向王先生交代了。

　　92年12月30日晚上由林醫師介紹來了兩位患者，男的姓盧，38年次，他在半個月前搬東西受傷，導致右上臂抬起及向後展不能，他想要趕快把這個病治好，他指出右上臂靠肩關節的地方有兩處疼痛點，我一看便知那是肩髃及肩髎，那是手陽明大腸經及手少陽三焦經所經過的穴位，自訴外皮不痛是裡面的筋在痛，根據患者所訴便知所傷處為經絡深處，推拿、按摩都難以施術，必須循經取穴針灸方能有效，按照經絡循行，給與取穴三間及中渚，其他穴都不扎，結果針後隨之病癒，此病值得一提的是，病位在右，但針的地方卻是在左側，可見經絡是左右互通的，針在左而能把右側的病治癒，這才是針法原理奧妙的地方。

七十、針灸、放血治驗實錄

（一）手指關節痛

　　這位朋友左手指關節痛，痛處為中指、無名指第一節陽面，另一處

痛在四、五指關節間上，這種痠痛的地方離開了經絡循行的方向，用經絡循行取穴很不容易，對應方法則較簡單，左病取右扎法如圖，針下即效。

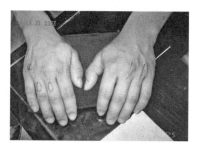

（二）足跟痛

足跟痛很難治療，發痛的原因很多，有時連患者自己也不知道該病是如何發生，如果病程不久，針灸治療應該有效，尤其是利用循經取穴加對應時，常能效如桴鼓，右圖中這位女士左足跟內側痛已久，經久不癒，痛的地方在左足跟的內側，大約在腎經水泉穴的地方，這種型態的足跟痛方式，用對應針法是針在在大拇指掌骨內側，雖很像魚際穴但在位置上還是有些差別，如用正經取穴，則是扎在足少陰腎經的太谿。

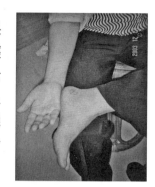

（三）項部左側麻

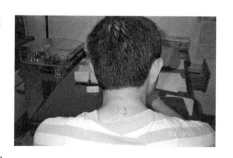

這一位中年人士，患項部左側麻的毛病，只要用手一按壓該處，就會發麻不舒服，他求診多位醫師，但療效皆不佳，也都不知病因何故？乘著帶兒子來診病的同時，順便也想診療一下，我弄清楚病位之後，認為是頸椎神經傳導的問題受到了某種因素的阻斷，因而決定針其大椎，此病按道理說，只要分布在大椎下的頸神經恢復了傳導及恢復了供給能量的功能，就能使麻感減輕，果不其然，針下後再加按壓，自訴麻感減輕，為了加強效果，我又在六椎下加上一針作為倒馬，茲將治療經過拍下刊出於後。

（四）右手抬不過頭

　　有一老太太，右手抬不過頭，人皆以為得了五十肩，老是看不好，後輾轉前來門診，她所自我描述的症狀是雙手無力，尤其是右手不能高舉，抬到某個角度即抬不上去，這並不是真正的五十肩，我於是檢查她的肱橈肌，發現有異樣的疼痛，因此導致手的痠軟無力，這種病症用對應針法針在對側腳部的足三里及陽陵泉可以收效，如若兩側肱橈肌皆有痛點則兩側皆針之，此位女士在針後重按壓肱橈肌處，疼痛立時減輕許多，但左手仍然痠軟，我又在左側頸旁扎上兩針，疏通其神經，左手馬上感到有力，此時雙手皆已可高舉過頭了。下三圖為連續動作：

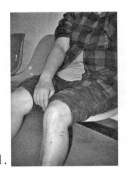
1.
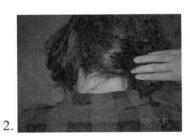
2.
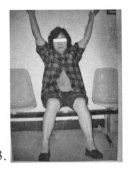
3.

（五）左手陽谿穴處痠痛

　　此人左手背因被東西打到瘀青腫痛引致左手陽谿穴處痠痛，要解除這種痠痛的方法很多，可推拿、可熱敷，不過用對應針法可能更快，對應的方法也很多，扎在對側腳也可以，用左病治右的方法也可以，而此處所用的方法則有點類似循經取穴，扎曲池一針疼痛立刻就解除了。

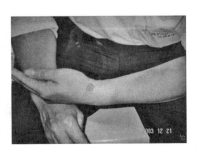

（六）左手肱骨外上髁發炎

　　黃○葉女士，45年次，92年11月3日來診，住中和市，為工廠女

工，專門在拉電線，是故易得職業病，她的左手肱骨外上髁發炎且左手肱橈肌都是呈發炎狀態的，按之會痛，常令她的左手後旋不利屈伸不便，當然工作受到影響，得了這種病已有一年以上歷史，經人介紹來診，剛開始我用循經取穴的方法未效，她的痛點很多，都環繞在左肘附近的關節肌肉，後來只好把最痛的肱骨外上髁先行放血，放血後當天隨即症狀和緩許多，但附近肌肉仍痛，我只好用對應的方法，左病取右，那裡痛就扎在對側的相應點，當場即舒，次日複診，已進步甚多，再放血一次，就已基本上痊癒，左手可活動自如，不再像之前的感覺那樣，此病初癒之後，即不見蹤影，病稍好了手可以動了就不想再來，這是人之常情，還好我有拍照留念，茲將放血鏡頭附之於上。

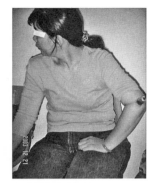

左肘放血鏡頭

（七）胸部挫傷

　　陳〇明先生，40年次，住在土城，住在我診所對面的巷子裡，工作性質為清潔隊員，自訴在92年11月8日出門騎機車時，因一時大意在轉彎時不慎跌倒，導致右胸下嚴重挫傷，大叫一聲之後，就因胸部的挫傷疼痛而講不出話來，他的兒子住在樓上，聽到樓下父親大叫一聲，不知發生什麼事，趕快跑到樓下來查看，發現父親躺在地上，不能動彈，心裡非常著急，叫家人幫忙把他扶到樓上家裡休息並在痛處敷上藥膏，這樣連續數天，病情未有進展，呼吸很痛，胸中如有物重壓，咳嗽時則更痛得不得了，如有神經被牽引那樣難過得不能工作，他的太太叫他先生趕快找我治療，不然會演變成胸部內傷，到時更慘。初診時，觸診按壓右肋骨及肋縫間隙皆痛的哇哇大叫，這種病的治療方法要用放血最快，剛開始時，我用足陽明胃經足三里及內庭治之，沒有效果，又用公孫及內關試之，效果亦幾近乎零，只好

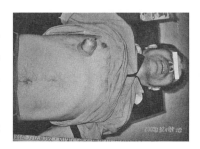

改變方法，我想那麼嚴重的挫傷，不可能沒有瘀，要用內服藥祛其瘀，已是緩不濟急，就像從高雄坐慢車到台北一樣，他是清潔隊員，不容易請假，我只好用放血方法治之，於是我取三稜針放血，在放血兩杯之後，疼痛有所減輕，馬上又趕著上班去了，之後連來了六趟，我都以同樣的方式處理，終於把這個棘手的病治癒。

（八）大拇指側伸拇長肌肌腱發炎

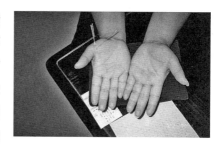

患大拇指側伸拇長肌肌腱的發炎，症狀是大拇指屈伸不利，活動不能自如，按壓掌肌肌腱中點附近會有明顯的壓痛點存在，如果此肌腱尚未纖維化，則應用對應方法有神效，如果已經有纖維化或硬結存在，要用金屬器械慢慢按壓柔磨剝開，這種病症，越晚治療，療效就越不佳。此症內服藥物及外敷藥效果都不明顯，臨床上很多人怕痛不敢接受治療，只想吃藥或敷藥，結果大部分都失望而歸。右圖是右手患大拇指側伸拇長肌肌腱發炎，屢次敷藥不癒，我用左手相同部位對應很快即見效果。

（九）腳次趾上緣內側痛

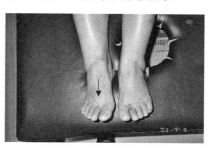

患腳次趾上緣內側痛的人士也不乏其人，用推拿、按摩或傷藥外敷效果不好也不方便，最好的方法是用針灸，採阿是穴針刺雖然方便，但用對應方法效果也許更快些，不妨試之！

（十）左食指第一節關節痛

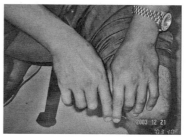

痠痛一症，可發生在身體的任何地方，這位仁兄疼痛的位置是在左食指第一節關節內側，這是很少見的例子，自訴多

次推拿未癒，病史甚久，我聽後在另一側相同部位施針，針下即效，特將案例拍照存證。

（十一）右手中指上緣接近掌骨的內側痛

右圖這一位女患者的痠痛是在右手中指上緣接近掌骨的內側，推拿也是很難搞，所以類似這種病人，常是經久不癒的，我把她秀出來，主要是在說明它的治法，運用對應針法取穴，可以很快的把纏綿許久的問題解決，這是利用人體本來就有的平衡功能，左病取右，把疼痛互相抵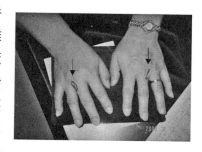銷，這種奧祕，只是今人尚未擅加利用而已，希望此案例能帶給醫務工作者一翻省思，要用今人的思維去發掘人體的奧祕，不要還是徘徊在死胡同裡，若仍食谷而不化，那中醫怎麼會進步呢？

（十二）手下臂某點疼痛

手下臂某點疼痛的治療，有時用手法推拿可癒，一旦用手法施術難以達到預期理想時，可改用對應方法試試，此圖即是右手有病取左手對應針刺的例子，針一扎下，病痛即消，真是不可思議。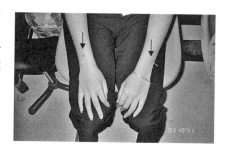

（十三）腰椎正中痛

下圖這位小姐患有腰痛的疾病，經年為此疾所苦，求治不得求門而入，我一看是腰脊正中的地方，速速在她頭強間穴上扎上一針，不一會兒即能活動自如了。

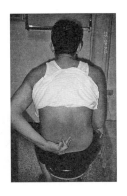 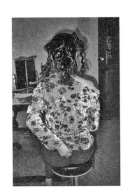

（十四）椎間韌帶拉傷

上圖左這位先生腰三、四椎的內側，也就是所謂的脊間韌帶拉傷，每做彎腰的動作則上下肌肉有牽拉感，熱敷、推拿數次未有進展，我把他叫到診室，在強間處扎上一針，不一會兒即能做彎腰的動作了。

（十五）膝蓋不能自由蹲下

上圖右側的邱小姐，年紀輕輕便長年為膝蓋不能自由蹲下所苦，她的症狀是坐下來勉強可以，要站起來就不行了，她的右膝平躺時不能貼到床上，表示膝關節結構出現了問題，兩膝臏骨不能移動，這表示膝關節已嚴重退化，又自訴每到月經來時膝關節即會腫脹疼痛，這種症狀是屬於代謝的不良，我用頭皮針試之，據言針完回家後即慢慢的恢復知覺，蹲下站起較之前進步許多，由於她的膝關節已形成退化，屆時可能還得針藥並施，這種退化性的疾病，應與濕熱下注的尿酸代謝不良有關。

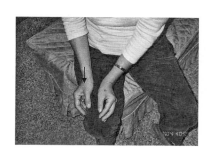
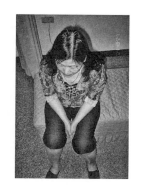

（十六）左手大拇指「查查」

上圖左的李女士，抱怨她的左手大拇指「查查」，她才講完症狀我即知那是大拇指本節內側屈指肌有異狀，我在此按壓檢查，她把手快速拉回，原來那個地方是痛點所在，我隨即在右手同樣部位扎上一針，「查查」的感覺立刻消失不見了。

（十七）左內踝前緣痠痛

這位男士的左內踝前緣痠痛不舒治療多次不癒，我在其對側手的橈前對應線及橈下一線各扎一針，困擾已久的左側內踝前緣的痠痛盡不翼而飛。

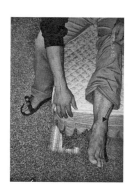
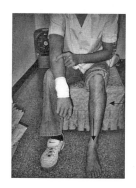

（十八）右手陽面正中腕扭傷

上圖右側的是推拿師傅林先生，患右手陽面正中腕扭傷，自行用外敷藥包裹，我看他這樣，上戰場工作有所不便，馬上把他叫進來治療，我用左腳的解谿去對應右手正中陽面之扭傷，針完即癒，甚感好奇，之後又跟我說，他的右手肱橈肌亦發炎疼痛，我根據此一主訴對應對側腓骨下的腓骨長肌腓下一、二穴，疼痛立刻消除。

（十九）膝關節急性退化症

黃○靖先生，37年次，以老師為職業，平時喜打桌求及羽毛球類的運動，可惜因運動過度不當，引起右膝內側副韌帶損傷紅腫，行走不利，曾自行敷藥消腫，腫消後內側副韌帶仍相當的痛，西醫診斷為韌帶發炎後引起的膝關節急性退化症，我檢查其股骨與內側脛骨交接面處縫隙減少，腿難以伸直，伸直時上下肌肉拉扯感甚重，屬筋的損傷用對應針法最快，我扎在其對側的下臂內側三針，立刻止住了疼痛。病情大有改善。箭頭所指為扎針處。

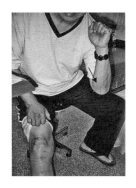

（二十）左腳尾趾挫傷

賴○伶小姐，31歲，93年10月23日來我處求診，謂多日前左腳尾趾挫傷，按壓疼痛，不能穿鞋，給予「對應」針刺在右手尾指骨膜邊緣，立刻抵消了腳部的疼痛，後數日又撐著拐杖來，此照片為同一人，一為遠端攝取，另一張為近端投影。

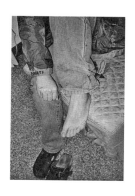
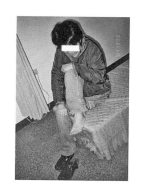

（二十一）外腕扭傷，肩痛

　　左下圖的這位年輕的男性，右手外腕扭傷，推拿多次不癒，經檢查其扭傷之正確部位，利用左手一一給予「對應」，針扎完成，右腕即能活動自如，前後不過數分鐘之久。

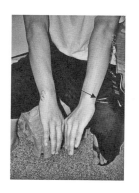
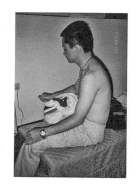
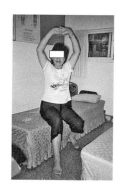

（二十二）左肩峰痛

　　上圖中間這位男士，左肩峰與胸鎖骨，及肩胛骨的交接面上有難耐的壓痛點，以同側三間加上曲池一穴解決了其歷經數月的病痛。上圖最右的中年女士很怕針灸，針下去會歇斯底里的發出慘叫，叫聲一陣過後即停，自訴她患的毛病用其他很多方法仍久治不癒，包括推拿、敷藥、拔罐等，就是沒有用過針灸，她的雙手若往上翻就會感覺筋錯筋翻的疼

痛，想此病之發生必有緣故，詳細檢查之後，發現右手肱二頭肌及肩內陵處有壓痛點甚為明顯，她自訴右上臂及肩關節不知那裡不對勁，我在抽絲剝繭下用三種方法治療，第一是針在同側內踝扭傷穴，因此穴可治同側及對側的肩前處肌腱的痠痛，第二是針在左手肱二頭肌上疼痛的相同部位，第三則是針扎在同側大腿的中線及外線，針完後很快的該女士的雙手即可向上外翻而絲毫不感覺疼痛了

（二十三）手外腕的扭傷二例

　　手外腕的扭傷有時與尺骨鷹嘴禿移位有絕對之關係，移位時會造成尺骨與橈骨頭靠腕處的縫隙減少，於是手腕外展或下壓形成痠痛，此疾應先以手法復位，讓尺骨與橈骨跟腕接合處能騰出大約0.5公分以上的縫隙，之後所遺留的痠痛再由健側手同等位置去對應，這樣手腕扭傷的疼痛才能立時解除。如左圖。手外腕扭傷復位之後遺症亦可用腳之外踝扭傷穴解之，蔡小姐就是其中範例之一，如下右圖。

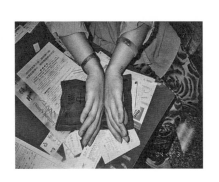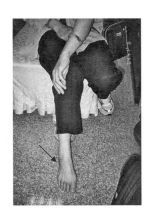

（二十四）左上臂靠陰面處痠痛

　　下兩圖均為同一人，左圖先主訴左上臂靠陰面處痠痛，自行刮痧不癒，我識其狀在右大腿內側肌肉緊張處施針，不一會兒即解決了其陳年舊疾。後此婦人又另訴右手上臂偏外側痠痛不癒，亦自行刮痧多次，我

用同樣手法在左大腿偏外側肌肉緊張處施針亦立即解除其疼痛。

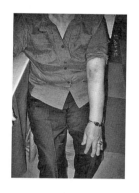
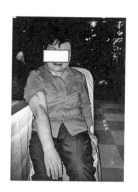

（二十五）左膝內側靠陰面處痠痛

　　下圖左的年輕力壯中年人，不慎罹患左膝蓋內側靠陰面處痠痛，稍碰即痛，行走不力，我用肘膝外側線及尺側膝內韌帶一、二穴對應，疼痛立即改善泰半。

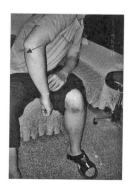
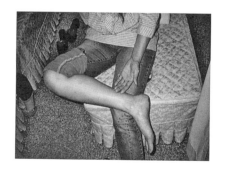

（二十六）右足偏內側之足跟痛

　　上圖右為右足偏內側足跟痛女患者，足跟痛與其上肌肉結構皆有連帶關係，故針足跟偏內側痛除對應左手拇指伸肌之外，要確實根治還得從其上結構之質變改善，讓血液回流順暢著手。

（二十七）左足踝附近肌肉緊張繃緊疼痛

　　下左圖婦人主訴左足踝附近肌肉緊張繃緊疼痛痠脹不舒，治療方法想以另側手小節穴解之，偏偏右手裝有義肢，只好扎在同側手之小節穴，然亦有異曲同工之妙。

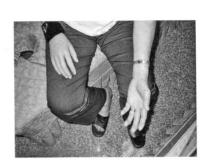
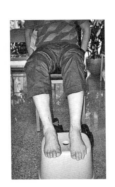

（二十八）左踝扭傷後遺症

　　上右圖是左踝扭傷所遺留的後遺症，大抵都以初期治療不當或患者拖延病情有關，後遺症都是痠脹疼緊，以另一健側腳踝對應病側可快速解除其病痛。

（二十九）右肘關節表面上有細細的筋結痛

　　下圖這位老先生右肘關節表面上有細細的筋結，若一不小心觸碰到外物則疼痛非常，此疾發生時間已久卻屢治不癒，不知如何是好，我想了一個法子，將之對應於左膝臏骨上緣橫豎扎之，立刻解除了疼痛。

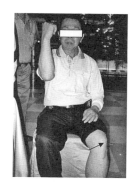 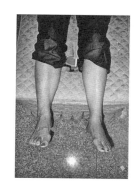

（三十）腳大拇趾蹠骨疼痛

　　上圖右方腳大拇趾蹠骨處的疼痛，常與周邊長期壓力有關，而蹠骨凸出常是與生俱來，發生蹠骨部的疼痛，除了消除外在的壓力之外，針刺健側蹠骨對應，亦是良好解決對策方法之一。

（三十一）左腳踝前緣的扭傷後遺症痠痛

　　左腳踝前緣的扭傷後遺症痠痛，可以以右手橈骨脛禿前緣的橈前對應線對刺對應之，可立時產生預期的療效。

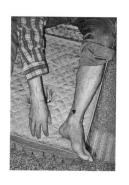 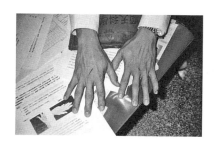

（三十二）指關節縫內痛

　　若疼痛的地方是在指關節縫內，則應以另一手同部位之關節縫對應針之，針時醫者應拉開其指，在關節縫開展產生間隙時針之才能發揮療效。

（三十三）右手大拇指屈指肌肌腱炎

　　下圖左為一工人，其右手大拇指屈指肌肌腱炎，按之痛甚，求醫不癒，我在其左足大拇趾下屈拇長或短肌處下針，立即針到病除。

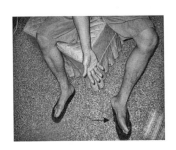 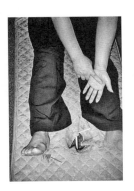

（三十四）伸拇長肌肌腱發炎

　　上圖右為一婦人，其病情與上圖左相類似，是伸拇長肌肌腱發炎，使手大拇指疼痛不能屈指及外展，快速治療法應用對應針法針健側腳底下屈拇長或短肌，可立即使疼痛煙消雲散。

（三十五）左腳次趾背痠痛、坐骨痛

　　客屬會義診時，碰到下左圖的婦人，患有左腳次趾背痠痛有年經久不癒，我用對應針法，扎在其右手食指背面相應點，疼痛立時不見，直稱神奇。

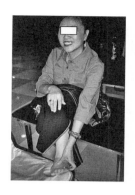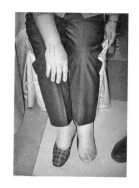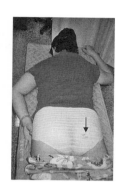

　　上圖中的婦人亦是客屬會義診時之朋友，其左腳背面尾趾及無名趾疼痛，亦是治不得其法，利用義診期間來診，我見其狀，立即在其右手相對應部位施針，沒想到針下痛止，她簡直不敢相信事實。上圖右趴著的太太，右側閉鎖大孔跌傷造成骨膜發炎，經常為此病求醫，可惜治不得其法，後經我進行針刺，直接在坐骨上扎針，前後兩次即癒。

（三十六）橈骨莖突腱鞘炎

　　下圖這位男士患有橈骨莖突腱鞘炎，病程已久始終治療不癒，我以健側內踝尖橫豎對應針之，立即痛止疼消。

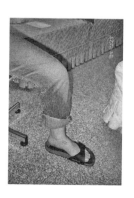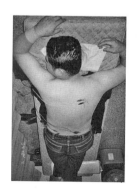

（三十七）菱形肌痛

　　上圖右林先生，因一次就要打好幾百斤的柳丁汁以應付市場的銷售

量，幾天下來害得背後的菱形肌及左側腰肌勞損，我直接把針扎在阿是穴上再加以通電，針後施予推拿，痊癒速度甚快。

（三十八）左外腕扭傷

下圖中的這位小姐左外腕因工作常提重物的關係，經常扭傷，此例先以手法復位，所遺後遺症再用對應針法行之很快即能復元。

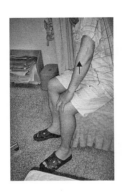 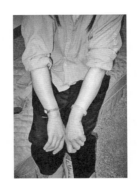 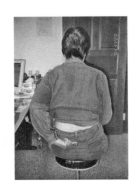

（三十九）腰薦椎疼痛

上圖右這位太太左手指指處為腰薦椎，該處經常疼痛屢治不癒，經我施予強間一針，疼痛竟不翼而飛。

（四十）膝關節扭傷

上圖左：膝關節扭傷後無力的病症用對應針法效果甚佳，那位男士因膝扭傷痠痛無力而停止工作，他形容連出門都感到困難，更不用說是爬樓梯，後經用肘膝內外側線針刺明顯的效果隨即出現，馬上即能隨意上下樓梯如若無病之樣，此病人共針三次即能上崗了。

（四十一）重子、重仙穴的位置及針法

下左圖為標準的重子、重仙穴位置及針法。

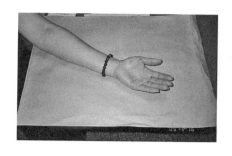 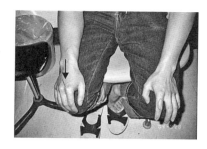

（四十二）食指陽面第二節骨膜發炎

上圖右的男士左食指陽面第二節骨膜發炎痠痛，經推拿理筋未見效果，以等高對應法針之立癒。

（四十三）背痛

碰到陳年痠痛皮下已形成筋結者，放血療法最快可以治根，下圖左的婦人即是最佳病例。

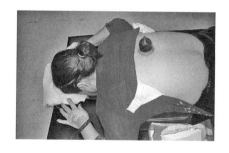 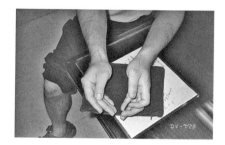

（四十四）大拇指幸骨本節的骨膜發炎

上圖右方男士大拇指幸骨本節的骨膜發炎，紅筆畫圈者是，以手法治療效果有限，用健側手對應可取得良好效果。

（四十五）右足蹠骨骨膜發炎

下圖左這位婦人右足蹠骨骨膜發炎，我以左手大拇指本節相同部位對應以骨治骨，針下疼痛立刻緩解。

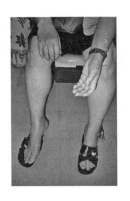
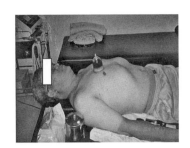

（四十六）挫傷胸部

　　上圖右方的陳先生，住楊梅，數個月前騎機車挫傷胸部，不管呼吸或咳嗽皆痛，自是痛苦非常，尋醫多次不癒，最後只好從楊梅千里迢迢騎著機車來找我，我看他痛苦的樣子，認為非用放血不為功，後用三稜針點刺放血讓瘀血出盡後立即得舒，他日又以同法為之數次而癒。

（四十七）喙肱韌帶損傷

　　肩鎖前下的喙肱韌帶損傷常有人患之，婦女尤甚，此症對應效果甚佳，下圖為此婦人為此病纏綿甚久的寫實圖，我用腳內踝扭傷穴對應治之立效。

　　圖右為針此症的對應針法穴位位置圖。

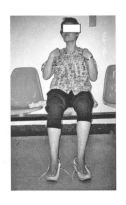
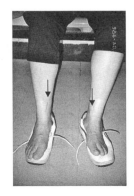

（四十八）膝關節痠痛無力

　　圖下左約六十餘歲的男士，患有兩膝關節痠痛無力的毛病，無力爬樓梯，遲遲不癒，我用董氏奇穴的肩中穴兩側上臂皆針，針後不一會兒即可自如的上下樓梯，膝蓋變有力多了。當天天氣甚冷，故隔著衣服針。

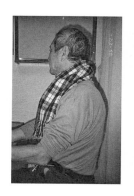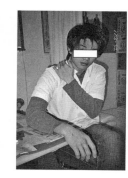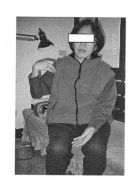

（四十九）肩胛骨內上角痛、右肱二頭肌短腱處受傷

　　上圖中間的帥哥是以前診所的推拿師，有一天進我的診室跟我說，他的右肩胛骨內上角近兩天經常痠痛，請我為他針灸，他指的地方是三焦經的天髎穴，我用中渚穴針之，立即解除了他的疼痛。最右圖這位婦人右肱二頭肌短腱處受傷，手不能往後旋，非常困擾又屢治不癒，我用健側魚際去解，右手立刻能活動自如，她說：「早知道針灸這麼有效早就該來針了」，她很高興的讓我拍照。患者手指處為痠痛處。

（五十）手腕尺側陰面的扭傷、右肩峰骨痠痛

　　手腕尺側陰面的扭傷，可循經取穴肌腱的起點曲澤常能一針見效。下圖右的婦人罹患右肩峰骨痠痛，右手抬舉時非常吃力，肩關節轉動時還會喀喀作響，我檢查其肱橈肌及橈側韌帶有異常的痠痛病兆，按壓巨骨下的肌腱亦有不一樣的痠痛，我用足三里解其肱橈肌的痠痛，橈側韌帶的痠痛用魚際去解，以三間解其肩峰骨的痠痛，很快的，病症都得到

舒緩，手可抬，連肩關節的怪響聲也不見了。

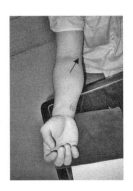
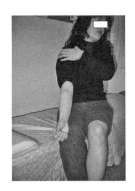

（五十一）尺側腕長伸肌的痠痛

　　肱橈肌的痠痛可用對側的腳去對應，曲池附近肌肉的痠痛以陽陵泉對應，手三里處的痠痛則以足三里對應，下兩圖即是此種案例，只不過第一圖還有尺側腕長伸肌的痠痛，此部位則加上腓下一、二穴去對應即可。

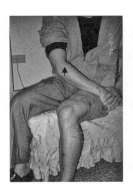
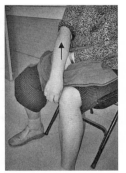
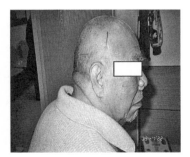

（五十二）重聽失聰

　　上圖右的老先生罹患重聽失聰，我在顱縫區橫豎各扎一針，不一會兒即恢復聽力，他的女婿不敢相信特地趨前問他，他都能一一回答，連我也覺得不可思議。後兩年得知他患有耳膜破裂，針已無效。

（五十三）刺絡放血

　　凡患有高血壓、項背緊、心血管疾病、靜脈曲張……屬於實證或急症者，皆可以刺絡放血行之，病情當即舒解。但這只是短暫解急的措施，若要真治病還須用對中藥或針灸及拔罐法，如下圖2的男士心跳一百數十餘下，不能工作，後拔左側心經即漸漸緩解。

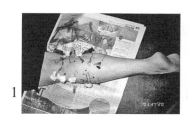 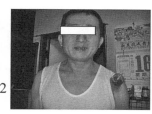 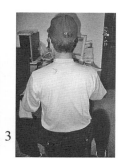

（五十四）提肩胛肌痛

　　上圖3的曹先生，患右肩胛骨上方的，按壓下方有條索狀的筋成硬結狀，痛的時間已長達二十餘年，在他處治療均不見效果，我用重子、重仙只針一次效果即出，隔一星期後又來，向我訴說上次針後背痛即癒，只剩一條筋在頭向右後轉時拉扯，我用健側的相同部位對應，一下子即解除了他多年的病痛。

（五十五）甲狀腺癌手術服化療藥後遺症

　　2011/10/4，住在帝國園林B區的鍾女士來診時告訴我，她除了要拿咳嗽藥及經痛藥之外還要針灸，因為她甲狀腺癌手術過後又服化療藥，整個人非常不舒服，雖然她才49歲，身體看起來還非常壯碩，但是經過這一番折磨再壯的人也會變虛，化療藥隨著身體跑，跑到那裡身體就不舒服到那裡，這一週剛好跑到嘴巴，使得嘴巴痠痛張不開，吃起飯來非常難過，連續一個星期下來也不知道該如何度過？因之前她因經痛來拿藥並沒跟我提及此事，所以我也不知道她吃飯發生了問題，她也不知道

針灸對這種病有效，沒有自動求治，這次前來乃因咳嗽未好順便也要拿咳嗽的藥。通常我診斷咳嗽的型態時，必須診視病人的喉嚨黏膜的變化及喉嚨的發炎狀態，結果她「阿」了半天嘴巴就是張不很開，所以我只能快速的方法看出一點端倪，問她為什麼不張開一點？這時她才說明原委，我立即拿了兩根一寸針說：「我幫你扎針，很快妳的嘴巴就鬆了，妳願意嗎？。」她說：「好。」於是我在她的雙合谷穴扎各了一針，針後，她把嘴巴動一動立即說：「真的，還真的鬆了，痠也減少，早知道來針就不必受那麼多痛苦！」她見針灸有效，就接著說她左邊的脖子像打肉毒桿菌一般被綁緊緊的轉不過來，也想針針看，頭項循列缺，我在她左手列缺處也扎上一針，也一下子功夫就能把頭轉過來了，後來又說還有頭暈，眼睛複視，把一個人看成兩個人，身重人疲，整個人都不輕鬆，接著我以右側曲池治她頭暈，中渚治她偏頭痛，百會治她眼睛複視，關於膝蓋無力則以內外犢鼻治之，因她有吃化療藥，故順便用築賓解她的毒，等半小時拔針後，她站起來走一走，覺得頭不痛也不暈，膝蓋變得有力，眼睛也亮起來，不再看到兩個人的影子了，走到門外又走進來跟我謝謝，很高興的說人真的變很輕鬆，為了記錄這一幕，特把醫案寫下來。以下共四圖，顯示針的位置。

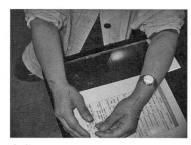

合谷

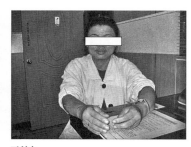

列缺

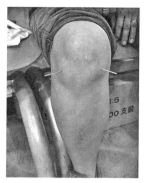
犢鼻

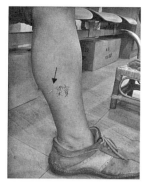
築賓

（五十六）右崗下肌及右膏肓穴痛

魏先生，48年次，住在中和，2012/1/13下午初診，謂有鼻瘜肉史，但右崗下肌又痛，右膏肓穴也痛，痛的時間已久，因他在大陸工作，整天都要面對電腦，使用過度之後就引起上述疼痛症狀，因點鼻瘜肉並非今天點明天就可回去那麼容易，是有療程的時間限制，他明天就要回大陸工作，所以只能改看疼痛，疼痛也很不舒服，在大陸疼痛發作時都是找人按摩，花的時間長，效果又不好，我只能用最快的方法扎同側重子、重仙，及左側的後谿，我把病例輸入電腦上，輸入完再按其痛點時已沒感覺了，這樣的治療已算最快的了，一次即癒大半，次日又可安心的去大陸工作了。

（五十七）坐骨神經痛

游先生，47年次，54歲，病歷號碼：1773號，住樹林市西圳街，2011/12/3日初診，來時左腳一拐一拐的走進來，形態非常痛苦的樣子，他說曾去元〇骨科醫院照片子，醫生說他可能是坐骨神經痛，痛的位置跟坐骨神經痛所經過的路線相似，沒辦法走路，當然只好休息在家，工作也只好暫停。西醫開給一大堆的西藥，並請他做復健，由於他的兒子背部膏肓痛給我治好，因此把他爸爸拖來要我給他針灸。我看他病情嚴重，因而更加小心，我從左腰薦椎旁開始循坐骨神經走的路線扎起，

包括腎俞、秩邊、環跳、及小腿的阿是，隔兩天又來，病情稍有進步，我又扎其他的闊筋膜張肌，臀大肌，其他的穴位都是差不多，不過，每一針都要有針感，尤其秩邊跟環跳要有針感傳到腳底才會有效，因坐骨神經痛的症狀大概離不開痠麻抽痛，先是由腰薦交接處，而後傳至臀部深處的坐骨，然後沿著後大腿接小腿的後外側至足背再穿過足心至腳底而出，發作的時候連走路都不能，有的甚至連起床都很困難，若針灸還治不好，那就只有開刀一途了。還好游先生針灸每次都有進步，到2011/12/20時，已然痊癒，本可上班工作，但因他的工作粗重，怕腰薦椎壓迫而生骨刺，所以想改行做風水師，因此賦閒在家學習，關於此病，針術若好，治癒的機率很大。

（五十八）左外腕挫傷痠痛

胡先生，病歷號碼：0001085號，41歲，2012/2/11來診，主訴左手腕外側扭挫傷痠痛，原因是三星期前跌倒時以手撐地所導致，希望能替他治療。我仔細檢查其左外腕的痠痛處，看看確實痛點是在那裡以便下針有個方向，但卻又找不出，他自己也摸不出來，只覺得手往某一個姿勢翻轉時非常不舒服，這種找不出痛點的病症用對應針最好，我用的是踝腕扭傷穴（相當於丘墟），針下三分鐘即見效果，不舒的感覺減輕許多，但尚覺得還有一點點，後來又加上外踝扭傷穴，這一針加下去，痠痛的感覺是真的沒有了，我把針灸的部位拍照下來，作為研究之用。圖如下：

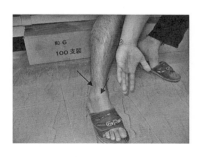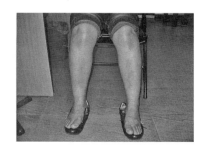

（五十九）上背痛

陳女士，病歷號碼：0001822， 47歲，住土城區三民路，主訴症狀是風池穴區痠痛，肩井穴也痠，項背緊，肩胛骨內側的菱形肌也痠，沒有一處是可以碰的，一按就哇哇大叫，瞭解了病情之後決定下針的方向，風池穴及肩井穴剛好是膽經經過的路線，以陽陵泉及足臨泣針之，項背及膏肓則以崑崙穴治之，很快的就不痛了，我把每個穴都重按一遍，是真的不痛，她好高興，給我照了一張相片。

（六十）頭暈痛

黃洪女士，病歷號碼：000294，61歲，住台北市，2012/2/14來診時症狀是肩頸項僵硬，頸部肌肉更緊，頭的轉動度很小，大概只有30度左右，那是因骨質疏鬆頸椎塌陷所造成的問題，後經過復健後轉動度增加，不過，比起正常人來還是差很多，我尋找肌肉僵硬處局部扎針之外，還在頭上的百會穴向後方45度角左右各針兩針，列缺也左右各針兩針，半小時拔針後上述痠痛處即改善甚多。之後，她說最近前頭處總覺暈重，她有高血壓的病史，還在服西藥中，對於這個頭暈症狀，我開給半夏天麻白朮湯合腸胃散。2/15其先生打電話來，謂其夫人頭暈更形嚴重無法起床，我認為是經絡上受風邪侵襲，因14日那天來時她穿很少的衣服，問她這種陰濕的天怎麼還穿那麼單薄，她說她怕熱，結果，16日這天一大早便來找我了，說前頭、側頭、頭頂都暈重，人都快要倒下來了，我急拿針在太沖、陷谷、足三里、崑崙穴針之，半小時後，問她還暈不暈？她答說：「現在已不會了，頭部整個清爽起來。」

針灸能通經絡比吃藥快多了，她的疾病不是什麼，就是前面所說的衣服穿太少自己不自覺受外邪來侵，通通經絡便很快好起來。

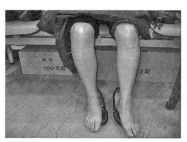 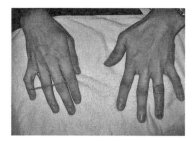

太沖、陷谷、足三里、崑崙　　　左無名指關節痛扎對側

（六十一）耳孔內神經抽痛甚

　　我的夫人前陣子一直喊著她的右耳老是抽痛，一分鐘好幾次，幾天前就開始發作，已連續好幾天， 2012/2/16晚上時，她耳孔內痛甚，想到耳鼻喉科診所找醫師檢查並診療，但機車又剛好被女兒騎走，只好叫我看耳朵內有什麼異狀，但我檢查並無異狀，於是只好改用針灸，耳朵孔內有三條經絡通過，就是三焦經、小腸經、膽經，都是從耳後入耳中，檢查耳孔內既然無異樣，應是經絡阻滯的問題，於是三焦經取中渚，小腸經用足太陽膀胱經的崑崙代替，膽經則用陽陵泉，三針扎後耳抽痛頓時減輕，當時她感到很神，不過半小時拔針後又有輕微的抽痛，我認為那是經絡還在行走之故，請她不用擔心，結果17日早上起床後便不再痛了，這說明辨證正確，下針若準，針灸是有效的，她說，還好沒找西醫。

（六十二）右肩峰骨及尺側胰長伸肌痠痛

　　桃園縣觀音鄉來了一位年輕人，他是看網路來的，因他的痠痛在別處看了許久老是看不好，第一次來診時是左手肘髎處痠痛，他一直以為是網球肘，結果我用右腳的陽陵泉一針就把他的病痛解除了，他甚感訝異，隔幾天又來看其他的痠痛，右肩峰骨的痠痛我用三間，左手肘下方的尺側胰長伸肌有一處痠痛（畫紅圈者即是）我用右腳的腓下一、二穴針之，而右手的手三里處（畫紅圈者即是）痠痛，我用足三里治之，很快就不痛了，他很高興的讓我拍照。

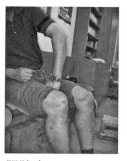

陽陵泉

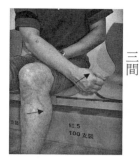

腓下一、二穴

三間

（六十三）胸悶及肩關節響聲

　　黃先生，52歲的中年人，罹患胸悶及肩關節緊繃，在肩關節轉動時有很大的響聲，非常不自在，問我有沒有辦法治，他平時喜歡拿鐵鎚敲敲打打，我便知是他右手使力過度，導致肩關節僵硬而發出「彈響肩」，彈響肩既然是肩關節僵硬，所以我先從百會處先針，等頸肩背的僵硬先鬆開，然後將其前斜角肌及胸大肌僵硬處推開，數次即癒，再也聽不到彈響肩的聲音了。下圖為治癒後的留照。左手指處為病兆點。

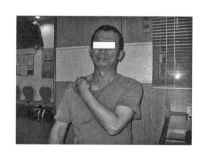

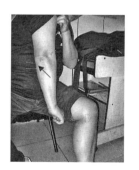

（六十四）左膝內側副韌帶損傷

　　上圖右為左膝內側痠痛，我用右膝內韌帶一二穴加上曲池針之，病情很快得到改善。

（六十五）左肩臂抬起吃力

　　有位中年人如下右圖，2010年末來我診所，他說最近經常做腹部滾輪來緞練腹肌，因為動作過大導致左肩臂抬起吃力，做某個角度旋轉時特別不舒服，我按其所述，給予循經取穴右側三間合谷，十五分鐘後再令其左臂抬舉看看，患者自言已無異樣感覺，已可抬舉自如，我把珍貴鏡頭拍照留念。

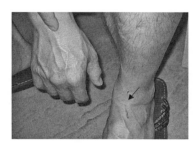
解谿

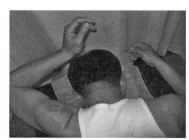
三間、合谷

（六十六）右手腕正中扭傷

　　左肩臂抬起吃力上圖右手腕正中扭傷者亦為同一人（如上圖），扭傷的原因也是運動過度，也曾求治過其它診所，我用手腳對應方式針刺解谿而速癒。

（六十七）前腳板不能往上翹

　　2011年四月中旬，有四位學生來報名學針灸，其中一位林同學，在5/29日上課時提出他有左大腿內側至腳底板一直筋都很緊，令他的前腳板不能往上翹，一翹就痛，問我有沒有辦法醫，我一聽他主訴完便知是怎麼一回事了，拿起針找他的運動區上點反向橫扎，運針五十下隨即令他起來試試，他一試之下高興的叫起來說不痛了，腳也能翹起來了，直說：「好神！真是好神」，不過再試之下又好像還沒完全真正治好，感覺還是有那麼一點點怪怪的，於是我又把針向前移一些，位置在兩耳根連線與矢狀縫的交接點針之，又是運針一會兒，再試時說這次是真的好了，事隔數天後，他來診所拿有關前列腺的藥，問他上次針灸那回事，

他說已不感覺怎樣了。針的照片如下：

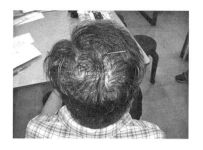 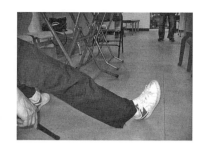

（六十八）膝外側副韌帶地方痠痛

　　許X煌先生，43歲，住土城市立德街，2011/6/2晚上來診，言他的左膝蓋股骨與脛骨之間的膝外側副韌帶地方痠痛已十餘年，要我幫他治療，我在檢查了他的膝痛點之後隨即在腦海理產生了對應，立即在他對側肘膝外側線及膝內韌帶一穴各扎一針，得氣痠脹十餘分鐘後拔針試之，即感病已豁然消失，他笑笑的說：「真的差很多」，次日又來，只剩微痛，又如昨法扎之，不過這次我有記得把針刺的鏡頭照下，因膝痛的毛病解決，想治膝不能蹲的毛病，結果又在針肱二頭肌對應點後立即可蹲到底，直稱很神。蹲到底的鏡頭如下圖。

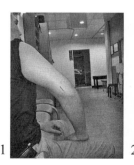 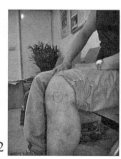 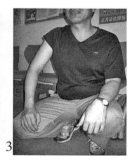

1　　　　2　　　　3

（六十九）左膝膕筋不能向後向上彎及抬起

　　余陳X琴女士，62歲，住在我診所的後面，2011/6/4來診，她說她

的左膝膕筋像是被拉扯一樣不能向後向上彎及抬起，自是難過非常，曾爬承天寺爬到一半就因膝膕痛得受不了而折返下山，因她怕針灸所以一直忍耐，今天之所以來是被她先生勉強叫來的，我檢查了一下她的左膝膕地方確實很多地方是筋僵硬且痛的，難怪會有如此症狀發生，我不用阿是，想了一個新的對應法則，這種對應法是膝膕周圍軟組織的對應，軟組織若對應鬆了，筋緊處自會緩和，故想針在手陽明大腸經的曲池及手三里，雖然手陽明與足太陽不是同名經，但胃經與膀胱經仍有在鼻旁8分相纏繞的功能，這種idea是昨晚睡覺前才忽然想到的，今天剛好派上用場，於是我找對側曲池手三里扎，在加上尺澤目的是要瀉膝膕筋緊的，同時此穴還可對應委中，因此扎之試試，果然甚效，針後沒幾分鐘就可活動自如，示意圖如下；6/7日複診，一切情況尚好，唯委中承筋及陰陵泉處仍筋緊硬痛，我又用對應法如上，不過有加上尺澤下約3寸及陰陵泉下寸許的地方以為對應，針後再按已不痛也能活動自如了。

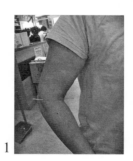 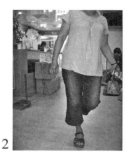

（七十）肌腱發炎痠痛

　　陳X祐先生，42歲，住在淡水，平時做飲料的生意，因雙手過度使用搬飲料，導致肌腱疲勞而發炎痠痛，因老是不會好，後由其同業曾X祺先生介紹來此，開始時直接針阿是，雖自稱進步很多但我仍覺得很慢，從第四診起開始用手腳對應，肱橈肌的痠痛用陽陵泉足三里來對應，看左手肘劃符號1者即是，針完該處即不痛，只剩手劃2者會痛，我用陰陵泉下不遠處去對應，很快的，肘處肌腱的痠痛全部消失，等肌腱

的瘦痛都消失之後，他又提出他有肱骨外上髁炎已很久都沒治好，於是又只好重拾針灸（在國內針灸是很不值錢的）在他的右腳膝內側的網球肘穴下針，很快的又不痛了。

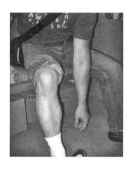
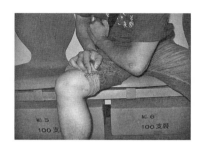

（七十一）股內側肌肌腱硬化瘦痛

陳X花女士，雙側膝蓋痛已久，常不能站久走久，2011/6/10要來診治，我檢查其痛點為股內側肌肌腱硬化瘦痛所致，人雖住新莊，但老家在臺南，針完就要回老家，行李也帶來了，所以不得不用對應法，因對應效果常能立起沉痾，我先把股內側肌標示出來，然後再手肘處針肘腿內側線，立即有了如期的效果。示圖如下：

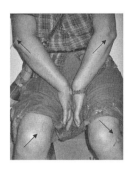
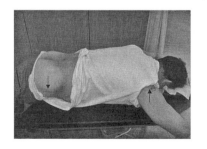

（七十二）腰側痛時麻至大腿

林X欽先生，61歲，回憶當兵時被計程車碰撞至今亦已四十年了，

在四十年當中無時無刻都被腰痛所纏，到處看醫生看了四十年，連X耕醫院也跑過很多次，還是沒有效果，最後由堂弟介紹來此，2011/6月初初診，來診時腰部綁著腰帶，說明他的腰痛部位是在腰與薦椎的地方，有時會痛麻至大小腿，故醫師也判斷說他有坐骨神經痛，對於陳年老病不管是針灸還是服藥不會馬上發生立即的效果，須要耐心治療，不過他有右肩臂接縫處痠痛的痼疾，黑箭頭所示者即是，我用股骨上的擴筋膜張肌對應很快有了效果，左肩臂也有同樣的毛病，但卻扎三間有效，右側三間無效，只好對應，針灸的方法還是沒有絕對的。

（七十三）腰背痛不能彎

張X霖小姐，23歲，人雖住中和，而目前在澳洲工作，2011/6/13晚上初診，言她的腰及下背都是痠痛且緊，不能自然彎下，四個月前因長途開車突然站立就變成這個樣子，趁這次回國的機會能醫治它，我瞭解了整個情況之後，便從腰腿點下針，加上自創的馬尾神經點及舟骨三線，

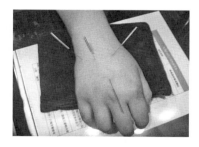

本來想若此組穴位無效的話要加針委中，但約幾分鐘過後試之可稍為彎下，我便知此組穴位有效，只是要留針久一點，讓她的經絡通一通即可，約三十分鐘後果然可自由彎到底了，我把針穴秀之於上：

（七十四）右膝內側副韌帶損傷

林X隆先生，69歲，住土城延吉街，右膝內側副韌帶損傷已兩個月，稍一碰處即痛，卻沒有看醫生，還是忍著腳痛一拐一拐的去工作，後因他女兒的朋友介紹而來診療。2011/6/16日早上為初診，最先用左手曲池及膝內韌帶一、二穴去對應，效果不怎麼好，後再加左腳相同部位對應則漸漸取得了效果，拔針後再

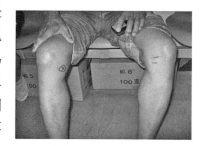

按，已不太痛，問他你自己感覺大概好幾成？他說大概好八成，拖了兩個月的病能針一次即有改善，患者自己相當滿意。

（七十五）右肘內側肌腱發炎痠痛

袁X雲女士，51歲，住中和，罹患右肘內側肌腱發炎痠痛有一段時間，原因是一次買菜太多，把菜硬拖著回家，之後就發生這樣的情形了，我沒有扎阿是，因為對應比較能測知當場的效果，如果找阿是扎就要好幾天，我的方法是：手肘肌腱痠痛屬於心經的地方，用遠處的神門穴扎，靠近肱骨內上髁的骨膜痠痛則為小腸經經過，遠處取穴是後谿，果然這兩針扎完就不痛了。

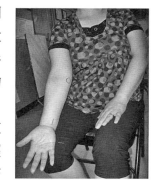

後語

　　自從在台灣出版了一本以對應針法為主要內容的書，叫做《宋氏對應針法的痠痛治療驗證》之後，立即在中醫針灸界獲得了一片迴響，不少讀者在閱讀該書內容之後，參考了書中的實際攝影圖片，依樣畫葫蘆，便有了不少的收穫，這是他們在以前學習十四正經傳統針法從未有的經驗，他們的確被對應針法的奧妙所吸引，終而從無形中引領他們到針灸的另一個新的境界，這種影響是正面的，至少對整個中醫針灸界是有所助益的，這是作者非常欣慰見到的一種情境。

　　要知道，想把對應針法的一點心得逐漸擴大到廣大的面，然後歸納成一個系統，是要經過許多歲月歷練的痕跡，尤其是碰到困難的案例時必須絞盡腦汁、花費許多工夫，一切只為了尋求突破而一試再試，失敗了還得從頭再來，這種堅毅不拔的毅力與勇氣還真是難以維持，還好，作者終於憑著一股傻勁，靠著無比的信心，把它當成研究的樂趣，遇事審慎觀察、細細思索，把心得一次又一次的修改驗證，終於漸漸窺得了對應針法的部分堂奧，心中自是雀躍不已，為了讓這份新的心得能對中醫針灸界提供一些小小的心得，也為了讓喜愛針灸的同好能分享其中針法的真諦，思考再思考，終於有了再出一本以對應針法為主題的書的願望，於是又重新提筆，把腦中的記憶化做字字珠璣，詳例成冊，呈現在愛針人士的面前。

　　中國大陸是傳統中醫學的發源地，有關中醫的針灸人才，更是多如恆河之沙，但是以「對應針法」為主題敘述的書卻不多見，尤其要以有真實圖片對照講解的書，更是付之闕如，雖然台灣或大陸的坊間書籍偶有斷斷續續類似此種針法的敘述，但還僅止於片面的點滴，尚不夠全面，因此真正的對應針法精神為何，尚需有人做大幅度的補充，有鑑於此，作者僅就個人所知在本書中詳細敘及並給予定穴，期盼讀者能從書中學習領悟，從而擴大針灸思維的領域，期望這本書能對廣大的針灸喜愛人士做出一點小小的貢獻，更期使濟世救人的工具多出一些，相對的

也期許針灸的內容又有了更新的境界，如果作者能在不久的將來看到這樣令人欣慰的成果，是則心願已足！

　　還要強調的是，針非小道，它可以治療很多疾病，但是，針灸雖然對許多疾病能產生莫大的療效，尤其用在痠痛上更是立竿見影，但是，針灸也並非萬能，在治奇特的痠痛如扭傷、組織硬化所產生的頭痛、沾黏所帶來的五十肩、尿酸沉積所致的痛風……等，有時還不得不配合理筋、整復、用藥、拔罐……等諸法，故我們除了不可荒廢針灸之外，別種治療的方法也要適切的應用，這樣醫療的方法才能夠全面，才不失偏頗，方法多了又能把醫療的視野推向更廣，那麼不管是治療痠痛還是其他疾病就更能得心應手，同時，病人也不會多走冤枉路，徒然浪費社會資源，這些都是醫者應該努力的方向，是則病人真的有福了。

宋文靖　寫於至善園

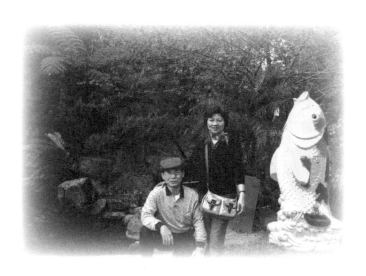

參考書目

一、《黃帝內經》，楊維傑編著，台聯國風出版社印行。

二、《戴氏頭皮針灸培訓班教材》，中醫針灸博士戴吉雄編。

三、《中西針灸科學》，張成國等編著，中國醫藥學院研究中心編印。

四、《董氏奇穴針灸學》，楊維傑編著，志遠出版社。

五、《實用解剖學》，沈清良著，華杏出版股份有限公司。

六、《雜病心法》，清・吳謙等纂，世一書局印行。

七、《頭針療法》，楊維傑編著。

八、《董氏奇穴針灸發揮》，楊維傑編著，樂群出版公司。

九、《萬病回春》，明・龔廷賢著，世一書局印行。

十、《常用方劑選輯》，晉安製藥股份有限公司。

十一、《風濕病與關節炎》，黃碧松著，莊松榮製藥廠出版。

十二、《傷科內傷診治法》，木鐸出版社。

十三、《針灸驗案彙編》，孫培榮著。

十四、《最新實用董氏針灸奇穴全集》，胡文智編著。

十五、《針灸經絡腧穴歌訣白話解》，北京中醫藥大學針灸推拿系編。

十六、《扁鵲鍼灸治療法則》，周左宇編著。

十七、《穴位埋線療法》黃鼎堅、龐勇、李保良編著，廣西科學技術出版社。

十八、《頸性神經肌肉症候群》 松井孝嘉著。

痠。痛。革。命。

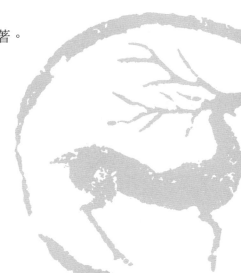

健康養生小百科好書推薦

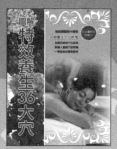

圖解特效養生36大穴
NT：300（附DVD）

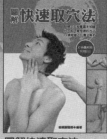

圖解快速取穴法
NT：300（附DVD）

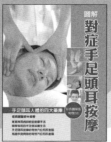

圖解對症手足頭耳按摩
NT：300（附DVD）

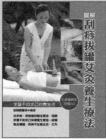

圖解刮痧拔罐艾灸養生療法
NT：300（附DVD）

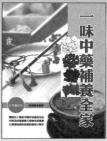

一味中藥補養全家
NT：280

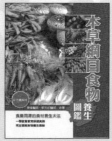

本草綱目食物養生圖鑑
NT：300

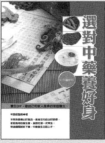

選對中藥養好身
NT：300

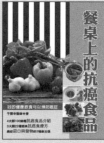

餐桌上的抗癌食品
NT：280

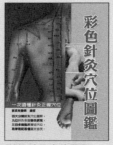

彩色針灸穴位圖鑑
NT：280

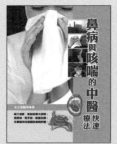

鼻病與咳喘的中醫快速療法
NT：300

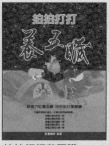

拍拍打打養五臟
NT：300

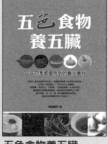

五色食物養五臟
NT：280

國家圖書館出版品預行編目資料

痠痛革命 / 宋文靖作. -- 初版. -- 新北市：華志
文化, 2012.11
　　面；　　公分. --（健康養生小百科；13）

ISBN 978-986-5936-17-4（平裝）

1. 針灸　2. 穴位療法　3. 疼痛醫學

413.91　　　　　　　　　　　　　101017190

日K 華志文化事業有限公司

系列／健康養生小百科 0 1 3

書名／痠痛革命

作　　者　宋文靖醫師

執行編輯　林雅婷

美術編輯　黃美惠

文字校對　陳麗鳳

企劃執行　康敏才

總編輯　黃志中

社　　長　楊凱翔

出版者　華志文化事業有限公司

電子信箱　huachihbook@yahoo.com.tw

地　　址　116台北市文山區興隆路四段九十六巷三弄六號四樓

電　　話　02-22341779

總經銷商　旭昇圖書有限公司

地　　址　235 新北市中和區中山路二段三五二號二樓

電　　話　02-22451480

傳　　真　02-22451479

郵政劃撥　戶名：旭昇圖書有限公司（帳號：12935041）

電子信箱　s1686688@ms31.hinet.net

版權所有　禁止翻印

出版日期　西元二〇一二年十一月初版第一刷

售　　價　三〇〇元

Printed in Taiwan

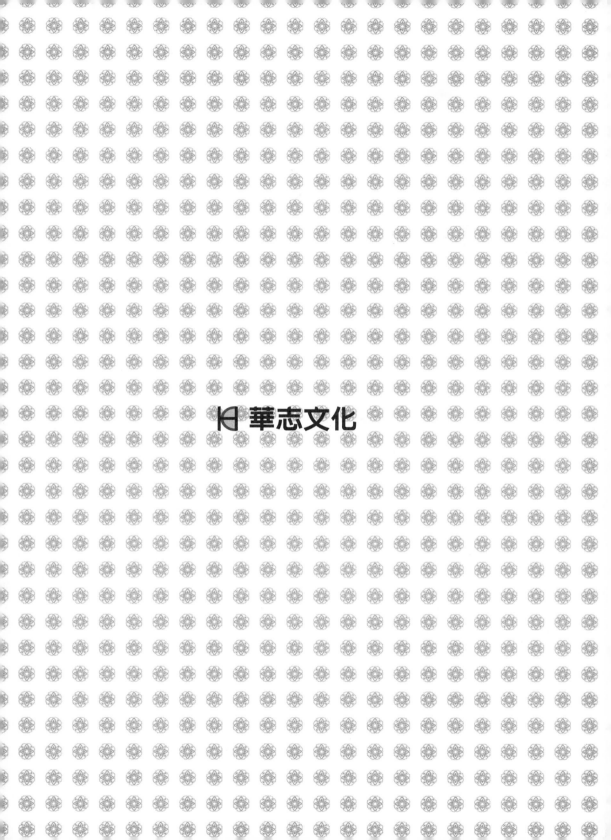
華志文化

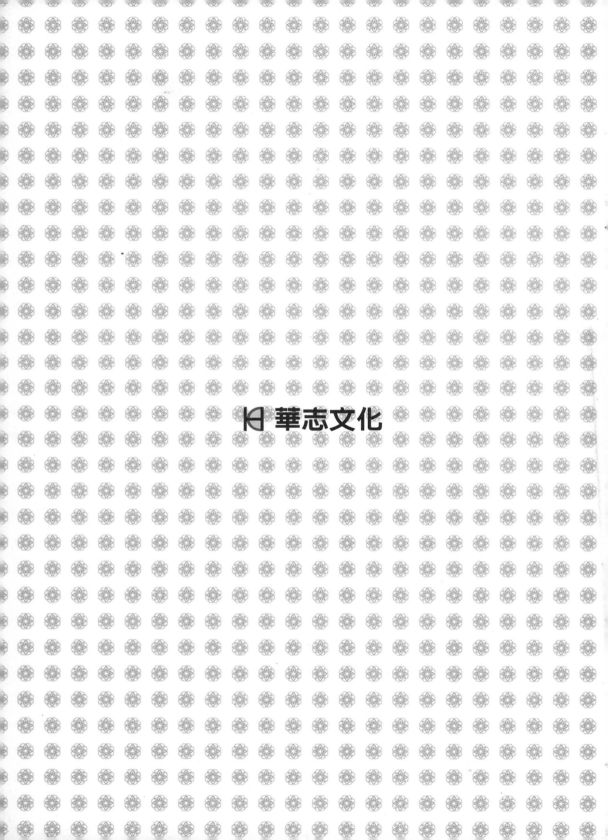